JN093869

LA MÉDECIN　Karine Lacombe　Fiamma Luzzati

「女医」カリン・ラコンブ

感染症専門医のコロナ奮闘記

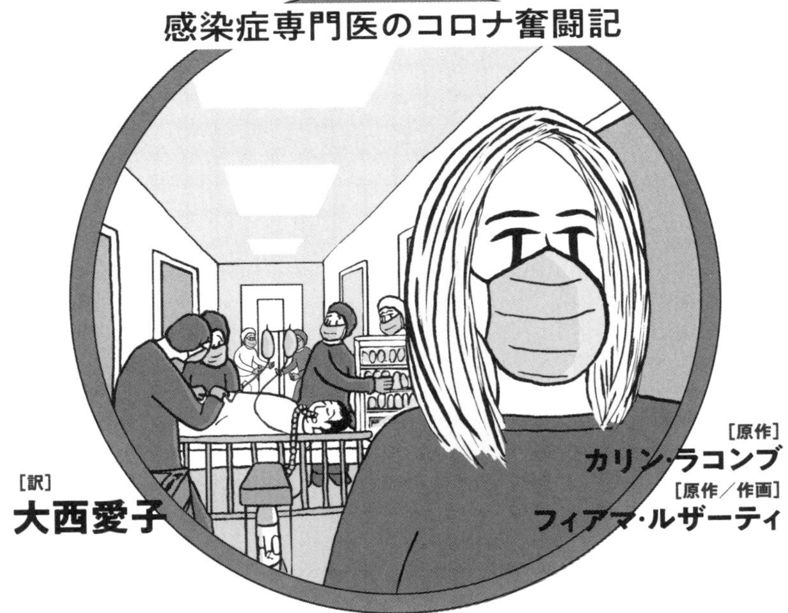

［原作］
カリン・ラコンブ
［原作／作画］
フィアマ・ルザーティ
［訳］
大西愛子

花伝社

Scénario: Karine Lacombe & Fiamma Luzzati
Dessin: Fiamma Luzzati
Couleur: Julia Bourdet
Graphisme: Julia Bourdet
Illustration de couverture: Fiamma Luzzati

「冬のさなかでついにわたしは、わたしのうちには
不敗の夏のあることを学んだのである。」*

アルベール・カミュ 『夏』ガリマール社 1954 年刊

ヴィルジニー、ローラン、エリオットに。
わが家のある、パサージュ・フルーリのすべての友人に
彼らは単なる隣人ではなく、家族みたいなもの。
両親、兄弟、子どもたちとそれぞれの父親たちに。
わたしたちが手探りで治療に当たったすべての患者さんたちに。
彼らがどのような病気に侵されているのか、
わたしたちもよく理解してませんでした。

病院の仲間たち——最もささやかな仕事から、最も「輝かしい」と言われる
仕事に携わる人たちに至るまでのひとりひとりに。
あのとき、病と試練に立ち向かう医療従事者と、彼らを支える人たちは、
一致団結した民となりました。

カリン・ラコンブ

エマニュエルとセシリアに

フィアマ・ルザーティ

*『カミュ全集7』「夏」(滝田文彦訳)新潮社、1973 年、174 頁。

プロローグ

2019 年から 2020 年へと変わるとき、わたしは樹々が生い茂るノルマンディーにいて、瞑想／禅とヨガの合宿に参加していました。このような特別な時間がその後長期間にわたって訪れないだろうとは、一瞬たりとも考えませんでした。しかし同じ頃、はるか遠くの中国——幻想やあこがれと同時に恐れもかきたてるあの地域——では、数か月後フランスのわたしたちの病院にも影響を与えることとなる惨劇が、すでに始まっていたのです。

それよりはるか以前から、わたしたちはすでに医療機器や衛生用品などが足りていないことを訴え続け、看護師たちのよりよい待遇、そして病床数の削減を止めることなどを要求し、病院を崩壊させるような様々な誤った措置に対して声を上げていました。しかし、実際にわたしたちが経験した医療崩壊はまったく異質のもので、それまでの世界から突然に激しく切り離された出来事でした。地球環境相手に魔法使いの弟子を装い、グローバリゼーションをその極みまで推し進めたことが、足取りのおぼつかない 21 世紀に最大のパンデミックを芽生えさせたのです。それが、コロナウイルス SARS-COV2 から生まれた新型コロナウイルス感染症でした。

このルポルタージュの舞台を病院の中心——この感染症によって生じた「健康危機」＊に真正面から立ち向かったこの場所——にすえることで、わたしはみなさんにわたしたちの生活を変えた日々、わたしたち医療従事者たちが感じた、精神的崩壊、興奮、恐怖などを知っていただきたいと思いました。

今回の危機では、多くの人々の最も良い面が明らかになりました。不足（医療装備や医薬品など）に対する信じられないような適応力や、未知のもの（病気、診療、治療）から学習する能力もあらわになりました。しかしこの危機は、フランスの社会にどれほどの分断がありえるかも明確にしました。特にわたしたちがその分断を思い知ったのは、メディアが科学よりも先んじたと感じた瞬間です。本来科学的であるはずの冷静な議論が論争に発展し、その後科学者、医師、政治家に対する誹謗中傷へと変わっていきました。

この混乱の中で、わたしは、病院関係者、上層部、患者（特に病院に入院した患者さんたちから少しずつエピソードをいただいてできた、リヴィアという架空の人物）、そしてわたしの家族や友人の声を通して、どのように病院やそれを取り巻く社会がこの危機に立ち向かっていったのかをお見せするべきだと考えました。すべてはそこで働き、生活し、互いを愛する人たちの粘り強さと自己犠牲のおかげでできたことでした。

本書の「グラフィック・リポート」の絵は、フィアマ・ルザーティが長い時間かけてサンタントワーヌ病院とこの春わたしたちを支えてくれたすべての人たちを観察して完成させてくれました。このリポートがみなさん――大人から子どもに至るまで――に届きますように。読者ひとりひとりに、そこに投影できる誰か――自分でもいいし、友人、姉妹、母でもかまいません――そんな誰かを見つけてほしい。そして、わたしたちが、あの社会の繋がりを脆くした悲劇のような時期を生きのびられたのは、わたしたちの持つ資質、人間愛、友愛、おもいやりなどで立ち向かうことができた成果だと思っていただければと願っています。

カリン・ラコンブ

*「医薬品、食中毒、感染症、飲料水その他何らかの原因により生じる国民の生命、健康の安全を脅かす事態」を指す（厚生労働省ホームページ https://www.mhlw.go.jp/general/seido/kousei/kenkou/sisin/index.html）。

登場人物

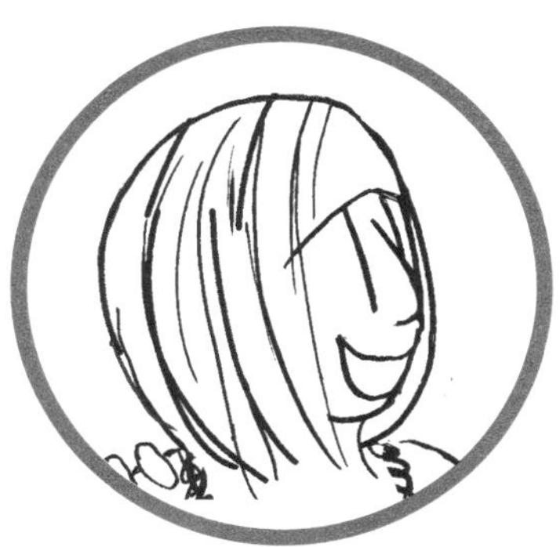

カリン

教授　感染症専門医　サンタントワーヌ病院の部門長
自転車の愛好家で、３人の子どもの母親
住まいはパリ近郊の花咲く小道、パサージュ・フルーリ

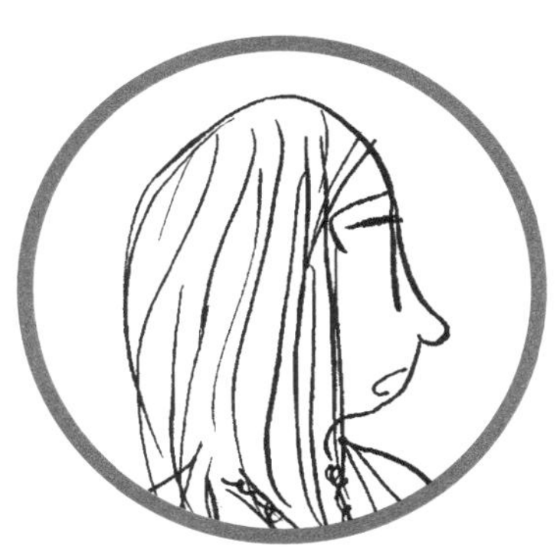

リヴィア

ミラノ出身
子どもはいない
証券会社勤務
パリの中心部でひとり暮らし

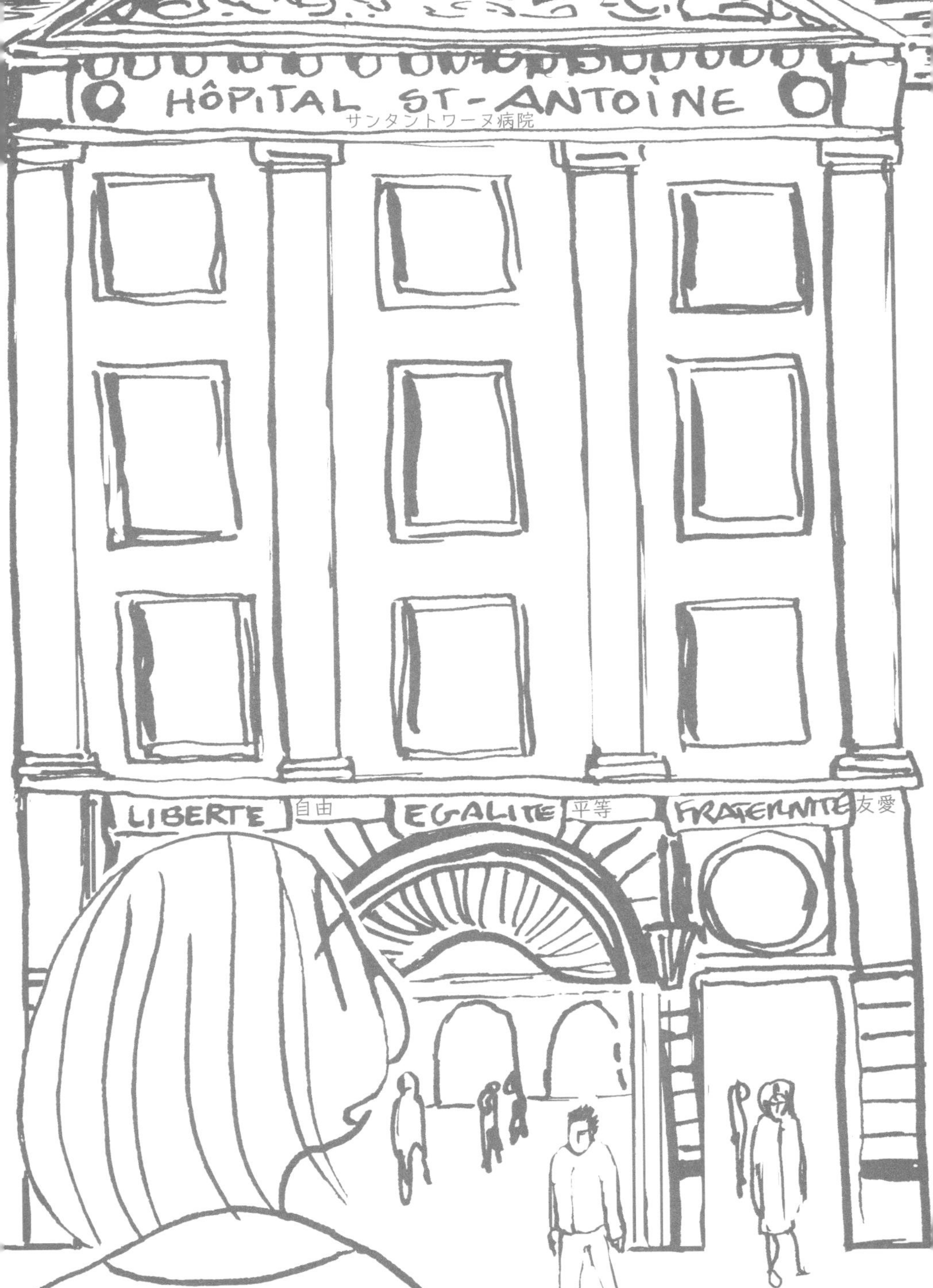
HÔPITAL ST-ANTOINE
サンタントワーヌ病院
LIBERTE
自由
EGALITE
平等
FRATERNITE
友愛

2020年4月27日9時30分 サンタントワーヌ病院危機管理委員会

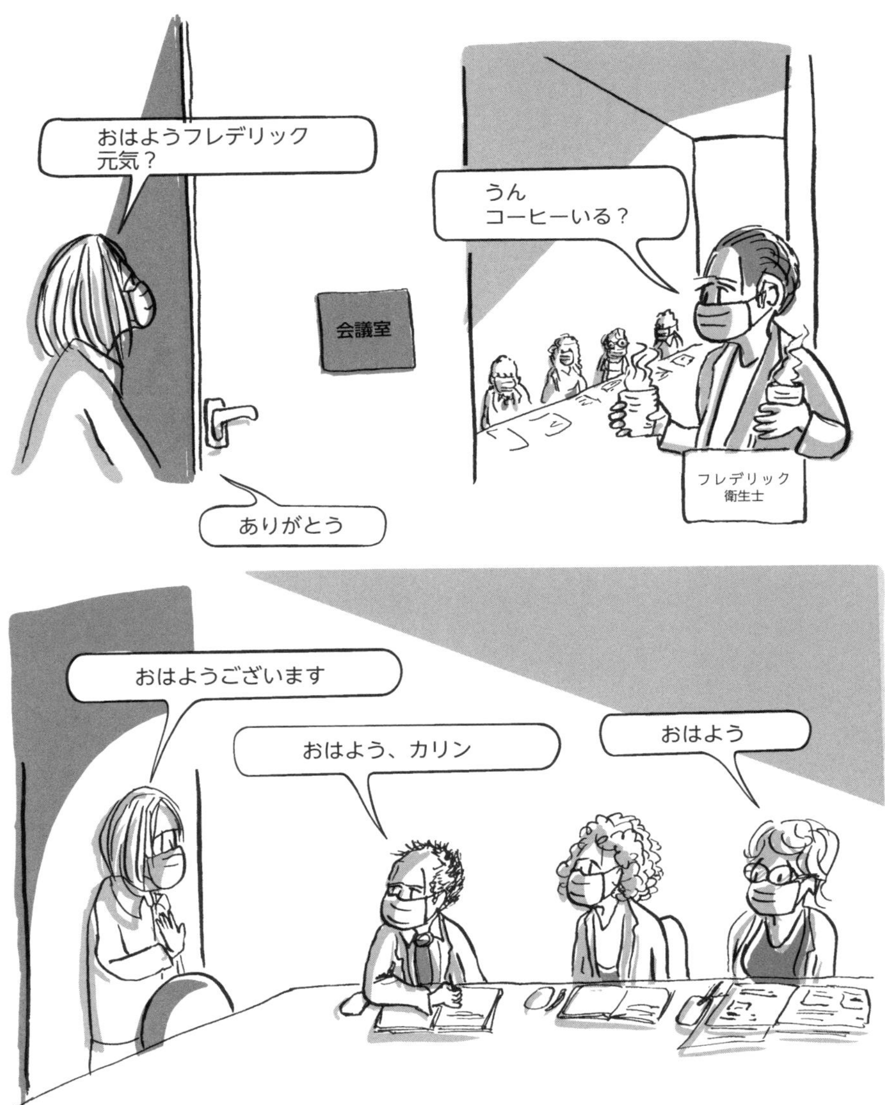

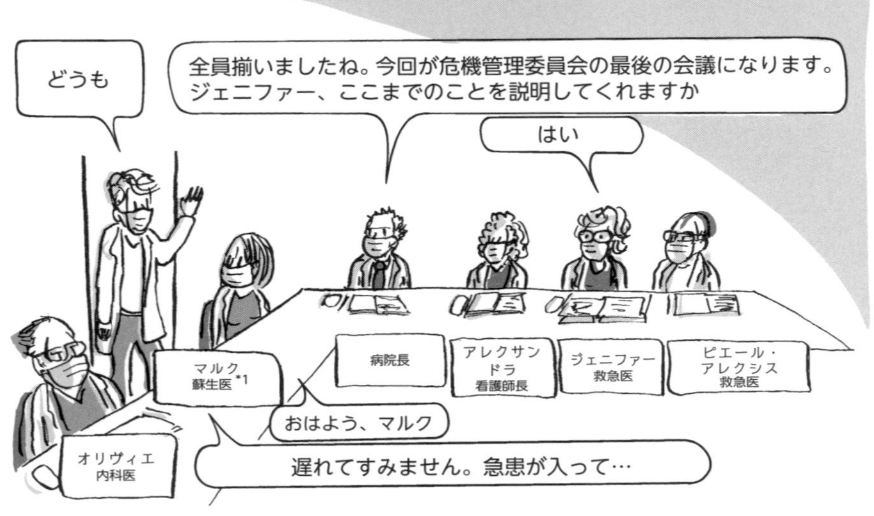
どうも
全員揃いましたね。今回が危機管理委員会の最後の会議になります。
ジェニファー、ここまでのことを説明してくれますか
はい
マルク
蘇生医*1
病院長
アレクサンドラ
看護師長
ジェニファー
救急医
ピエール・アレクシス
救急医
オリヴィエ
内科医
おはよう、マルク
遅れてすみません。急患が入って…

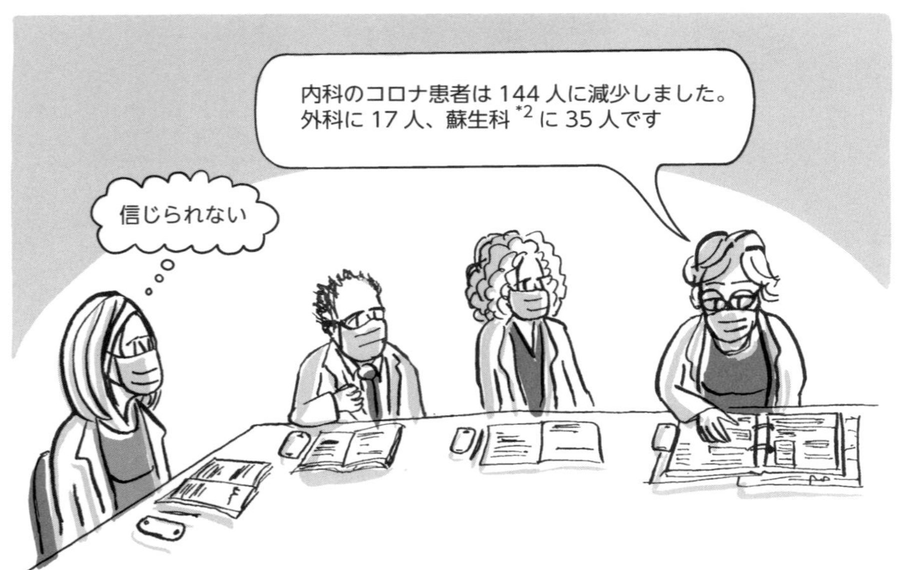
内科のコロナ患者は 144 人に減少しました。
外科に 17 人、蘇生科 *2 に 35 人です
信じられない

*1 麻酔・蘇生医ともいわれ、蘇生科での治療のほかに麻酔から覚める患者たちのケアもする。

*2 病院でいちばん重症な患者が治療を受ける科。蘇生科に患者が入るのは一般的に 5 〜 8 日だが、コロナ禍では 2 〜 3 週間に延びることも。

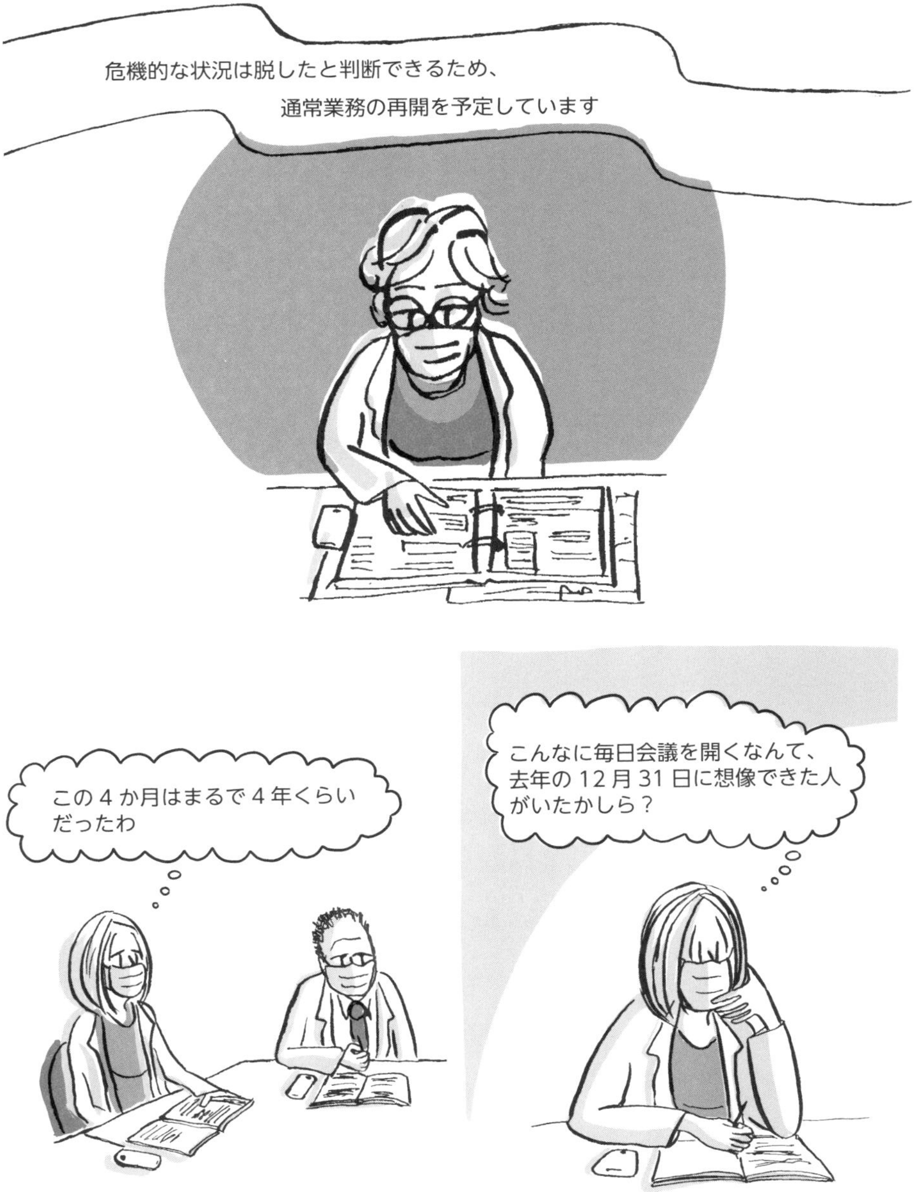

危機的な状況は脱したと判断できるため、
通常業務の再開を予定しています

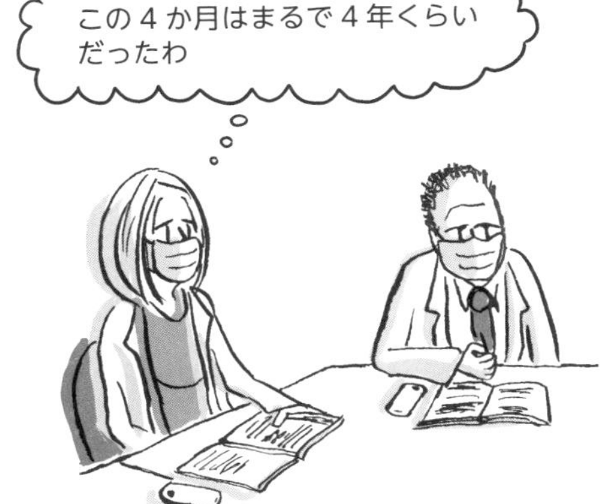

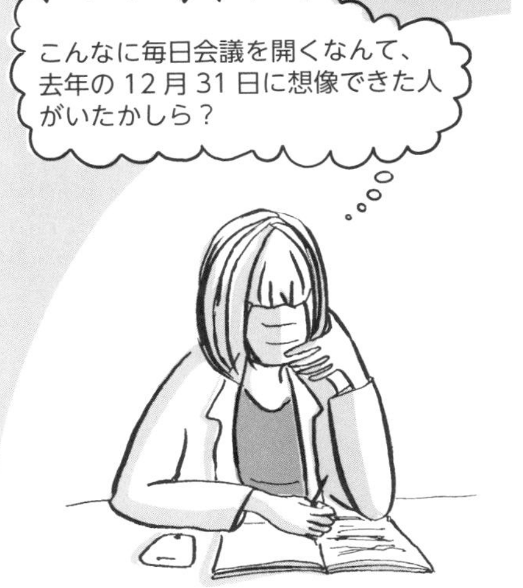

2019年12月31日 ノルマンディーにて、ヴィンヤサヨガ*教室

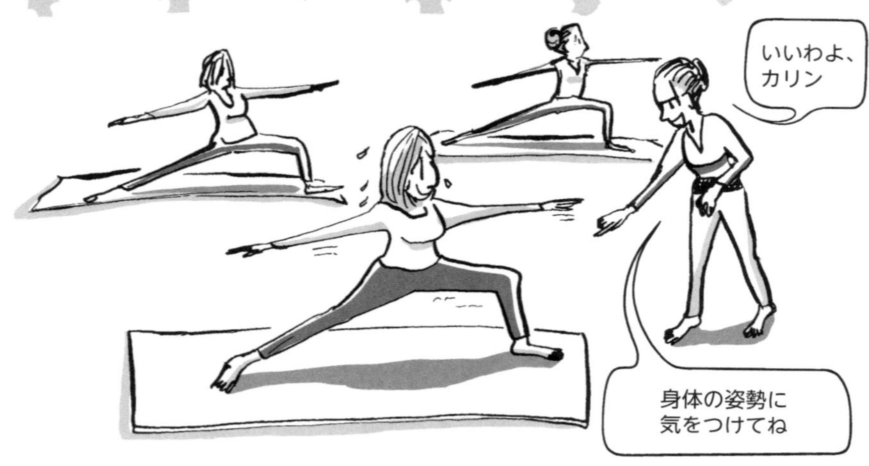
いいわよ、
カリン
身体の姿勢に
気をつけてね

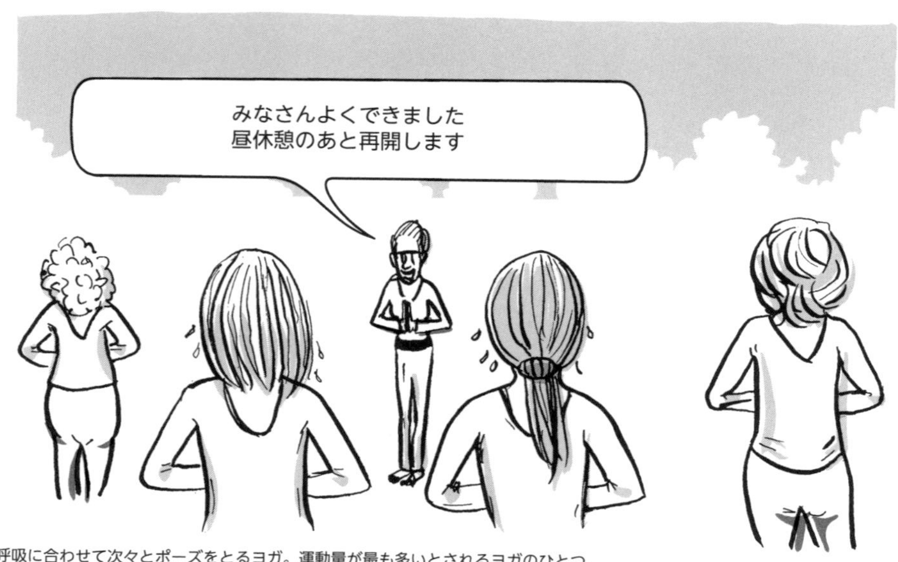
みなさんよくできました
昼休憩のあと再開します

*呼吸に合わせて次々とポーズをとるヨガ。運動量が最も多いとされるヨガのひとつ。

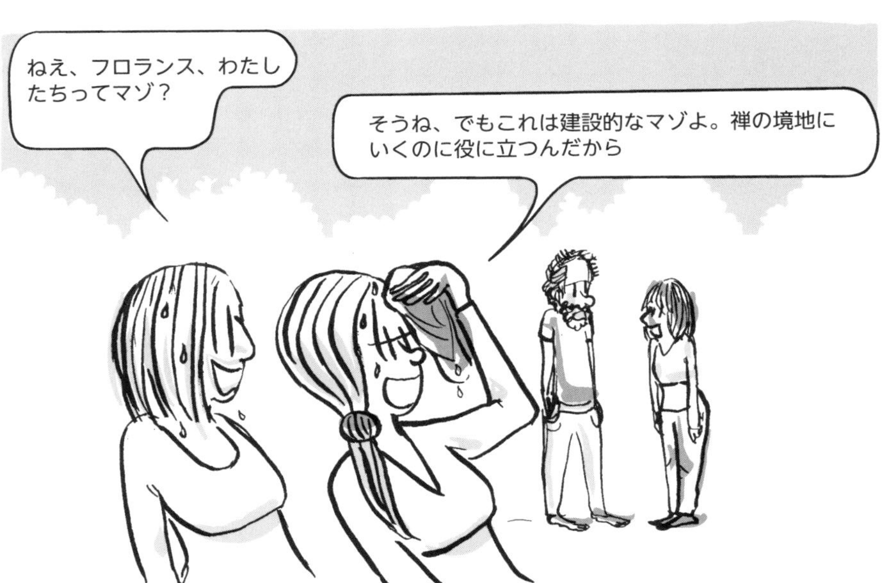

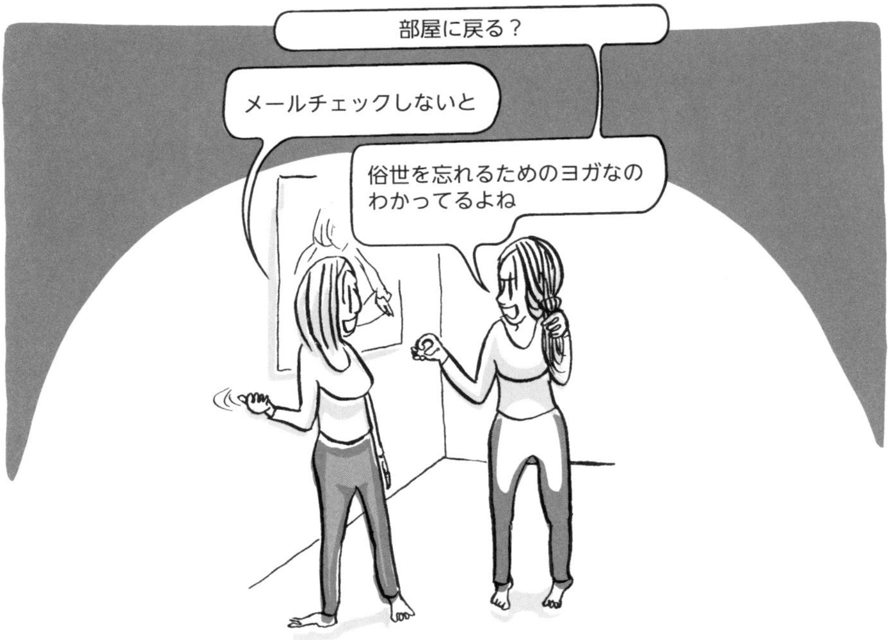

部屋に戻る？

メールチェックしないと

俗世を忘れるためのヨガなのわかってるよね

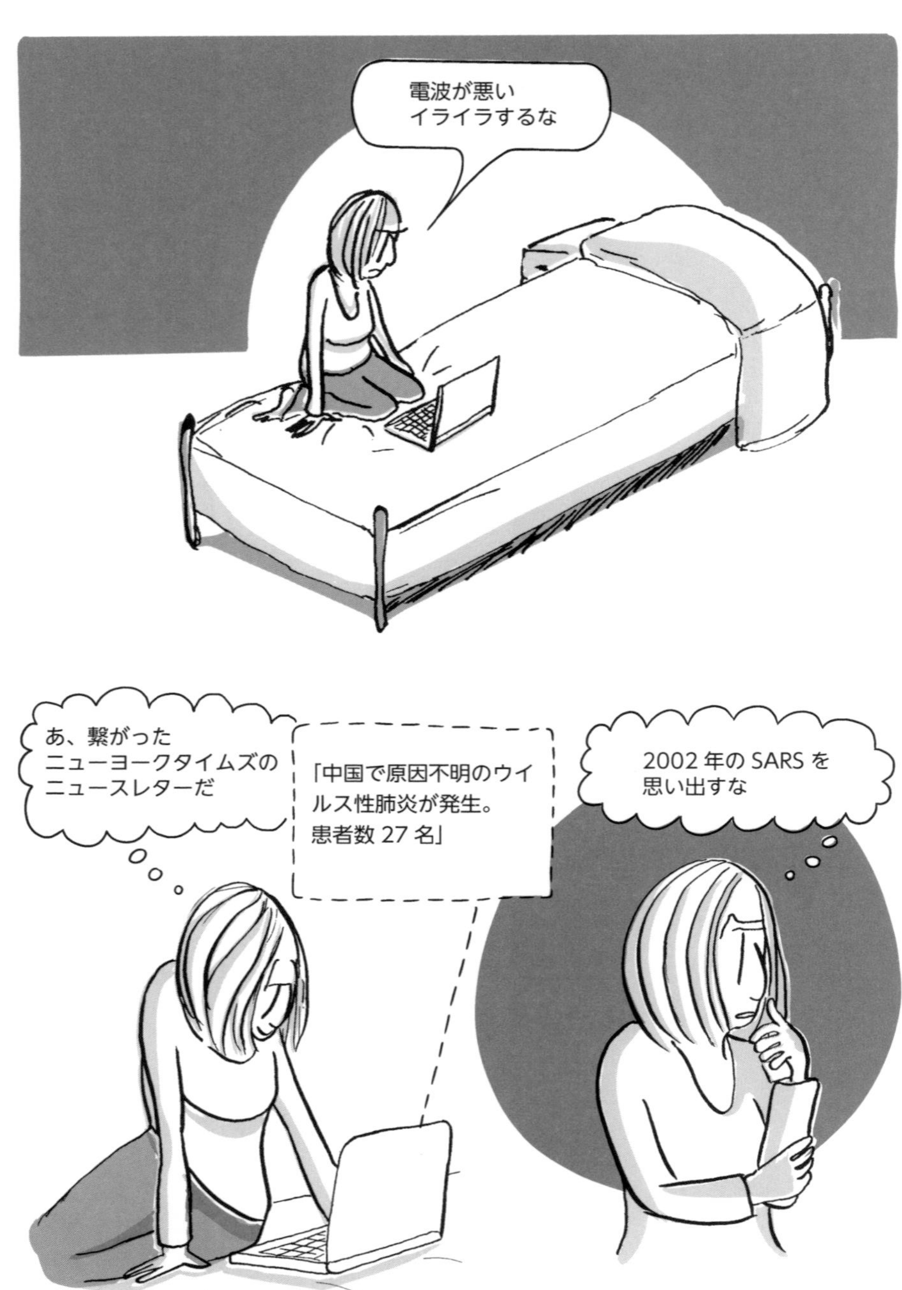
電波が悪い
イライラするな
あ、繋がった
ニューヨークタイムズの
ニュースレターだ
「中国で原因不明のウイルス性肺炎が発生。患者数 27 名」
2002 年の SARS を
思い出すな

23時55分

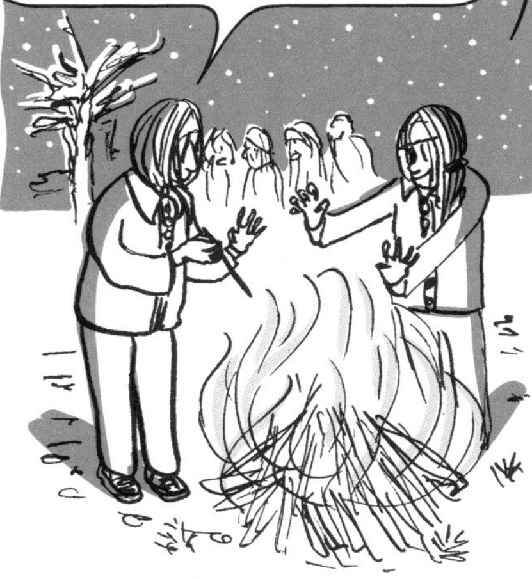
2020年が忘れられない年になりますように
この儀式も2019年のナポリでの年越しよりうまくいくといいわね

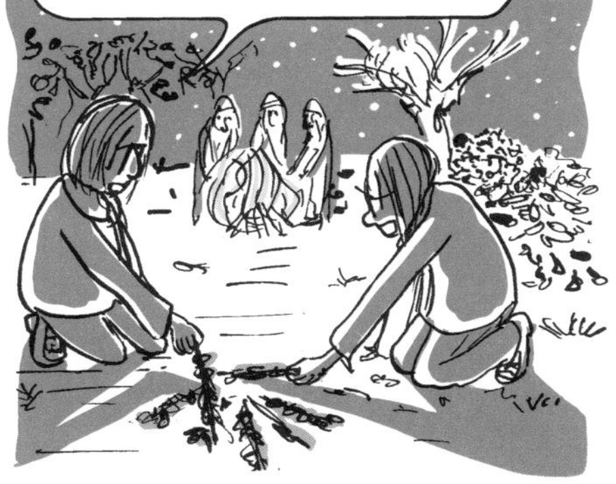
ナポリで何があったんだっけ？
古いものと水を窓から捨てて、角の形をしたお守りを買ったのよ。今でも持ってるけど

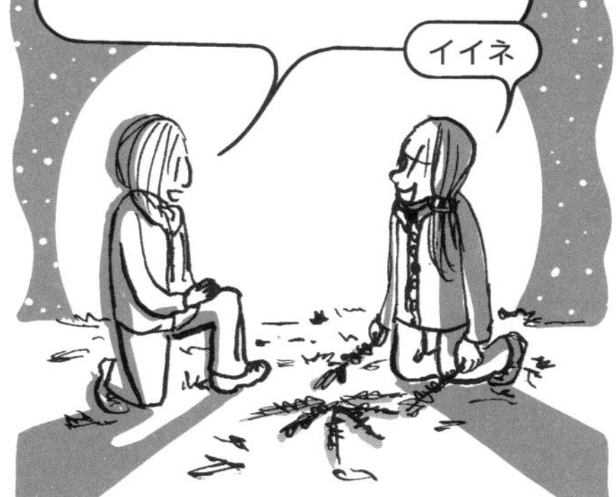
子どもたちともっと過ごせるようにしたいな。2020年には2回旅行するつもりよ。日本とアメリカに
イイネ

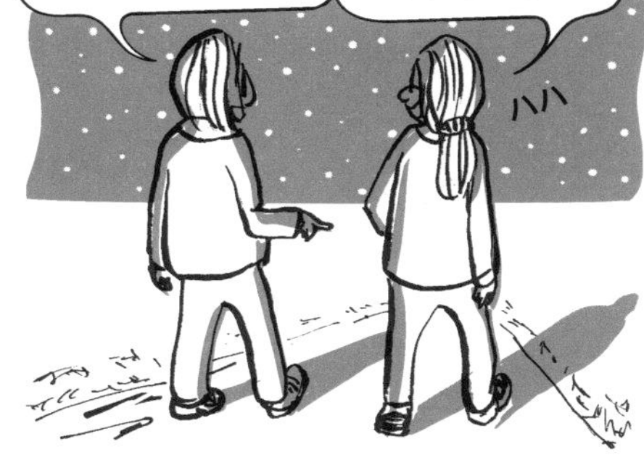
仕事のせいでかまってやらなかったから、取り返すわ
わたしも取り返さなくちゃ マレーシアに行くの
でもあんた子どもいないじゃない
そうだっけ？
ハハ

12月31日14時
ミラノ、マルペンサ空港

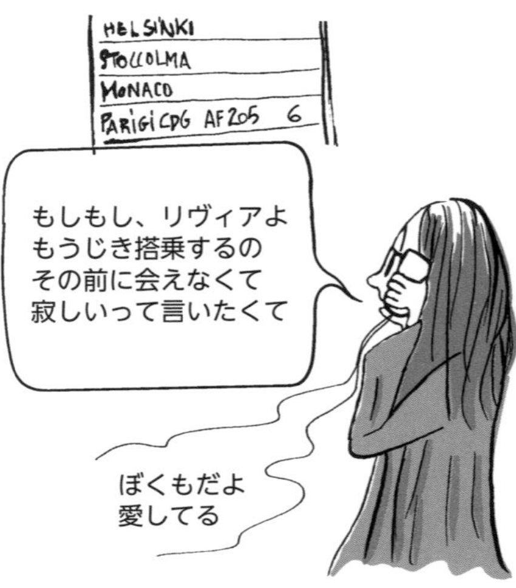
HELSINKI
STOCCOLMA
MONACO
PARIGI CDG AF205 6
もしもし、リヴィアよ
もうじき搭乗するの
その前に会えなくて
寂しいって言いたくて
ぼくもだよ
愛してる

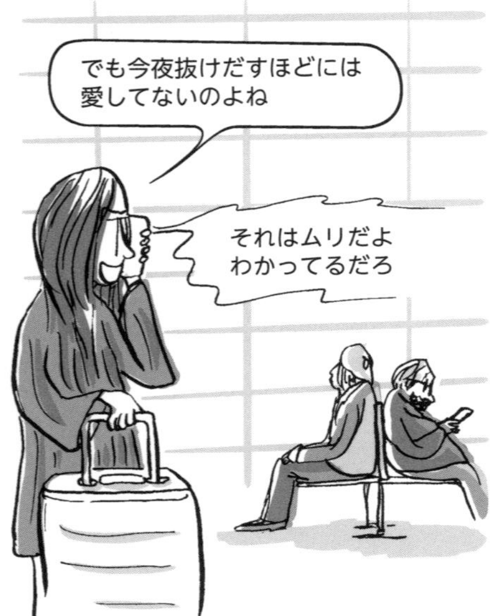
でも今夜抜けだすほどには
愛してないのよね
それはムリだよ
わかってるだろ

残念、友だちのジェラルディン
が年越しのパーティーを開くん
だけど

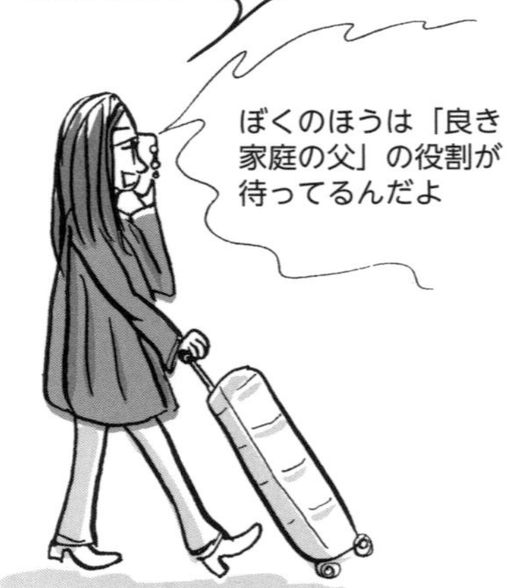
ぼくのほうは「良き
家庭の父」の役割が
待ってるんだよ

「良き家庭の父」ならクリスマスに
電話くれたはずだけど

クリスマスはどうだった？

いつものように退屈だった

じゃあなんでいつも
行くのかなぁ

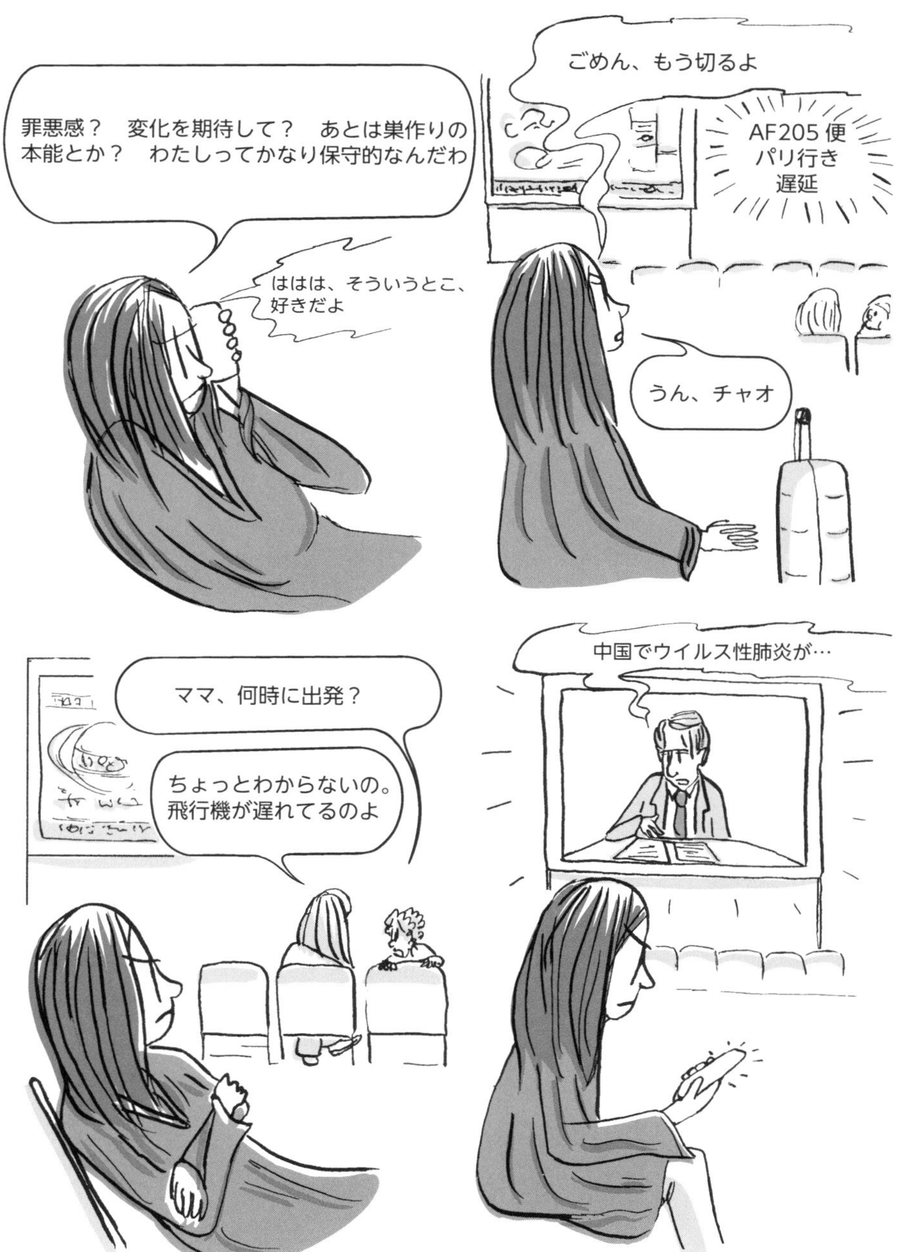
罪悪感？　変化を期待して？　あとは巣作りの本能とか？　わたしってかなり保守的なんだわ
ははは、そういうとこ、好きだよ
ごめん、もう切るよ
AF205便
パリ行き
遅延
うん、チャオ
ママ、何時に出発？
ちょっとわからないの。飛行機が遅れてるのよ
中国でウイルス性肺炎が…

2020年1月9日7時45分
パリ郊外のパサージュ・フルーリにて

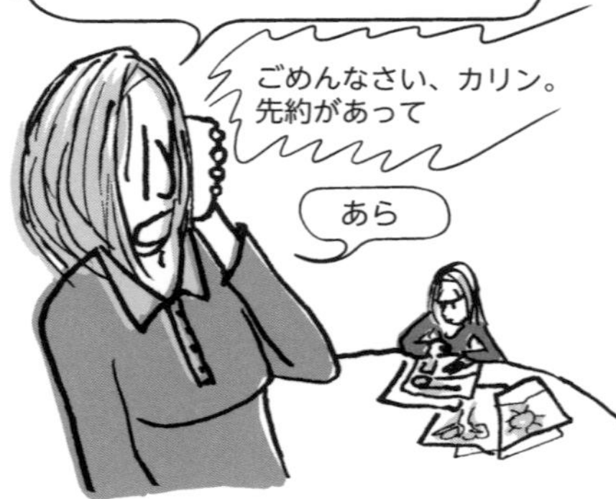
もしもし、ナウェル？　急だけど、ベビーシッター頼めるかしら。
ごめんなさい、カリン。先約があって
あら

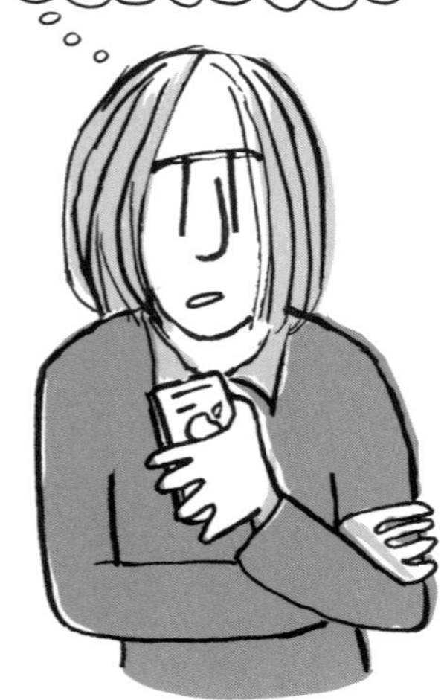
シングルマザーあるあるだわ。そうだ、最後の頼みの綱を

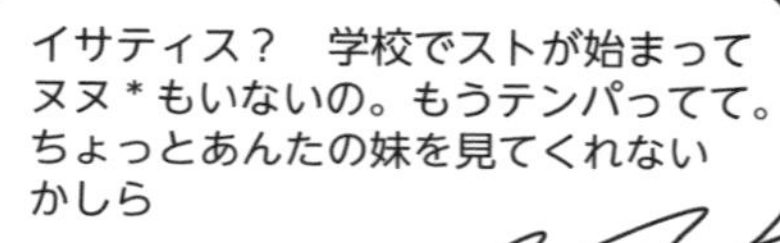

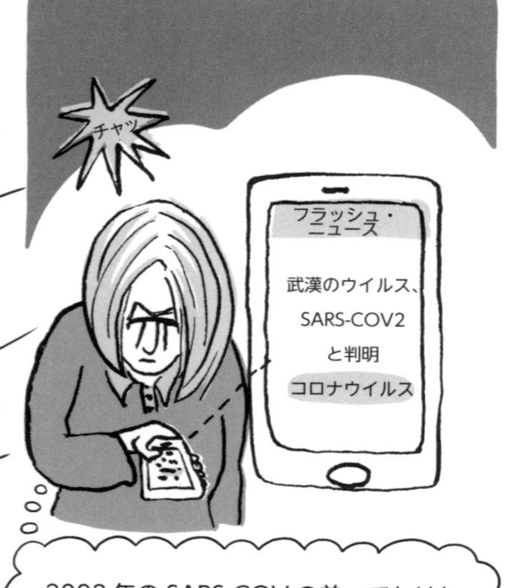
チャッ
フラッシュ・ニュース
武漢のウイルス、SARS-COV2と判明
コロナウイルス
2002年のSARS-COVの弟ってわけね

＊ベビーシッターのこと。語源はnourriceというフランス語（乳母、保母さん）。

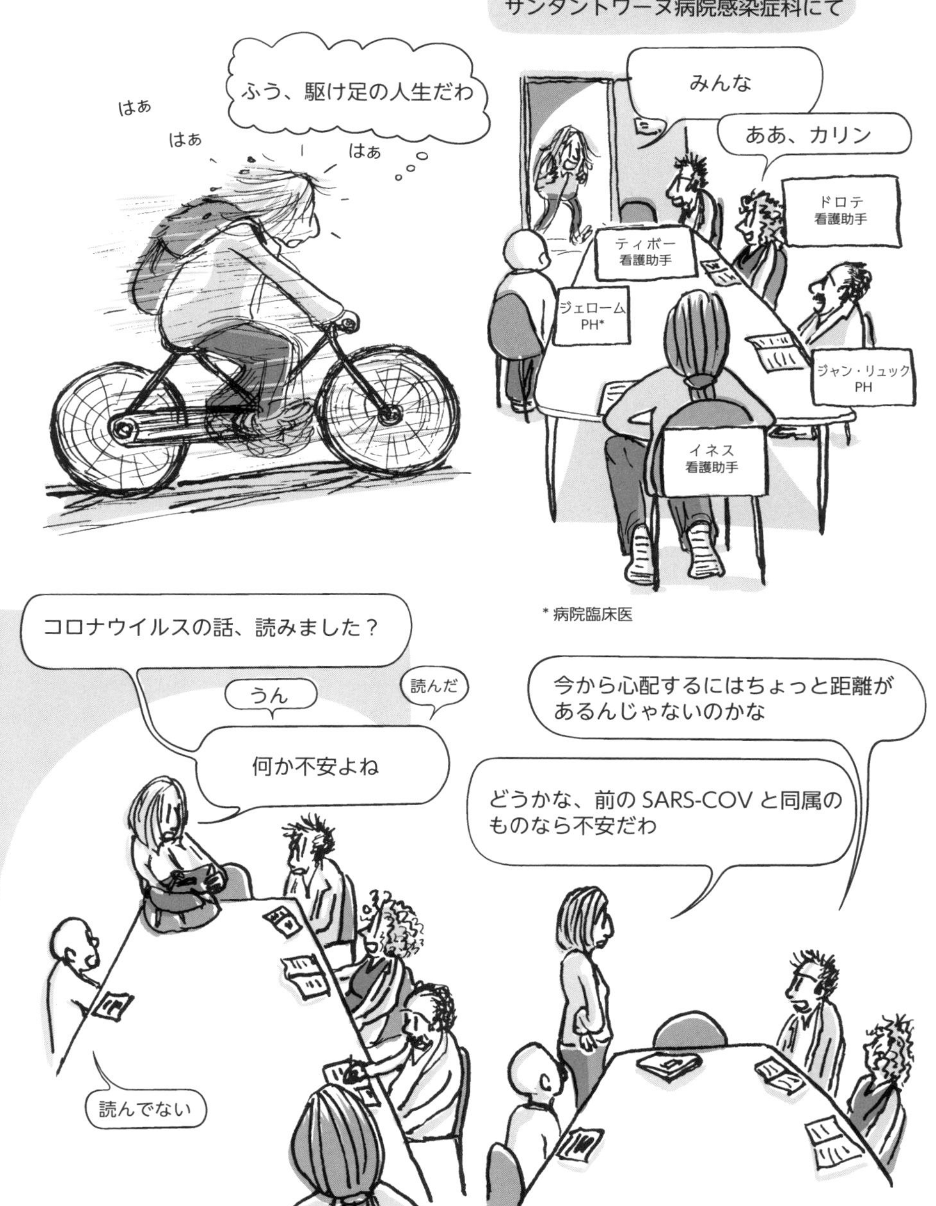
14時05分
はぁ
はぁ
はぁ
ふう、駆け足の人生だわ
14時35分
サンタントワーヌ病院感染症科にて
みんな
ああ、カリン
ドロテ
看護助手
ティボー
看護助手
ジェローム
PH*
ジャン・リュック
PH
イネス
看護助手
* 病院臨床医
コロナウイルスの話、読みました？
うん
読んだ
何か不安よね
読んでない
今から心配するにはちょっと距離があるんじゃないのかな
どうかな、前のSARS-COVと同属のものなら不安だわ

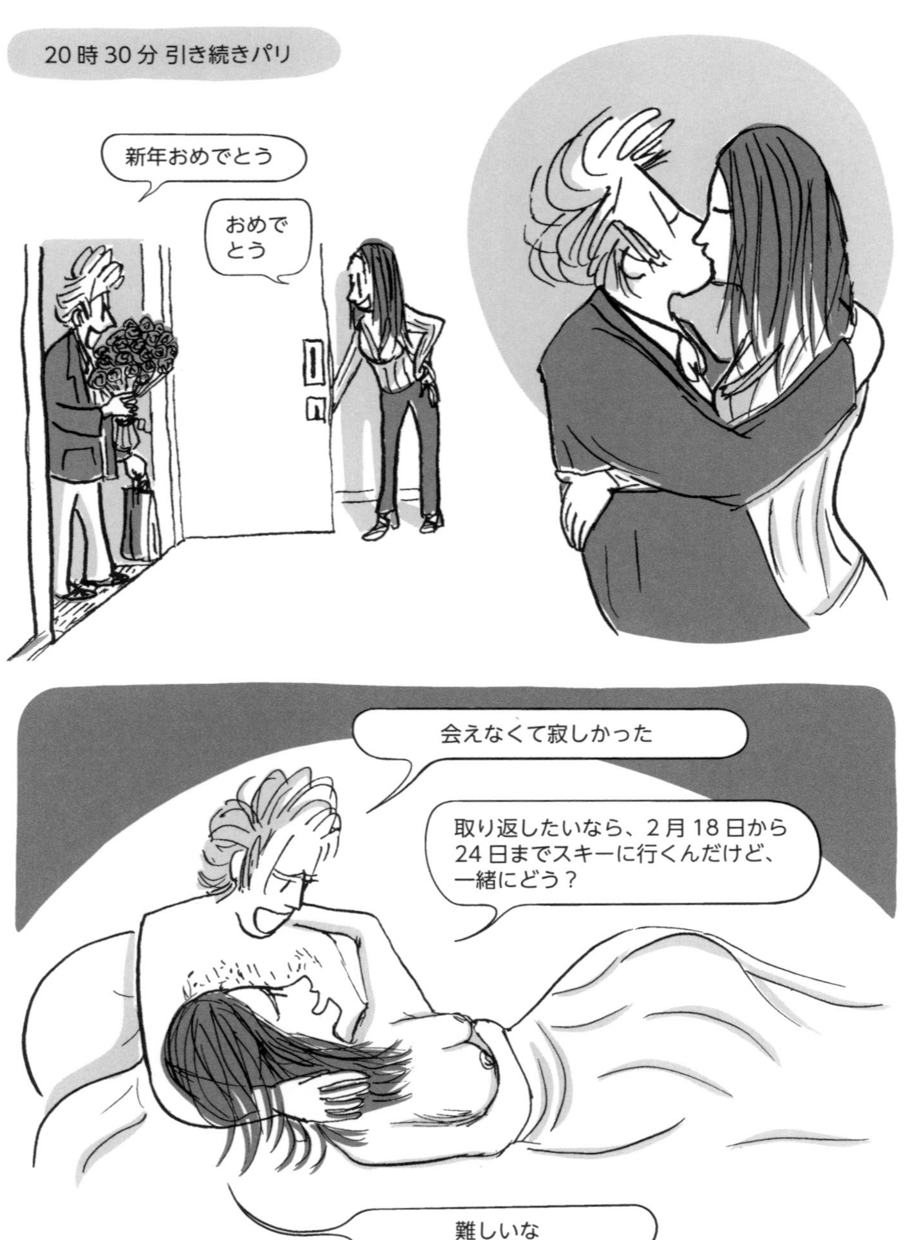
20時30分 引き続きパリ
新年おめでとう
おめでとう
会えなくて寂しかった
取り返したいなら、2月18日から24日までスキーに行くんだけど、一緒にどう？
難しいな

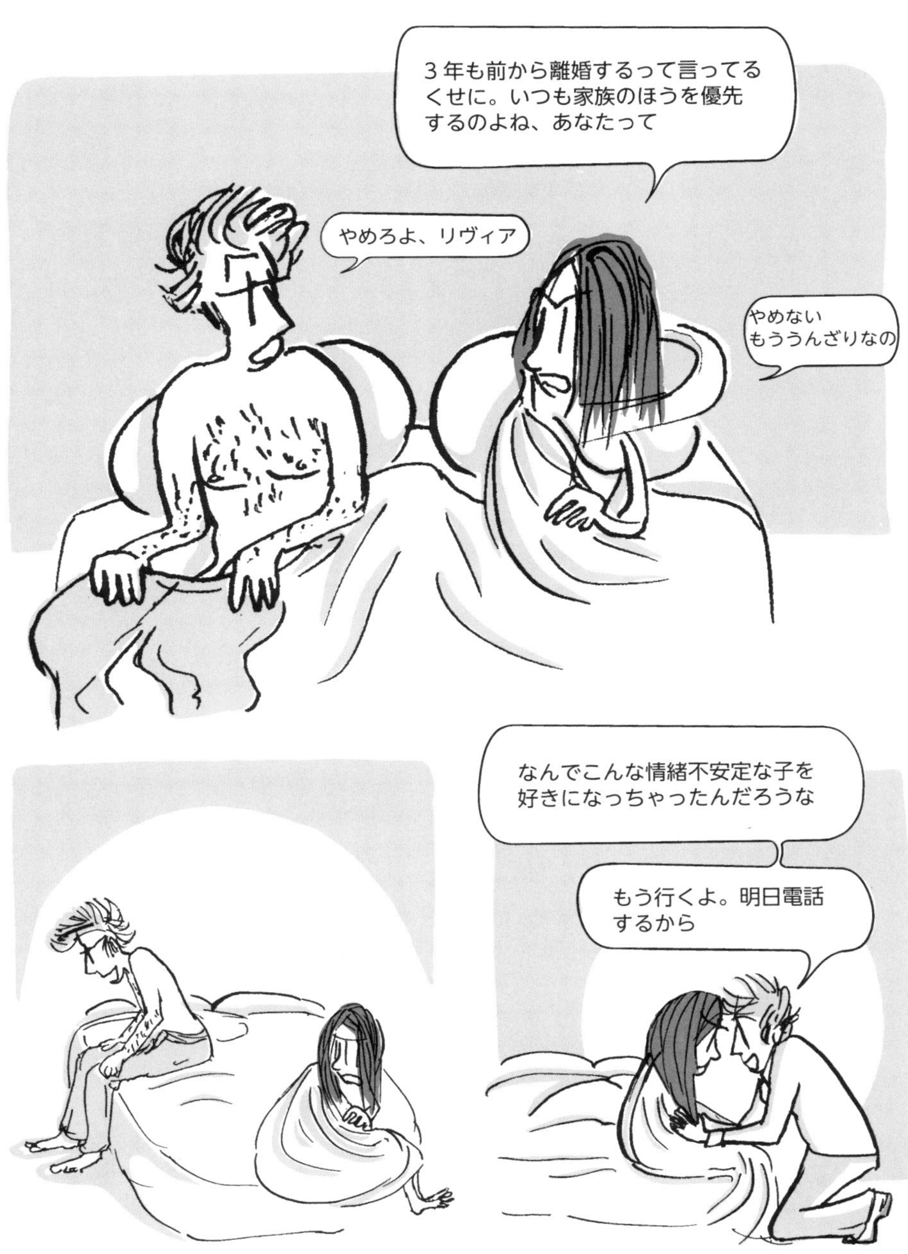
3年も前から離婚するって言ってるくせに。いつも家族のほうを優先するのよね、あなたって
やめろよ、リヴィア
やめない もううんざりなの
なんでこんな情緒不安定な子を好きになっちゃったんだろうな
もう行くよ。明日電話するから

1月25日 昼
パサージュ・フルーリにて

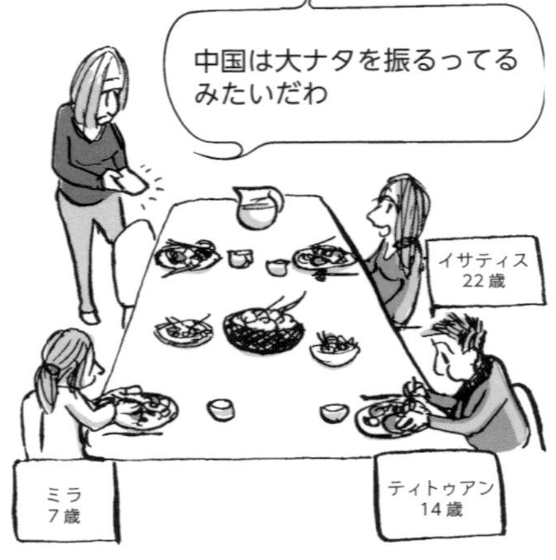
武漢は封鎖され、中国はウイルスのDNA情報を発表
中国は大ナタを振るってるみたいだわ
イサティス 22歳
ミラ 7歳
ティトゥアン 14歳

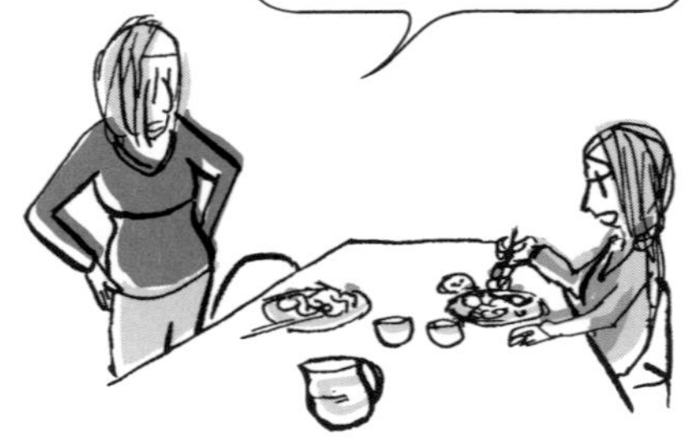
公式の患者数は100人程度らしいの。でも、大都市を感染者100人程度で封鎖するかしら。何かあやしい
WHOは人から人への感染の証拠はないと言ってるけど

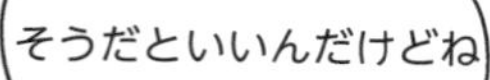

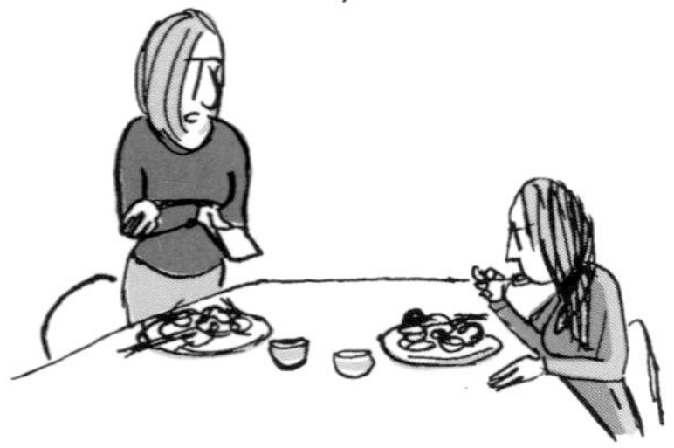
昨日、テレビでインフルエンザと同じと言ってるお医者さんがいたよ
そうだといいんだけどね

1月29日

武漢：感染者　6000人
死者　132人
フランス：感染者　5人
感染が確認された国　18か国

1月31日

武漢：感染者　9680人
死者　213人
フランス：感染者　6人
感染が確認された国　24か国

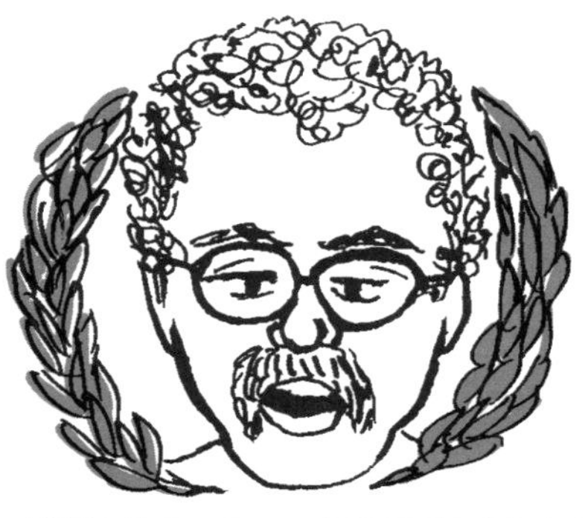

WHOは渡航や貿易についていかなる制限も推奨しない。通常のインフルエンザの時と同様の感染防止策を推奨する

WHO事務局長
テドロス・アダノム・ゲブレイェソス

武漢在住のフランス人は帰国を命じられ、
帰国後隔離された。

仏パスツール研究所がウイルスの遺伝子を解析、
中国で発表された遺伝子情報と一致。

ドイツの科学者が、ウイルス潜伏期間中に感染する
可能性を示唆。

数人のアジア人科学者たちは、中国の公式発表よりも
実際の感染者数は多く、感染率もより高いと考えている。

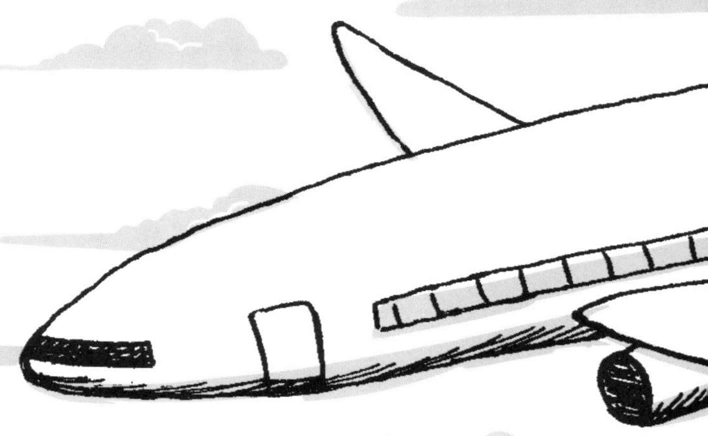

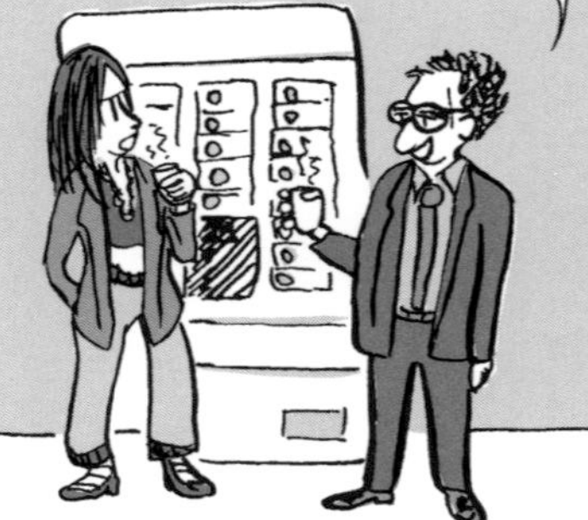
1月31日9時45分
パリのとある証券会社で
武漢の後、今度はイタリア、ロンバルディア州の2都市でロックダウンするんじゃないかな
速報を見たよ。でもきみの国の人たちは少し大げさじゃないかな

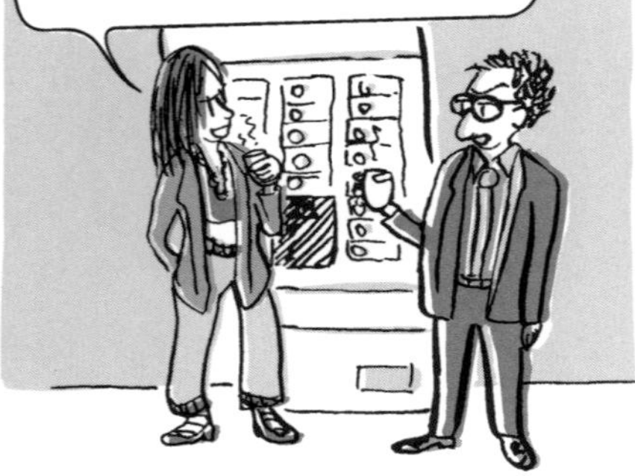
どうなんだろ。WHOは緊急事態を宣言したけど
空騒ぎだって！
ミラノの両親はとても不安がってる。もともとちょっと気にしすぎだったけどね

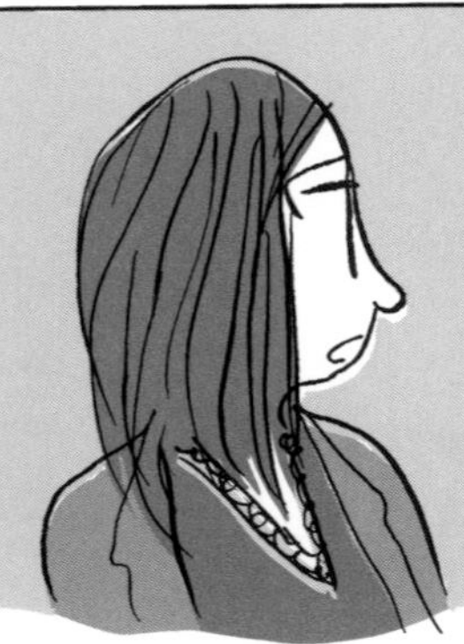
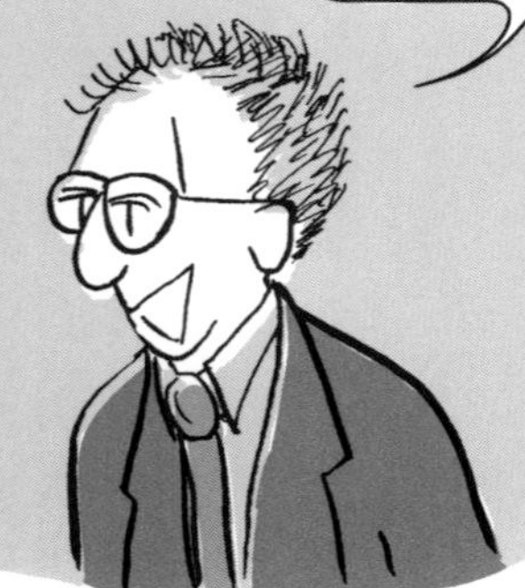
ある医者の話だと、コロナでの死者よりもキックボードで死ぬ人のほうが多いらしいよ
はあ、わたしはイギリスから来た新しい上司がプレッシャーかけてくるんでそっちのほうが気がかりよ。ロディエには電話した？
した。明日会うことになってる

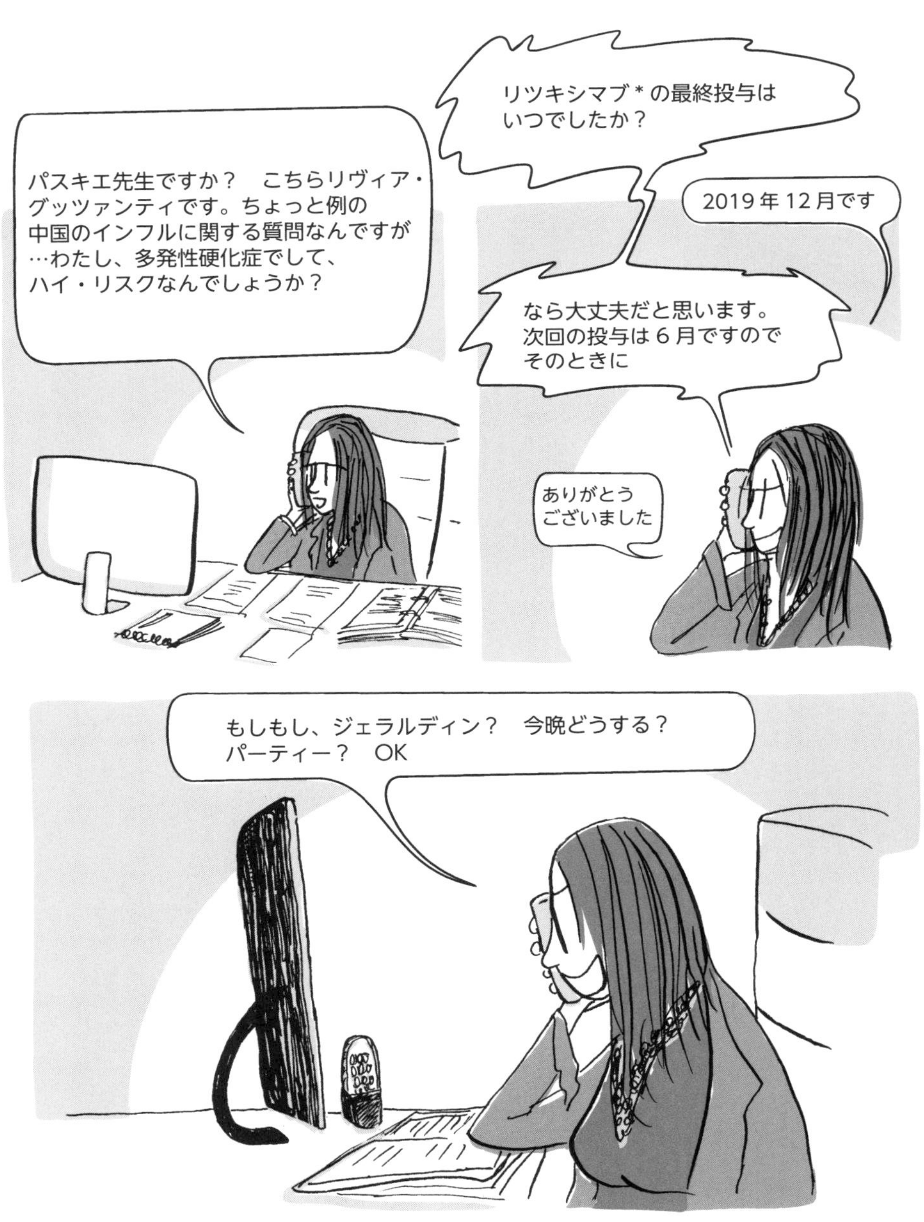
パスキエ先生ですか？　こちらリヴィア・グッツァンティです。ちょっと例の中国のインフルに関する質問なんですが…わたし、多発性硬化症でして、ハイ・リスクなんでしょうか？
リツキシマブ＊の最終投与はいつでしたか？
2019年12月です
なら大丈夫だと思います。次回の投与は６月ですのでそのときに
ありがとうございました
もしもし、ジェラルディン？　今晩どうする？パーティー？　OK

＊多発性硬化症の特定の症状に対して使う免疫抑制剤。

2月24日 南アフリカのケープタウンでの
医学会議からの帰路にて

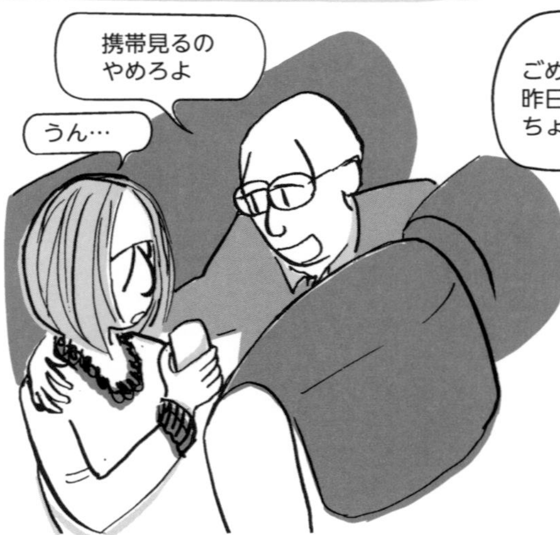

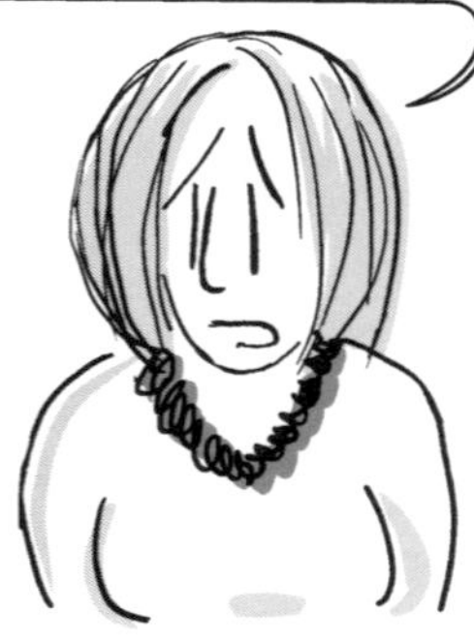

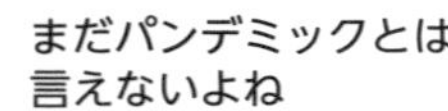

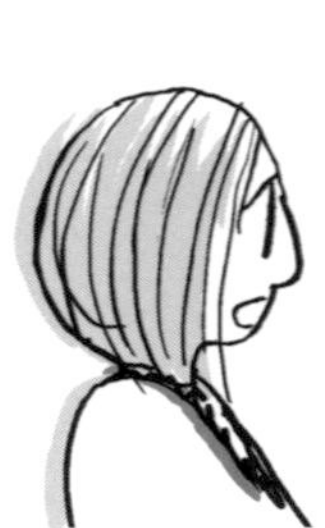

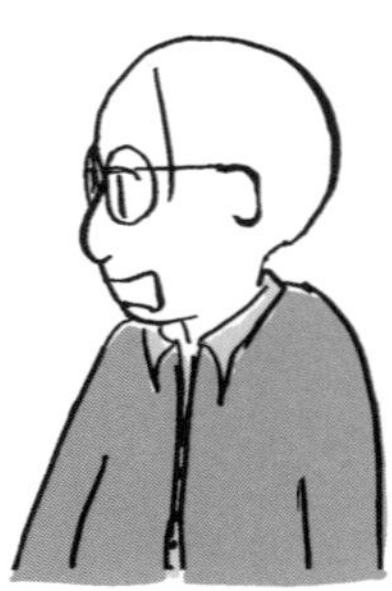

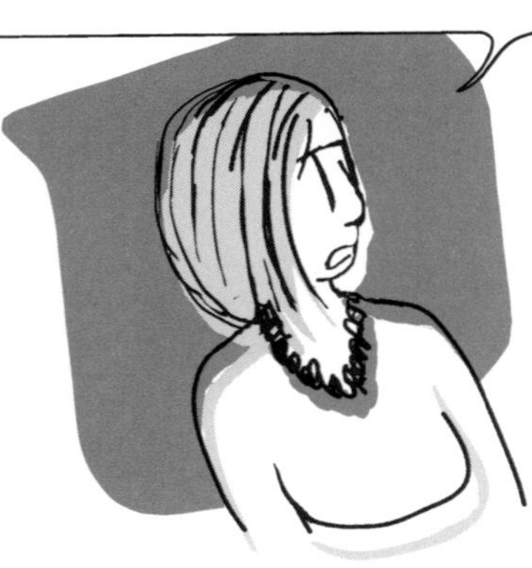

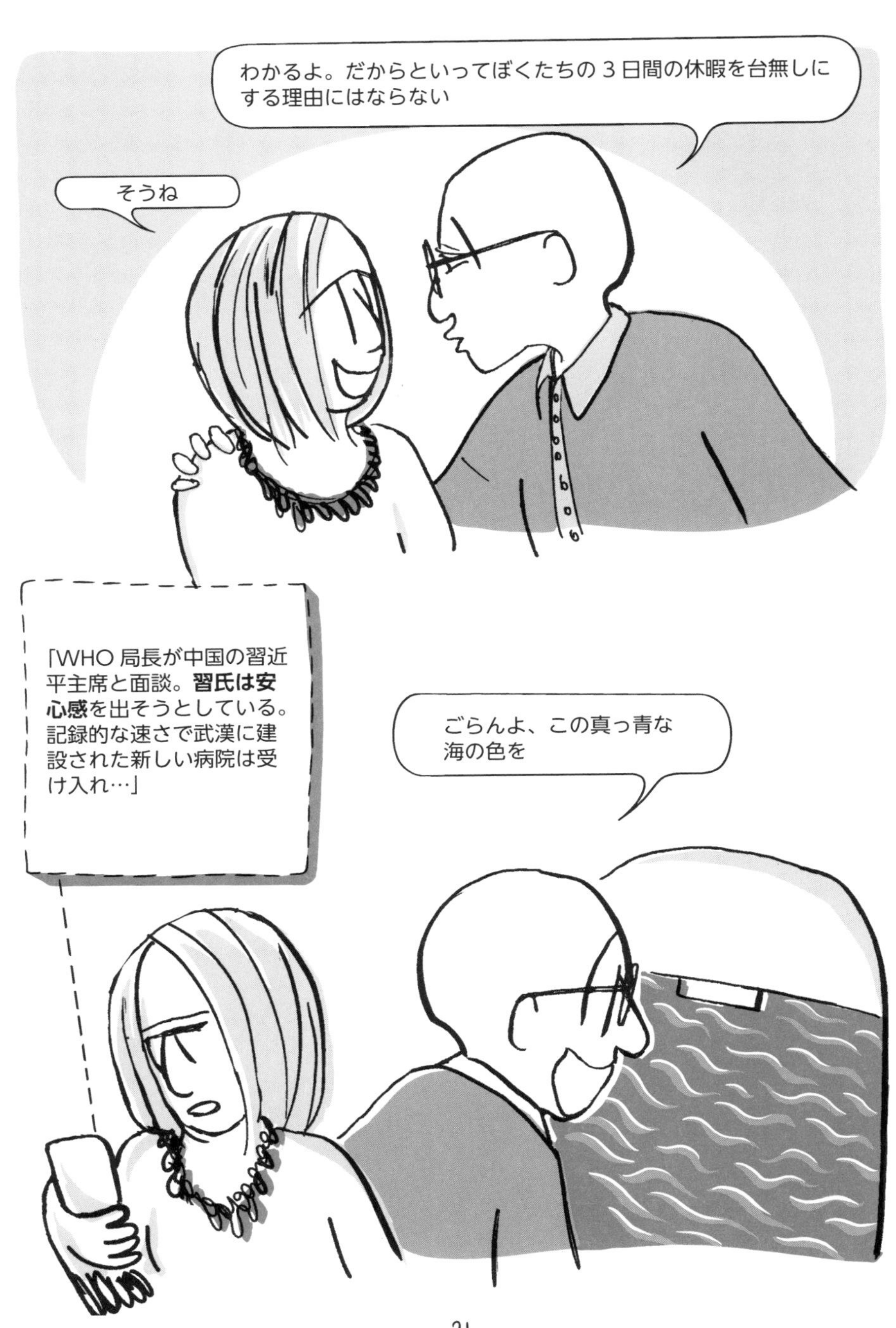
わかるよ。だからといってぼくたちの３日間の休暇を台無しにする理由にはならない
そうね
「WHO 局長が中国の習近平主席と面談。**習氏は安心感**を出そうとしている。記録的な速さで武漢に建設された新しい病院は受け入れ…」
ごらんよ、この真っ青な海の色を

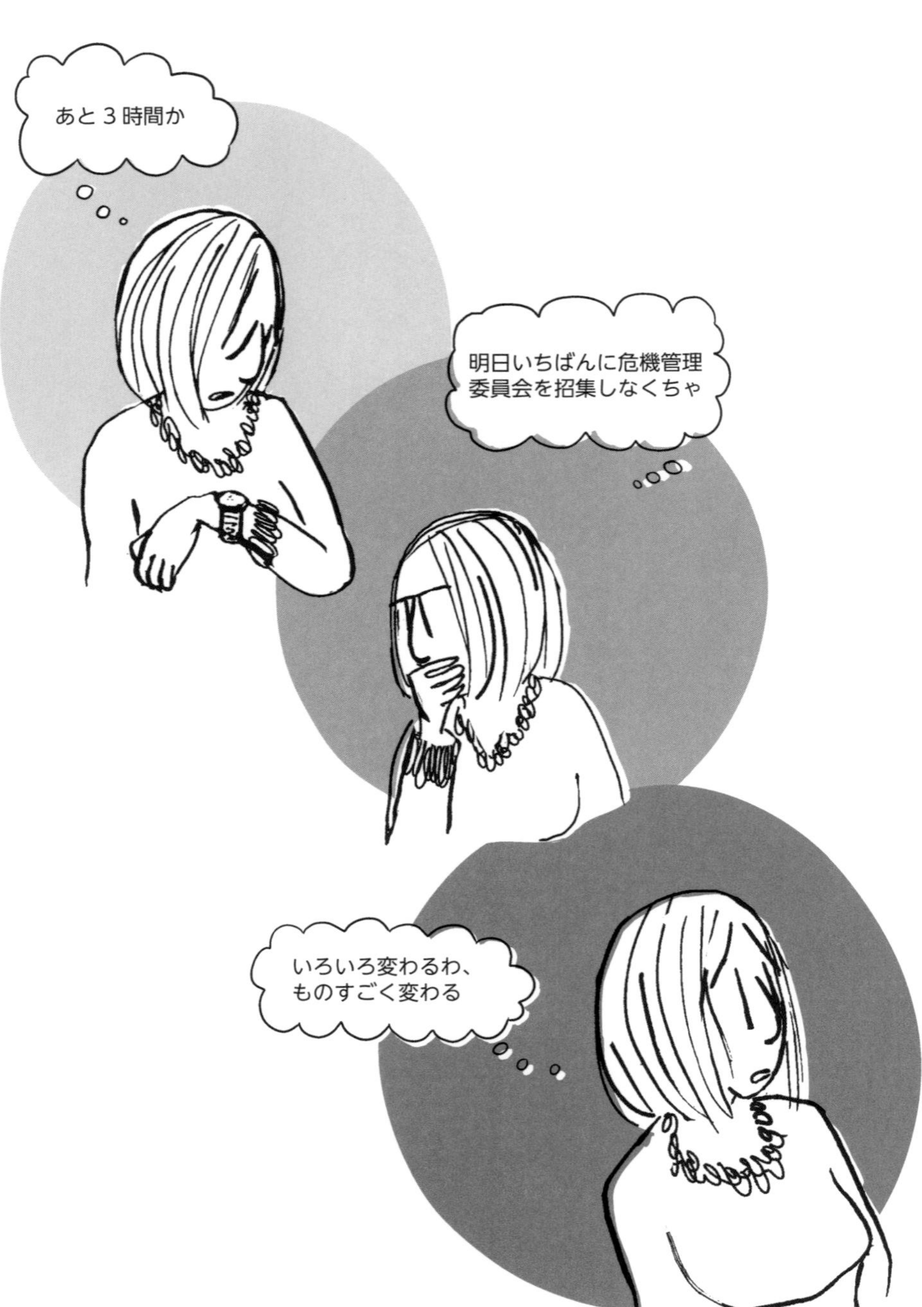
あと３時間か
明日いちばんに危機管理
委員会を招集しなくちゃ
いろいろ変わるわ、
ものすごく変わる

2月26日 パリにて

「中国での肺炎患者は８万1000人、死者は2770人にのぼっています。42か国で感染症患者が確認されています。韓国では1200人の感染者、日本では705人がクルーズ船ダイヤモンド・プリンセス号内で感染、イタリアでは374…」

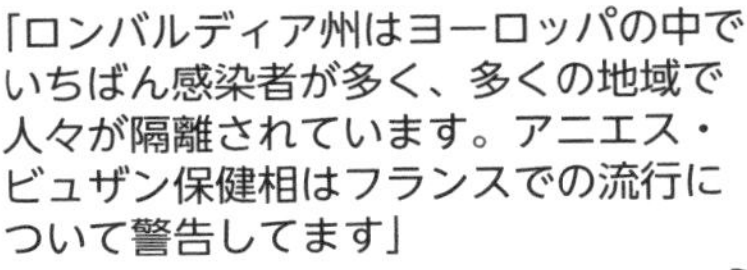

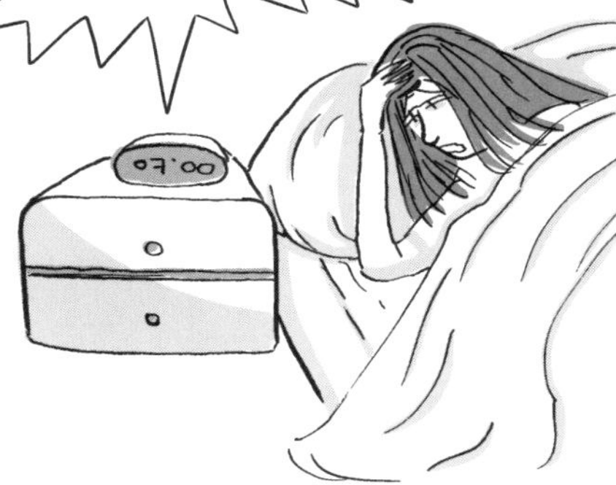

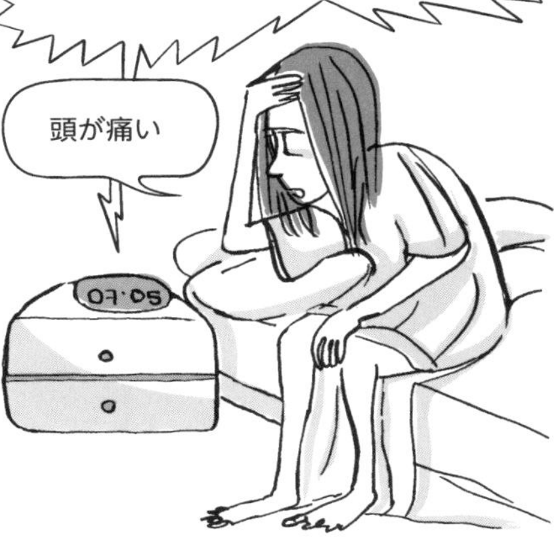

スキーから戻ってるんだから、本当なら元気いっぱいなはずなのになんて顔

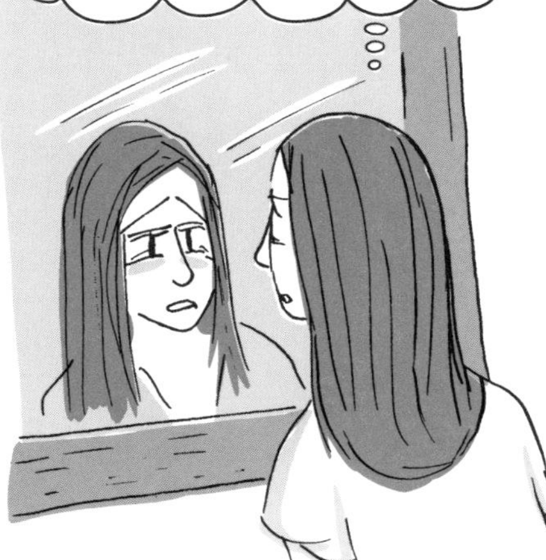

もしもし、先生ですか。リヴィア・グッツァンティです。頭がガンガンして、身体が壊れてくような感じなんです

アセトアミノフェンを服用してください、１日４グラムまでです。また何かあったら連絡してください

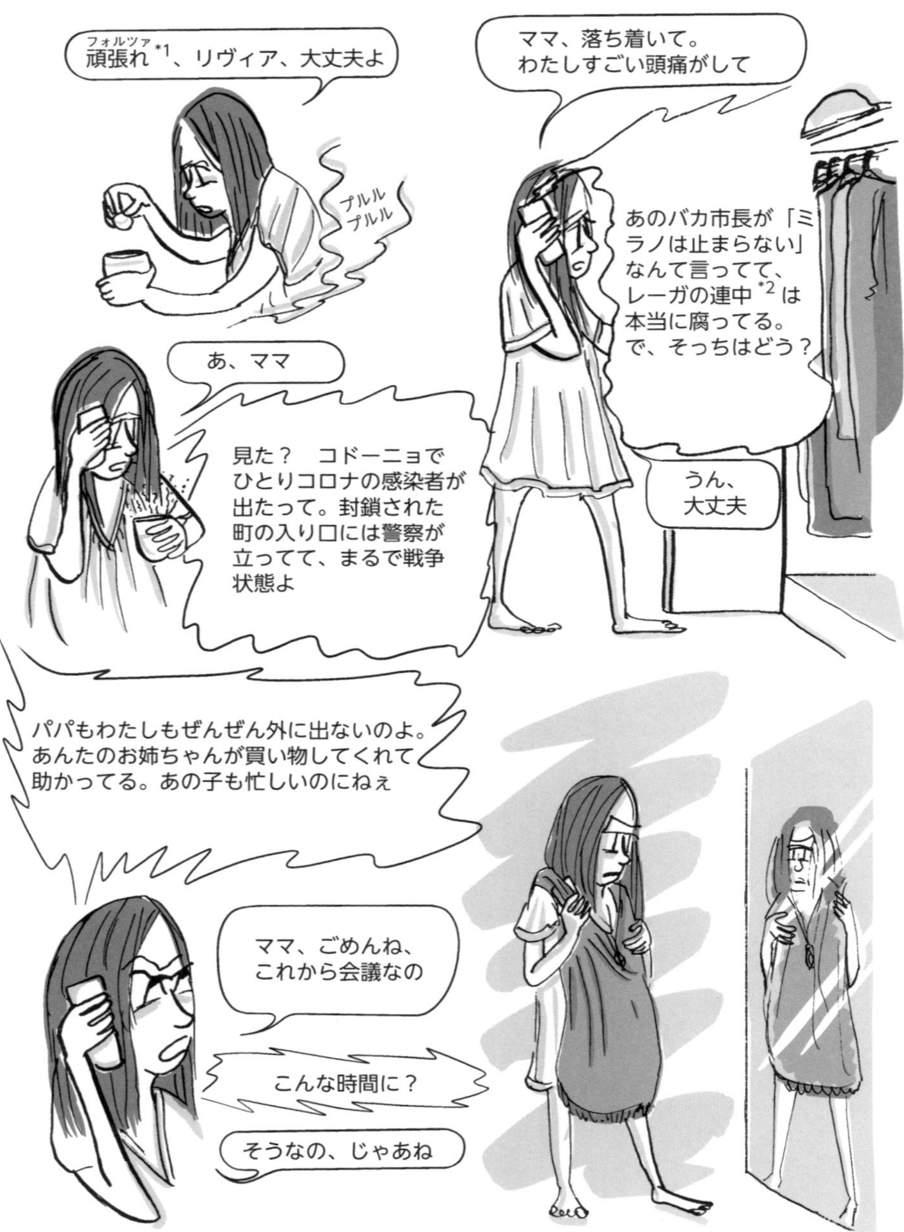
頑張れ(フォルツァ)*1、リヴィア、大丈夫よ
プルル プルル
ママ、落ち着いて。
わたしすごい頭痛がして
あのバカ市長が「ミラノは止まらない」なんて言ってて、レーガの連中*2は本当に腐ってる。
で、そっちはどう？
あ、ママ
見た？　コドーニョでひとりコロナの感染者が出たって。封鎖された町の入り口には警察が立ってて、まるで戦争状態よ
うん、
大丈夫
パパもわたしもぜんぜん外に出ないのよ。
あんたのお姉ちゃんが買い物してくれて
助かってる。あの子も忙しいのにねぇ
ママ、ごめんね、
これから会議なの
こんな時間に？
そうなの、じゃあね

*1 イタリア語。　*2 北部同盟（訳注：イタリアの右派政党）の党員。

2月26日9時 サンタントワーヌ病院長のオフィスにて

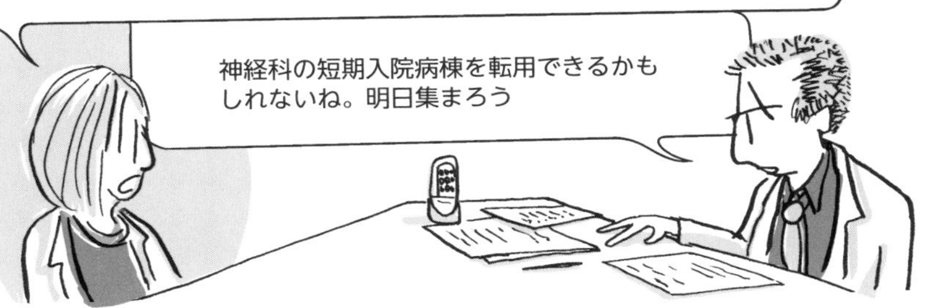
イタリアで起きてることは心配です。今後患者が押し寄せてくることが予想されます。検査センターの設置と重篤患者のための病床を確保しないと
神経科の短期入院病棟を転用できるかもしれないね。明日集まろう

2月28日9時30分 危機管理委員会第1回会議

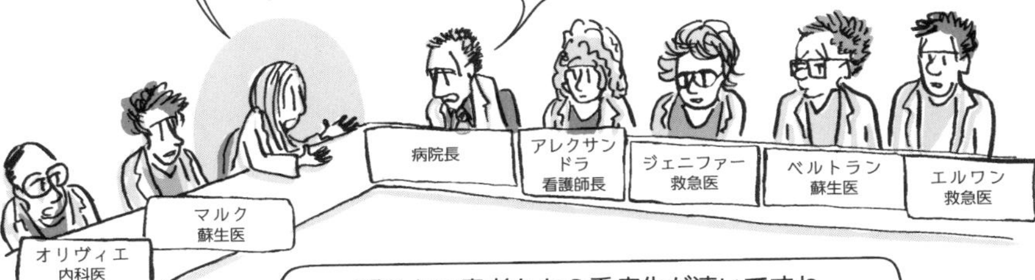
コロナ感染者全員をピティエ病院に移したくはありません。向こうのスタッフも限界です
それがAPHP（パリ公立病院連合）の命令なんだ。パリの入院病床を確保するためにね
オリヴィエ 内科医
マルク 蘇生医
病院長
アレクサンドラ 看護師長
ジェニファー 救急医
ベルトラン 蘇生医
エルワン 救急医

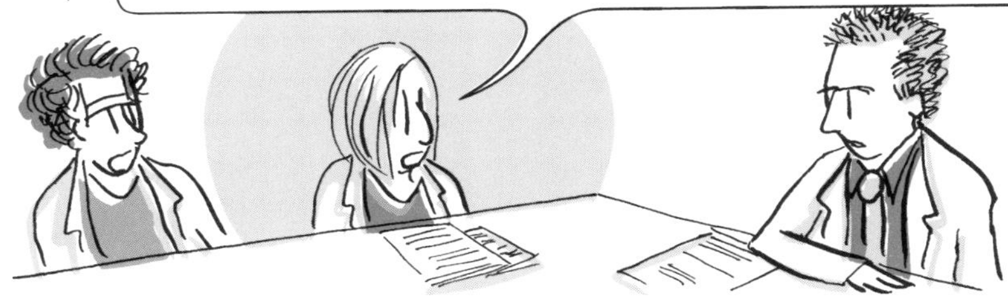
明らかに患者たちの重症化が速いですね。蘇生科のベッドも確保しないと
ほかには、コロナ患者の受け入れと病院内の順路を考えなくてはなりませんね。あと、医療スタッフの防護服なども

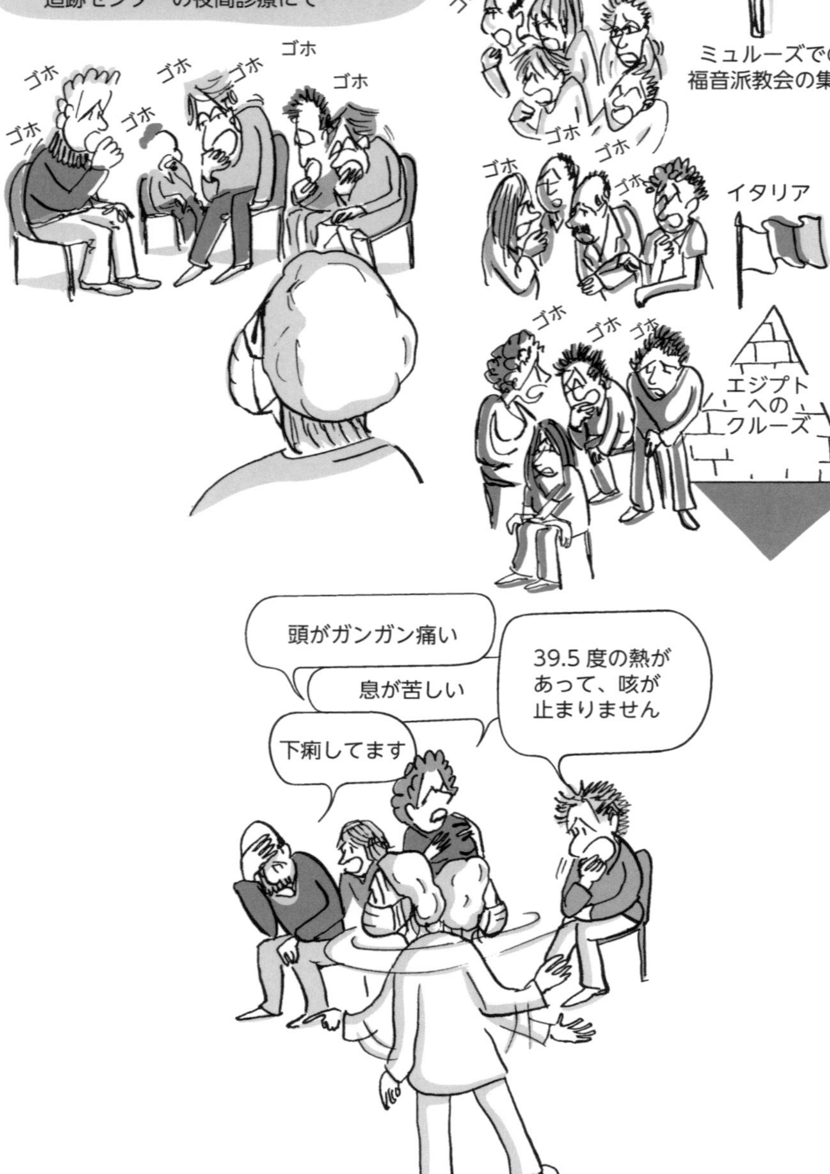
2月28日22時 コロナ感染経路
追跡センターの夜間診療にて
ゴホ
ゴホ
ゴホ
ゴホ
ゴホ
ゴホ
ゴホ
ゴホ
ゴホ
ゴホ
ミュルーズでの
福音派教会の集会
ゴホ
ゴホ
ゴホ
イタリア
ゴホ
ゴホ
ゴホ
エジプト
への
クルーズ
頭がガンガン痛い
息が苦しい
39.5度の熱が
あって、咳が
止まりません
下痢してます

明け方２時ごろ 当直室にて

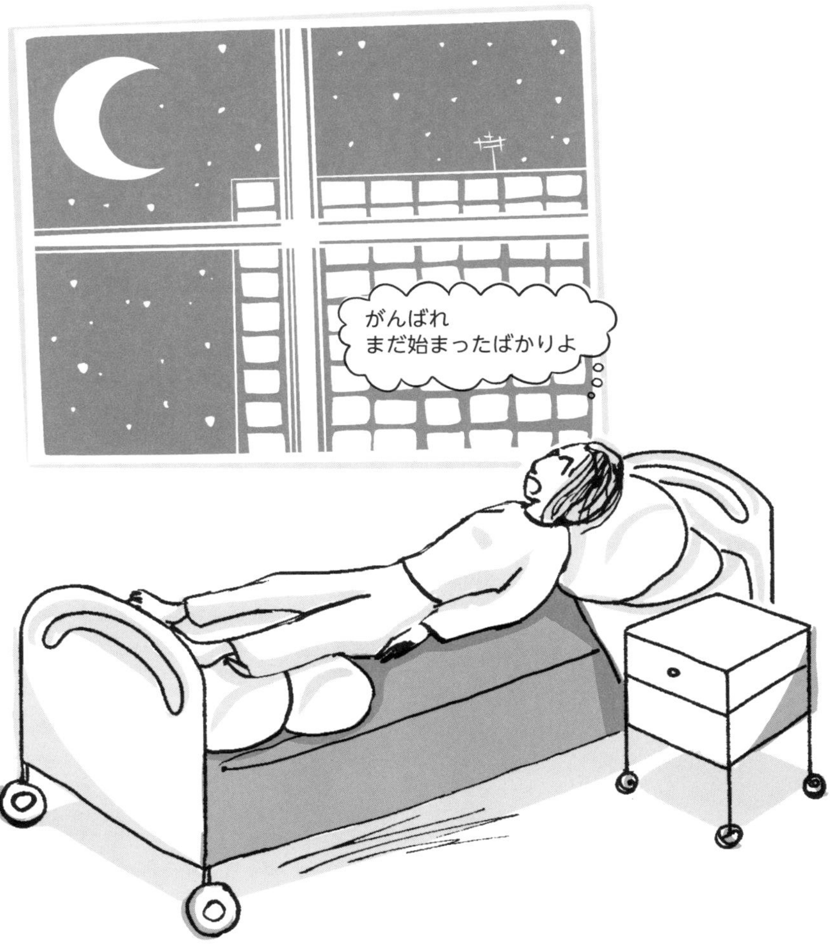

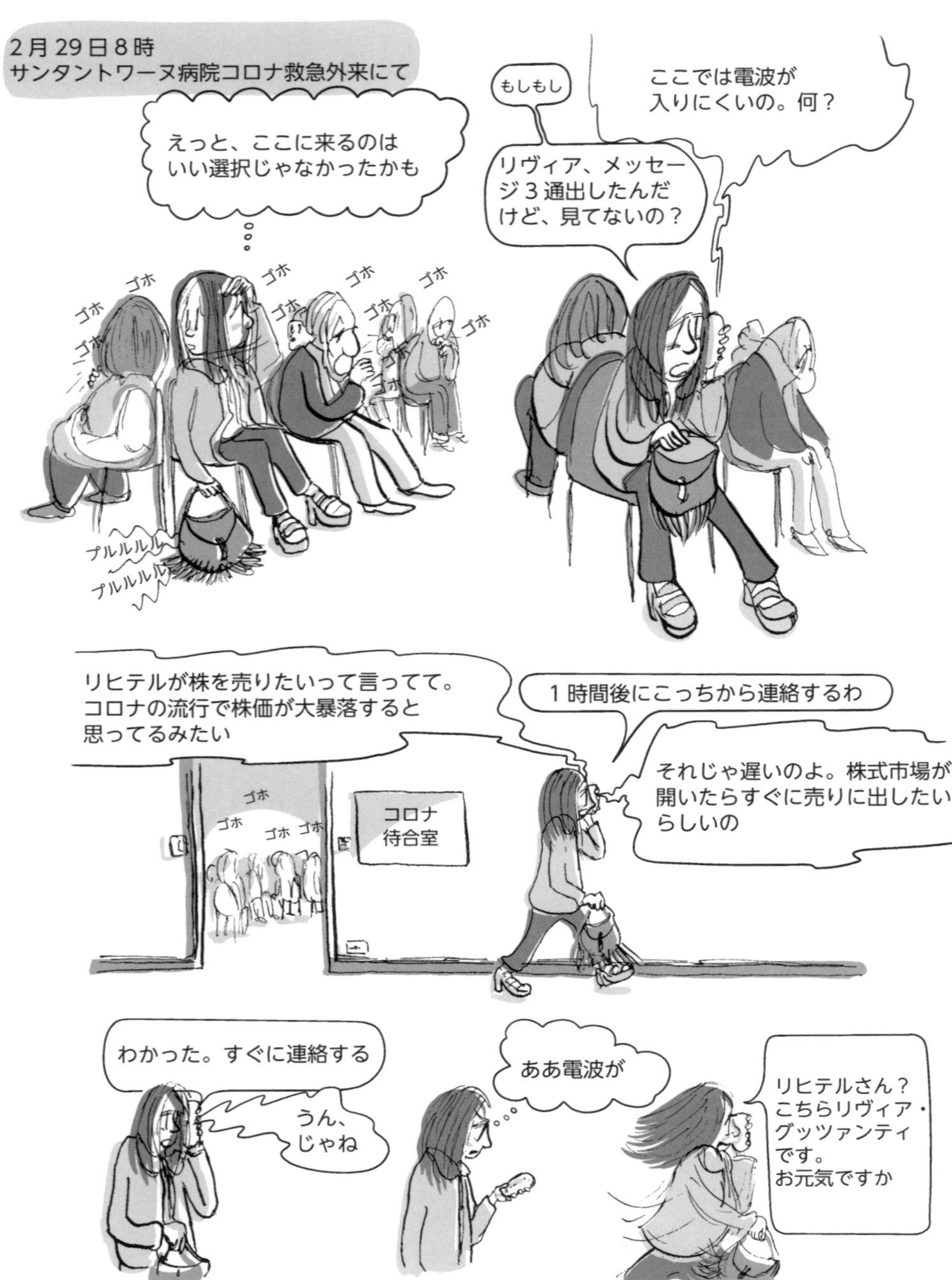
2月29日8時
サンタントワーヌ病院コロナ救急外来にて
えっと、ここに来るのは
いい選択じゃなかったかも
ゴホ
ゴホ
ゴホ
ゴホ
ゴホ
ゴホ
ゴホ
ゴホ
プルルルル
プルルルル
もしもし
ここでは電波が
入りにくいの。何？
リヴィア、メッセージ３通出したんだけど、見てないの？
リヒテルが株を売りたいって言ってて。
コロナの流行で株価が大暴落すると
思ってるみたい
１時間後にこっちから連絡するわ
それじゃ遅いのよ。株式市場が
開いたらすぐに売りに出したい
らしいの
ゴホ
ゴホ
ゴホ
ゴホ
コロナ
待合室
わかった。すぐに連絡する
うん、
じゃね
ああ電波が
リヒテルさん？
こちらリヴィア・
グッツァンティ
です。
お元気ですか

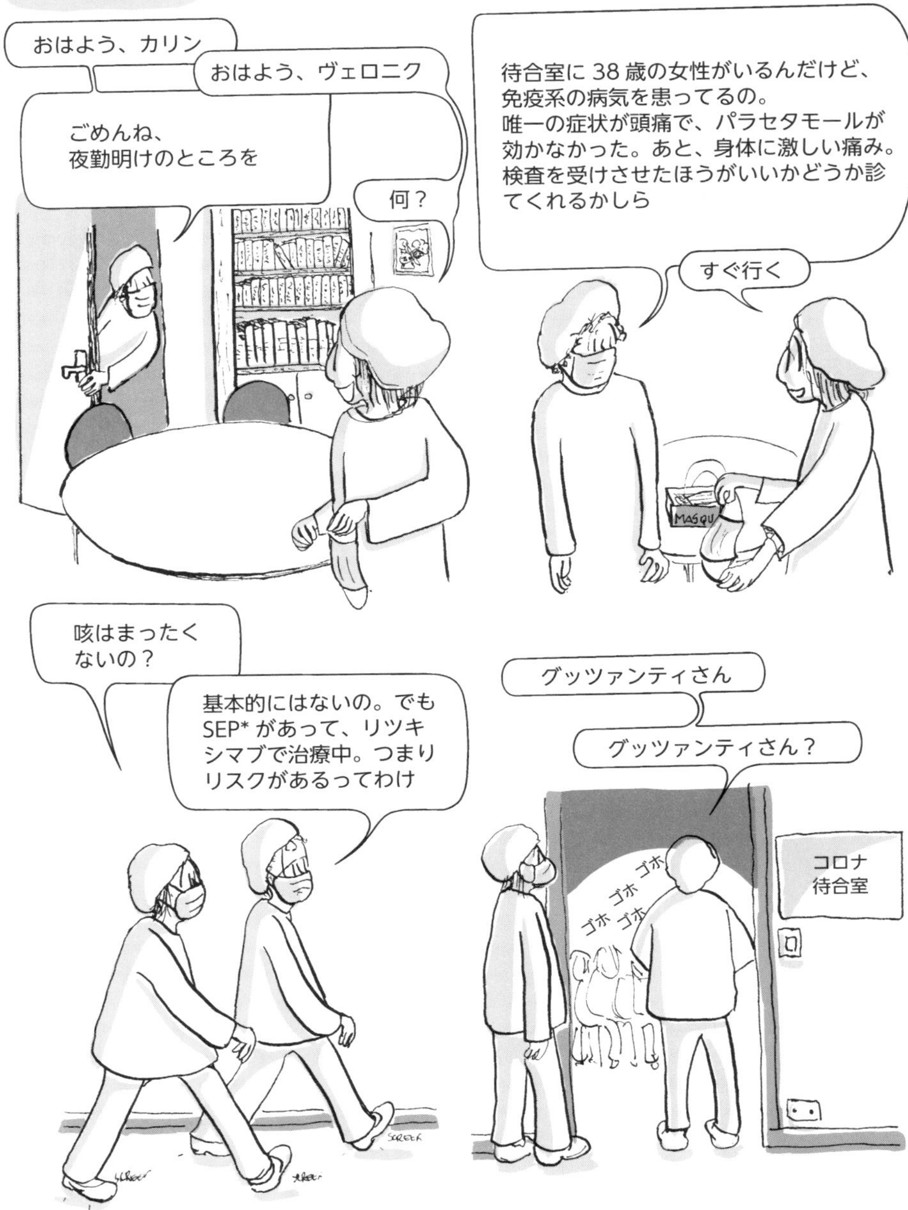
その頃
おはよう、カリン
おはよう、ヴェロニク
ごめんね、
夜勤明けのところを
何？
待合室に 38 歳の女性がいるんだけど、
免疫系の病気を患ってるの。
唯一の症状が頭痛で、パラセタモールが
効かなかった。あと、身体に激しい痛み。
検査を受けさせたほうがいいかどうか診
てくれるかしら
すぐ行く
MASQU
咳はまったく
ないの？
基本的にはないの。でも
SEP* があって、リツキ
シマブで治療中。つまり
リスクがあるってわけ
グッツァンティさん
グッツァンティさん？
ゴホ ゴホ
ゴホ ゴホ
コロナ
待合室

* 多発性硬化症。

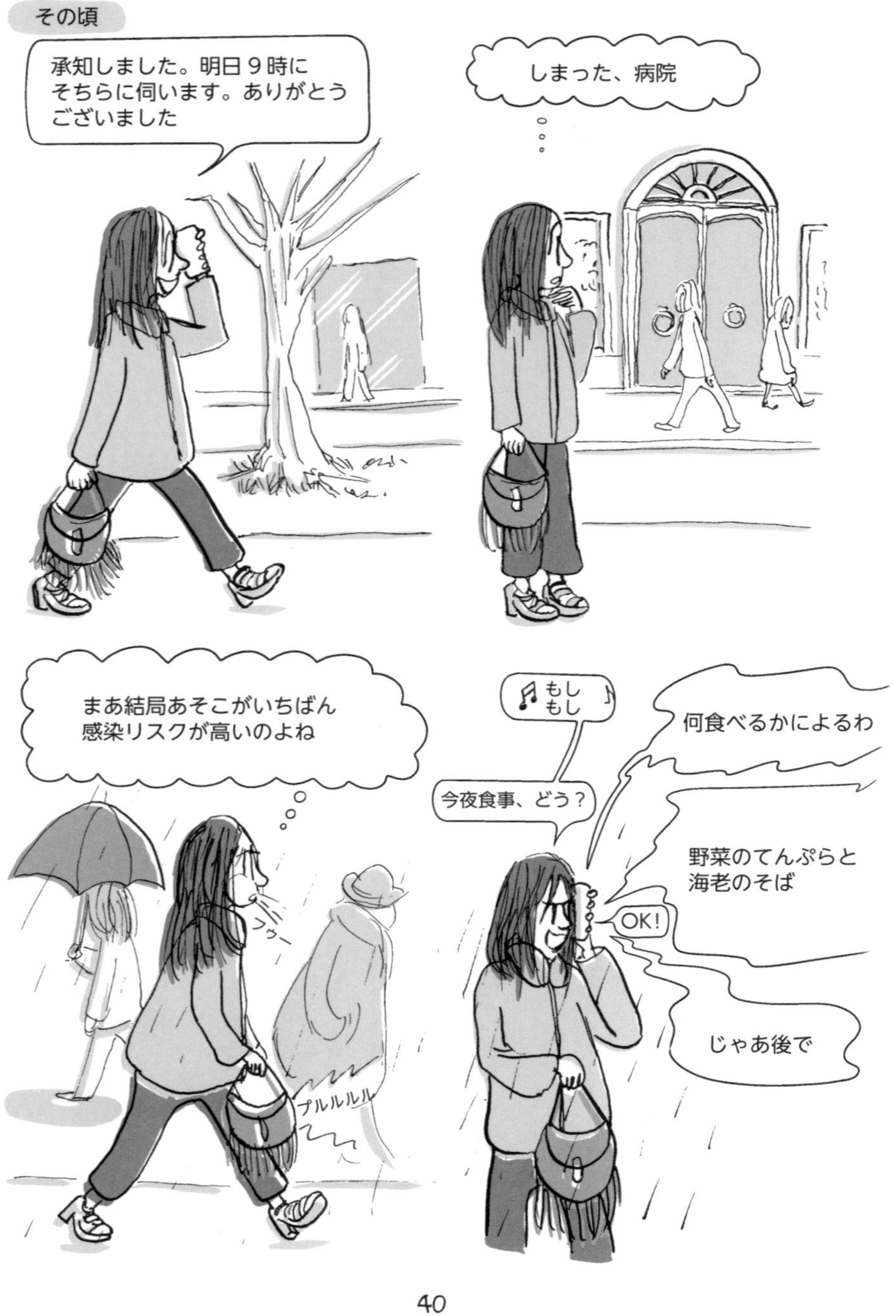

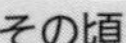
その頃

承知しました。明日９時に
そちらに伺います。ありがとう
ございました
しまった、病院
まあ結局あそこがいちばん
感染リスクが高いのよね
フゥー
プルルルル
もし
もし
今夜食事、どう？
何食べるかによるわ
野菜のてんぷらと
海老のそば
OK!
じゃあ後で

3月1日 サンタントワーヌ病院の大講堂

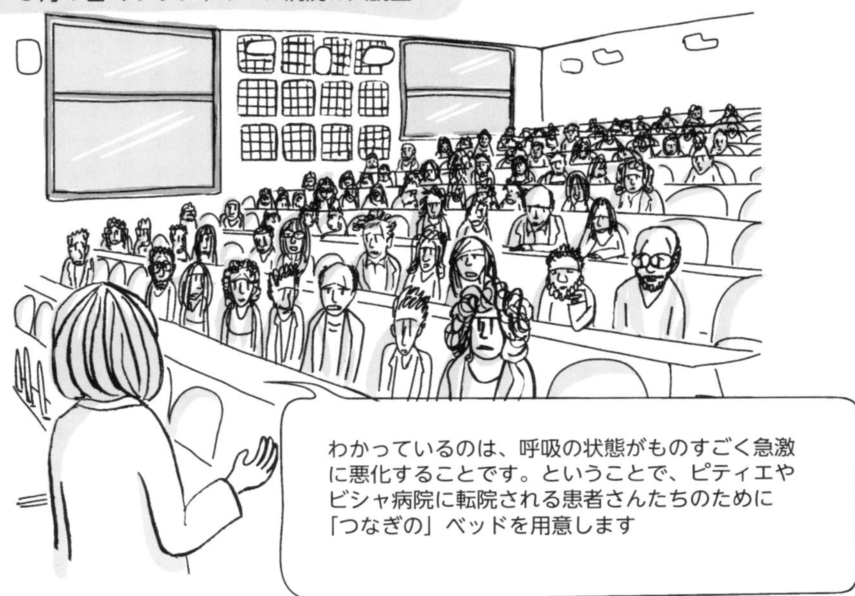
わかっているのは、呼吸の状態がものすごく急激に悪化することです。ということで、ピティエやビシャ病院に転院される患者さんたちのために「つなぎの」ベッドを用意します

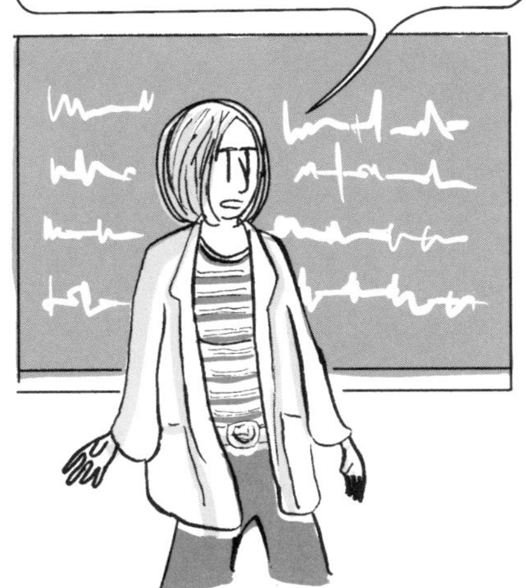
待合室の混雑の状態に応じて、コロナ感染の可能性がある患者さん専用のスペースを追加していきます

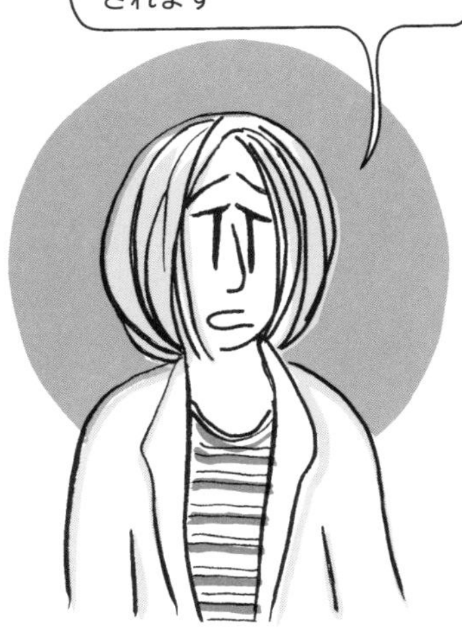
残念ながら患者さんたちが殺到するだろうことが予想されます

3月4日

武漢：感染者 9 万 8000 人、死者 3346 人
フランス：感染者 423 人、死者 7 人
感染が確認された国：93 か国

148 人の死者を出したイタリアはヨーロッパで最も感染者が出た国となった。

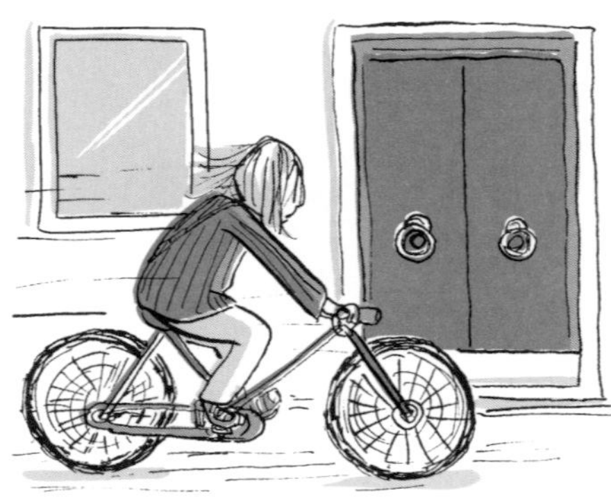

20 時 パサージュ・フルーリにて

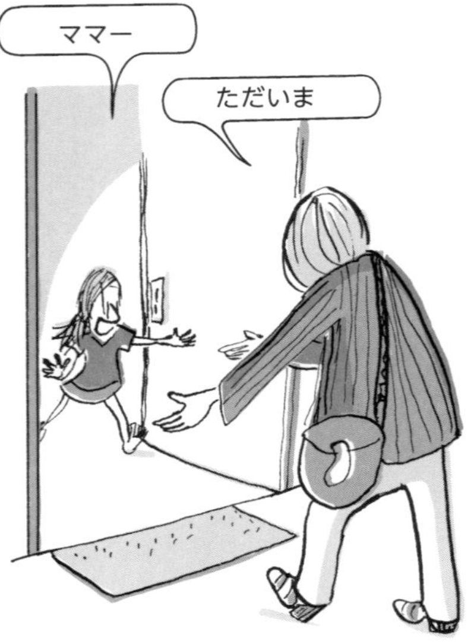
ママー
ただいま

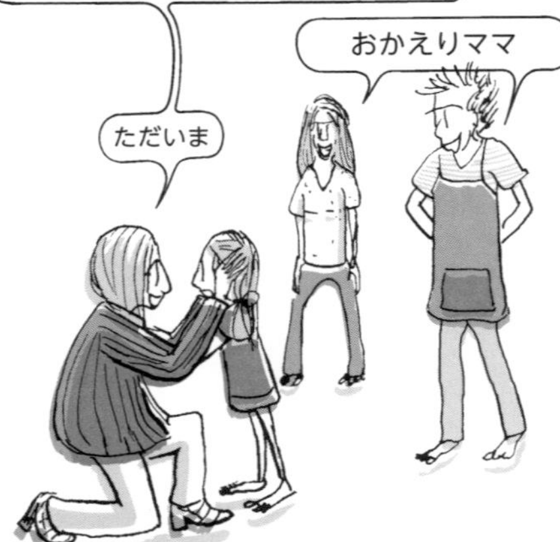
今日一日どうだった？
寂しかった
ごめんね、ミラ
ものすごい数の患者さんがいて
おかえりママ
ただいま

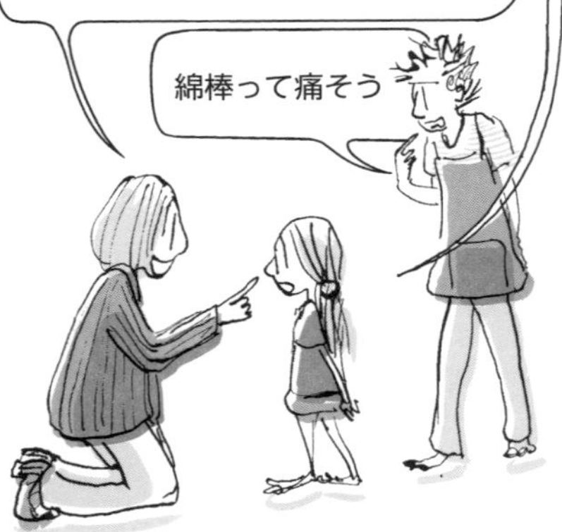
病院ではみんな感染してるの？
そんなことないわ。でもこのあいだ説明したように鼻に綿棒入れて検査して、それを別の病院の研究室に送るの
綿棒って痛そう

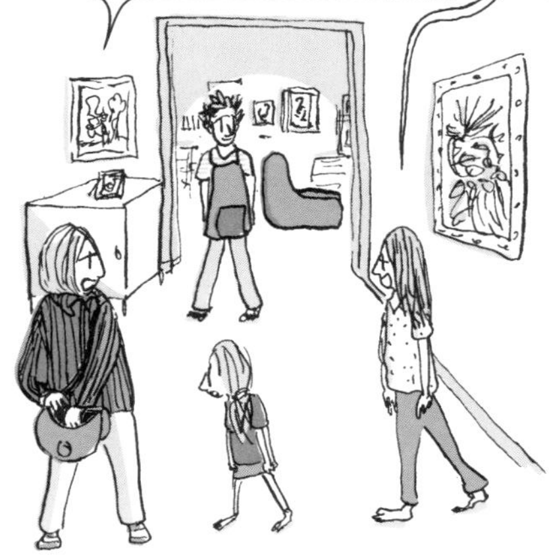
サンタントワーヌ病院では検査
できないの？
できればいいんだけど、
準備がまだなのよ

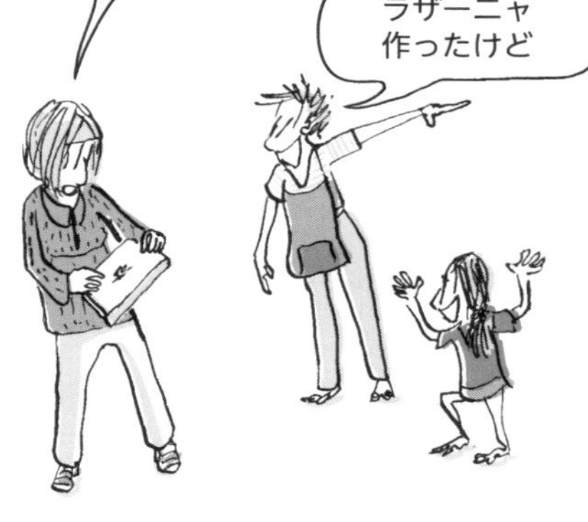
テストで陽性反応が出て、症状がとて
も重かったらピティエかビシャの病院
に運ぶの。大したことなければ家に帰
して、電話で様子を診る
ラザーニャ
作ったけど

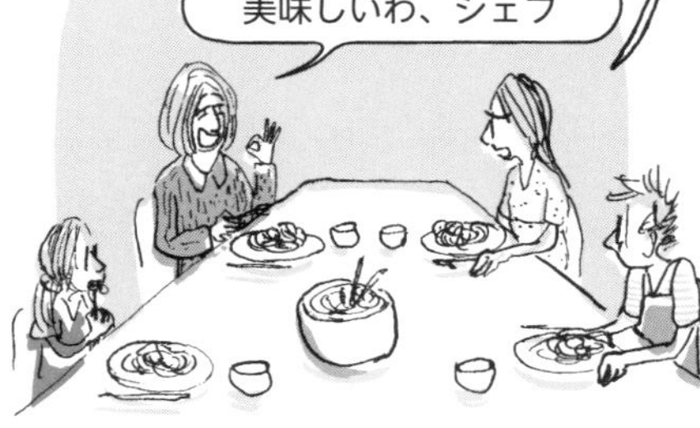
直接ママの病院に入院させたほうが
簡単なんじゃないの？
今のところほかの病気の患者さんを受
け入れるためのベッドが必要なのよ。
今後どうなるかはわからないけど
美味しいわ、シェフ

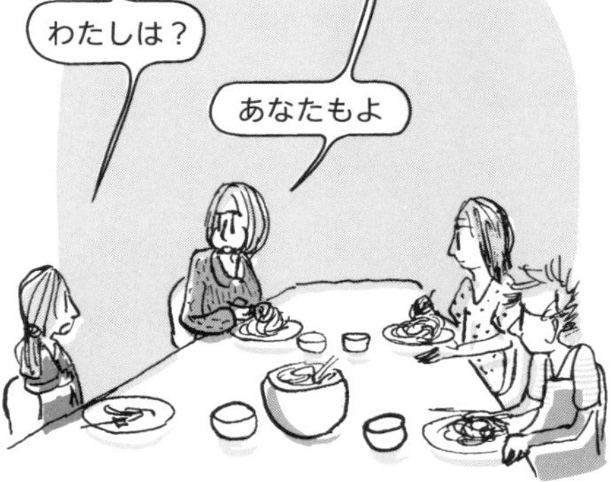
ママも感染するかも
しれないの？
予防して、かからないために
できることはぜんぶする
わたしは？
あなたもよ

子どもが感染した場合、病状はとても
軽くて、お友だちとか周りの大人に
うつすかどうかはまだわかってないの

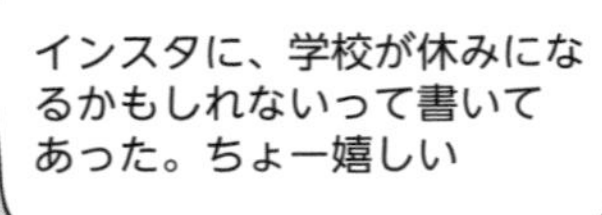

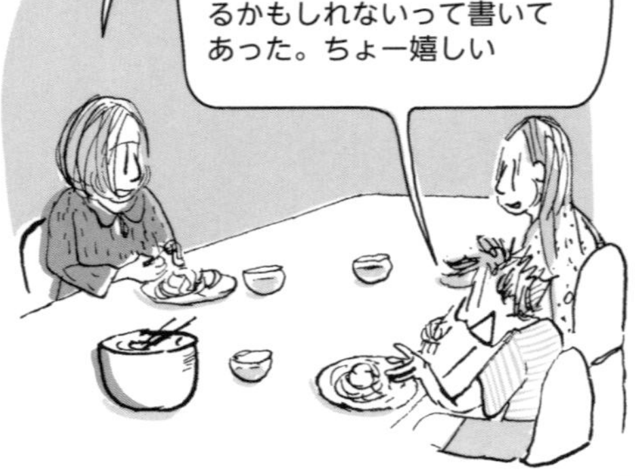

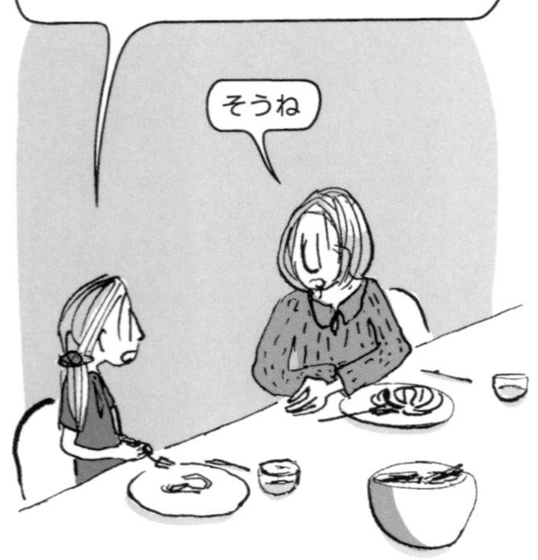
ママ、じゃあわたしがウイルスに感染しても自分ではわからないってこと？
そうね

しばらくして

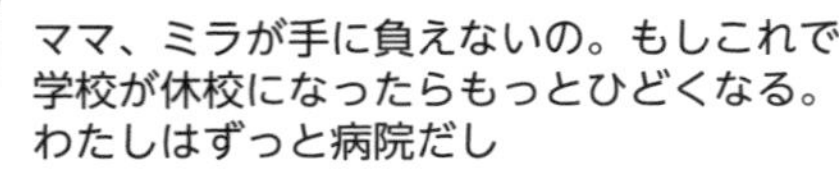

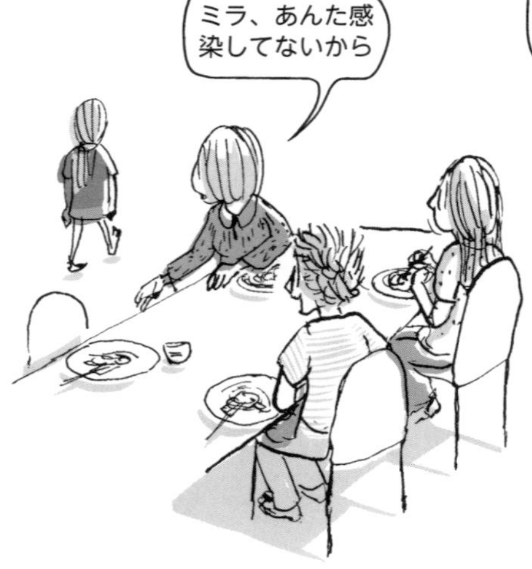
ミラ、あんた感染してないから

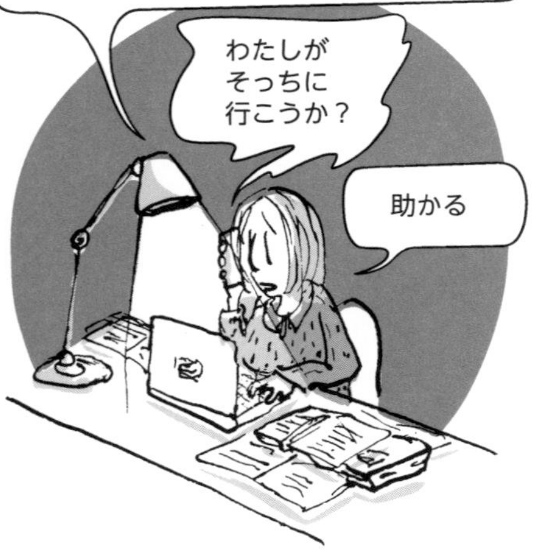
わたしがそっちに行こうか？
助かる

3月5日9時 サンタントワーヌ病院

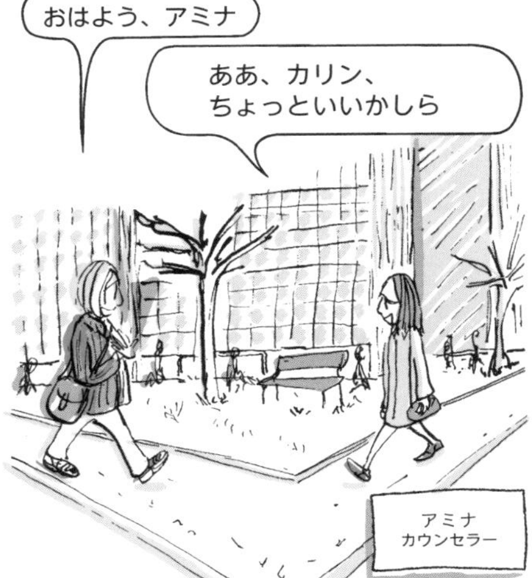
おはよう、アミナ
ああ、カリン、
ちょっといいかしら
アミナ
カウンセラー

スタッフたちと現状把握をしたほうがいいかも。防護具が足りなくなって、自分たちが感染するのではないかと恐れているの

わかった。
一度集まりましょう

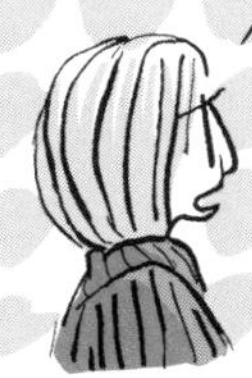

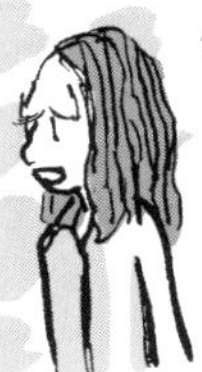

みんなテレビ見てて、
ほら、イタリアからの映像で不安をかきたてられてるのよ

専門家たちも矛盾だらけの指示を出すものね

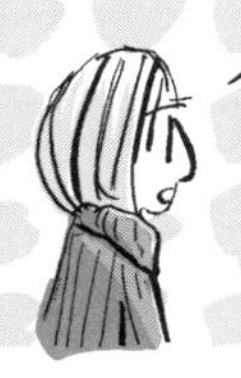

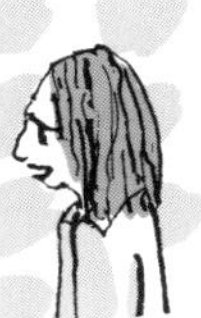

みんなマスクをしたほうがいいのか、
それともしないほうがいいのかも
わかってないのよ。
で、マスクはまだ足りてる？

今のところは

よかった。
市内にはもうないからね

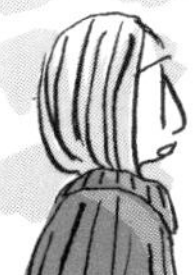

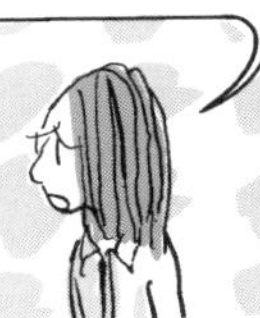

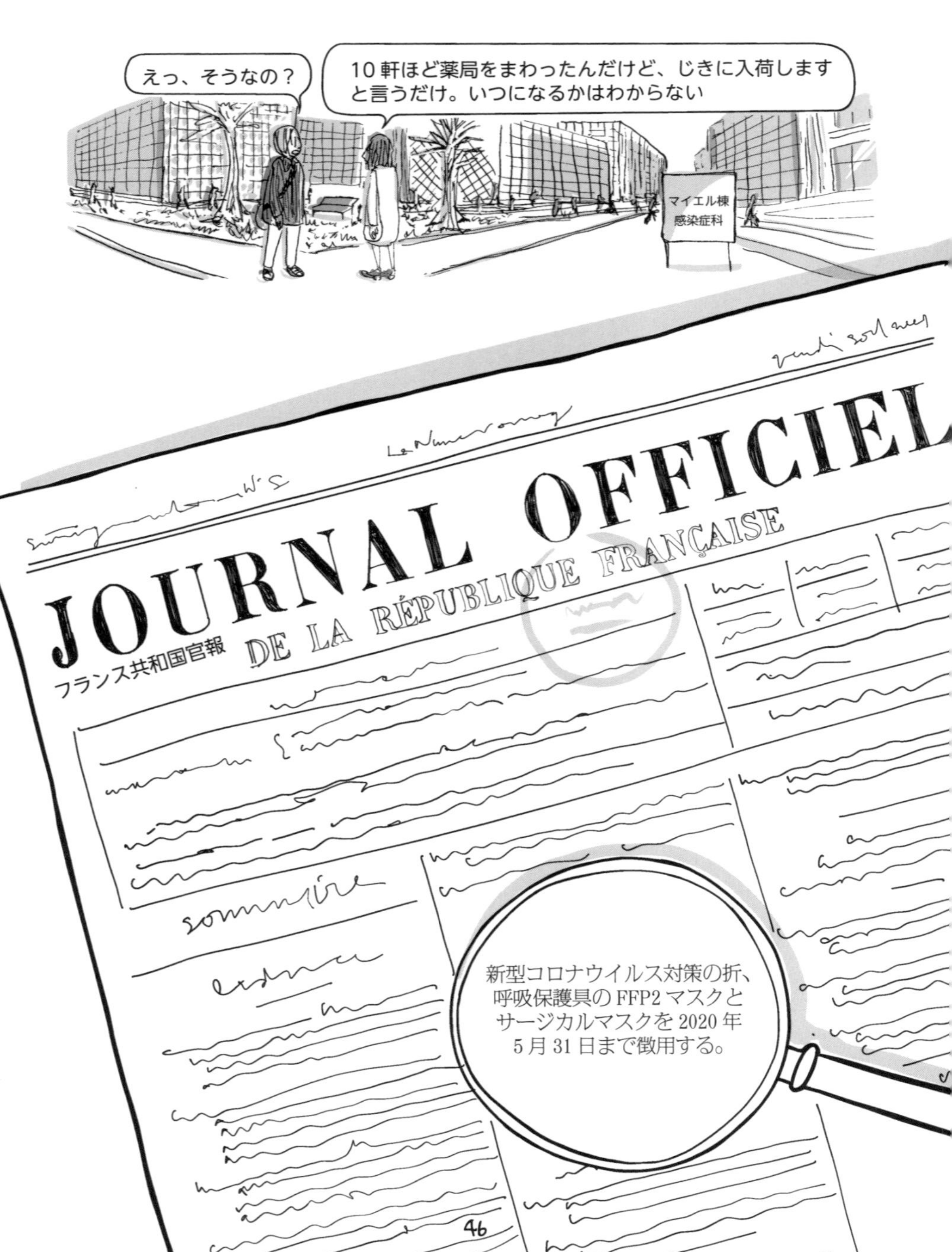
10軒ほど薬局をまわったんだけど、じきに入荷します
と言うだけ。いつになるかはわからない
えっ、そうなの？
マイエル棟
感染症科
JOURNAL OFFICIEL
DE LA RÉPUBLIQUE FRANÇAISE
フランス共和国官報
新型コロナウイルス対策の折、
呼吸保護具のFFP2マスクと
サージカルマスクを2020年
5月31日まで徴用する。

3月6日 18時

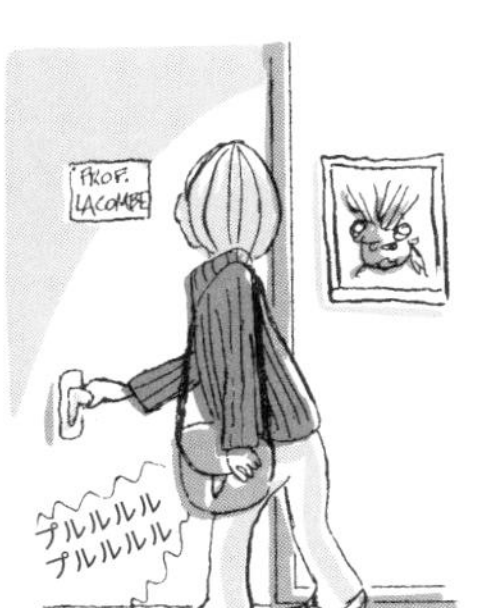
PROF. LACOMBE
プルルルル
プルルルル
ラコンブ先生？
はい
こちらLCIテレビです、先生のかつての上司ジラール教授からのご紹介でお電話しています

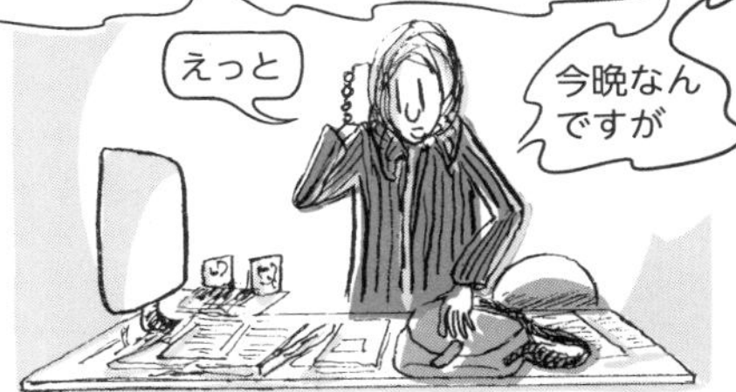
実はジラール教授にこのたびの医療危機についてお話いただこうとお願いしたのですが、メディアでお話する立場にはないとおっしゃって、ラコンブ先生にお願いするようにと…
えっと
今晩なんですが

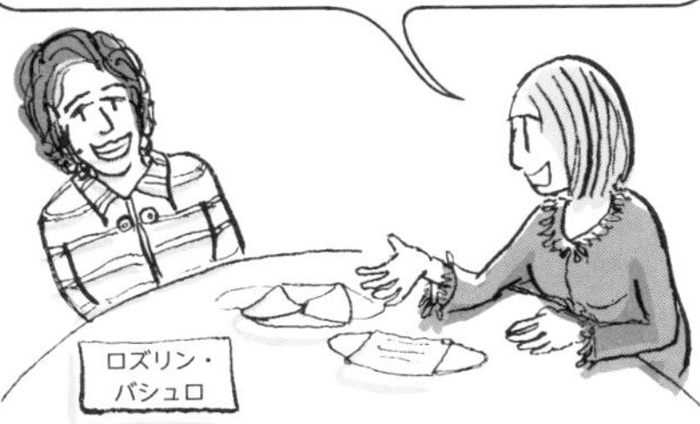
開け放たれた空間でのマスクは必要ありません。しかし密閉した空間、たとえばオフィスなどでは推奨されます
ロズリン・パシュロ

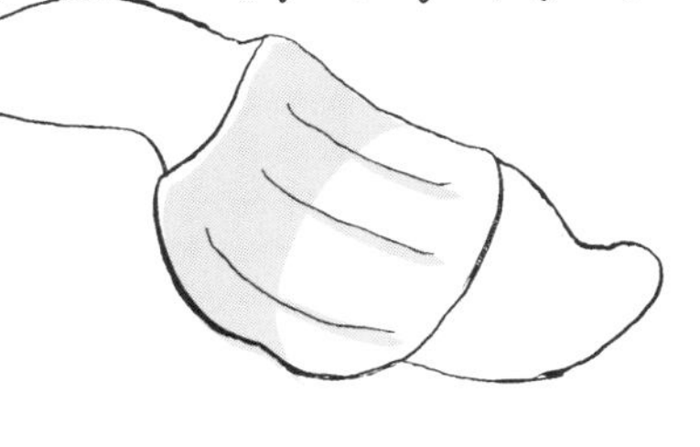
サージカルマスクは「ほかの人のため」のもの。われわれの飛沫から他者を保護するからです

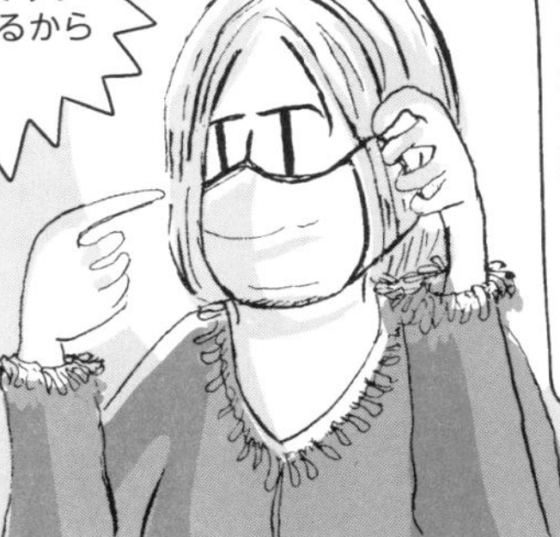
いっぽう、FFP2マスクは「利己的」です。他者のウイルスから自分の身を保護するからで、むしろ医療関係者向けです
注意すべきことは、ここの小さな棒みたいなものが鼻にフィットするようにすること、装着するときはけっしてフィルター面を触らないことです

20時30分ごろ パサージュ・フルーリ

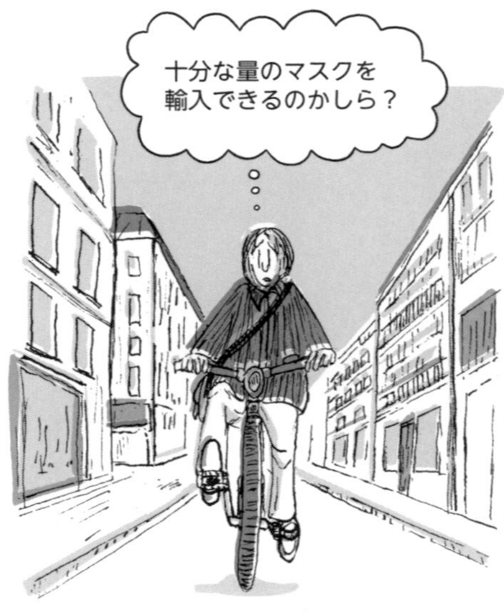
十分な量のマスクを
輸入できるのかしら？

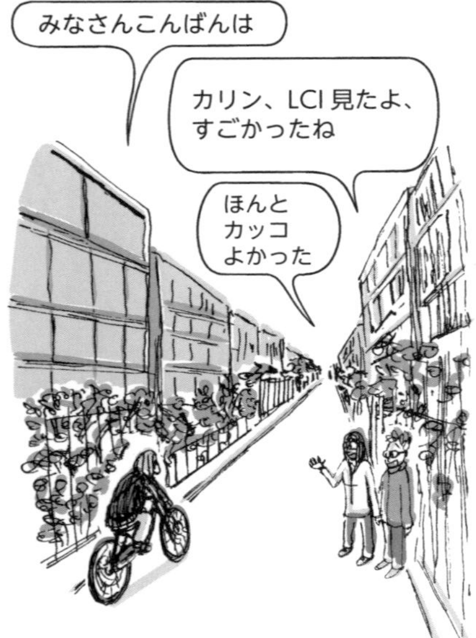
みなさんこんばんは
カリン、LCI見たよ、
すごかったね
ほんと
カッコ
よかった

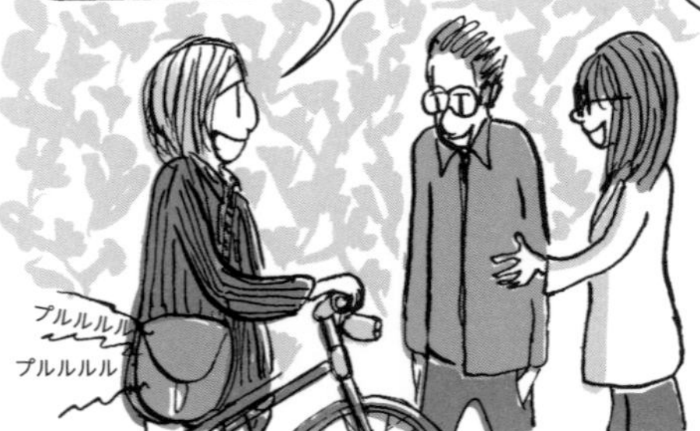
明快で、率直で。
あんなにちゃんと説明できる
のはやっぱり女性よね
ありがとう、
そう言ってくれて嬉しいわ。
女性がテレビに呼ばれる
のってめったにないから
プルルルル
プルルルル

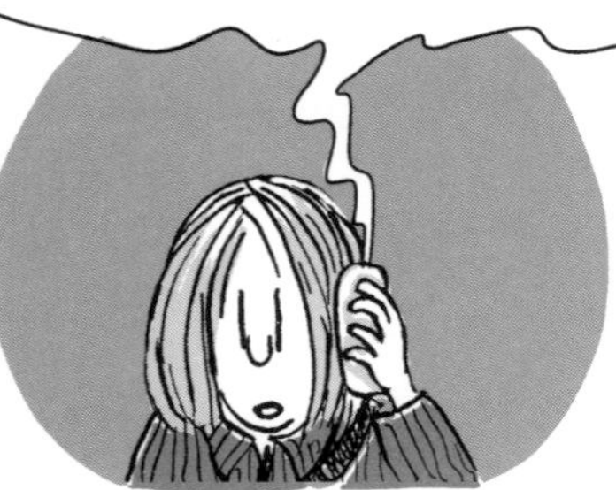
ラコンブ先生ですか？
こちらダヴィッド・ピュジャダスの
アシスタントです。ピュジャダスが
LCIでのお話を聞いてとても感銘を受けまして、「偉大なる対決」のスタジオにお招きして、保健相、コーム教授と作家のジャン＝クリストフ・リュファンと討論していただきたいと言っているのですが…

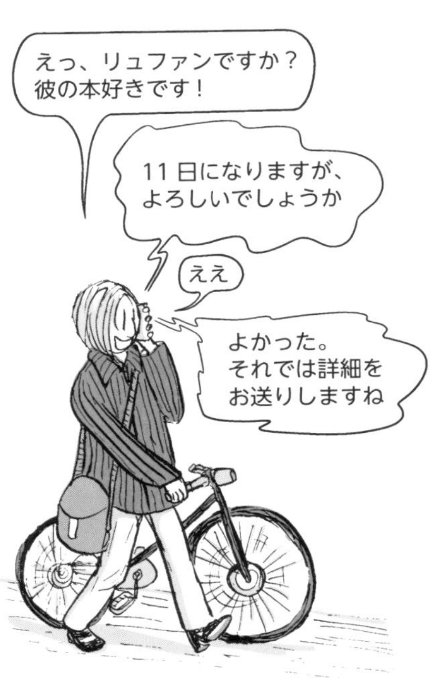
えっ、リュファンですか？
彼の本好きです！
11日になりますが、
よろしいでしょうか
ええ
よかった。
それでは詳細を
お送りしますね

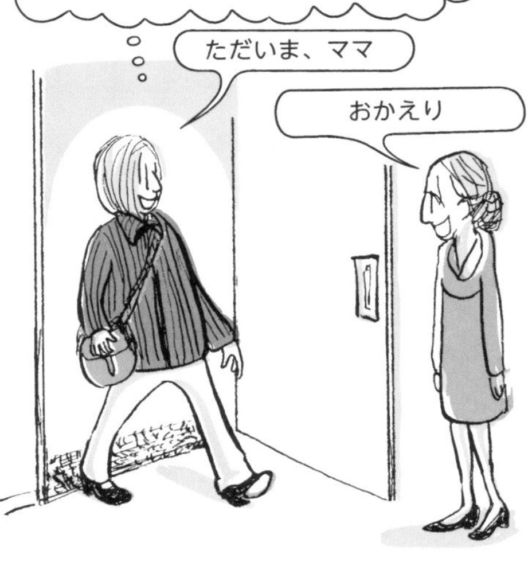
不安を煽るような論調の男性陣に
立ち向かう女性が必要ってわけね
ただいま、ママ
おかえり

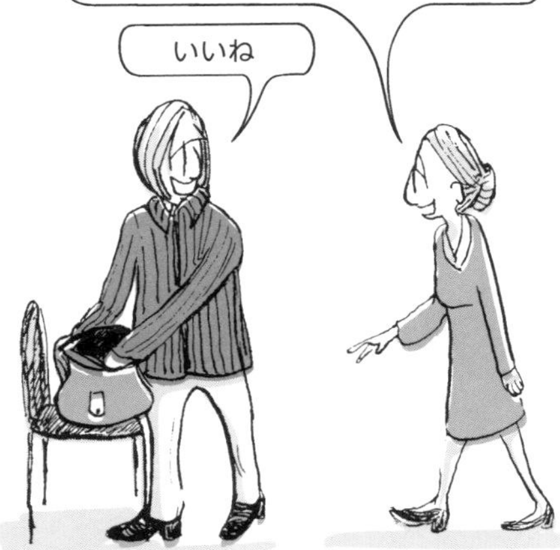
オリヴィエと子どもたちが
街の中華で食事したいって
言ってるんだけど、どう？
いいね

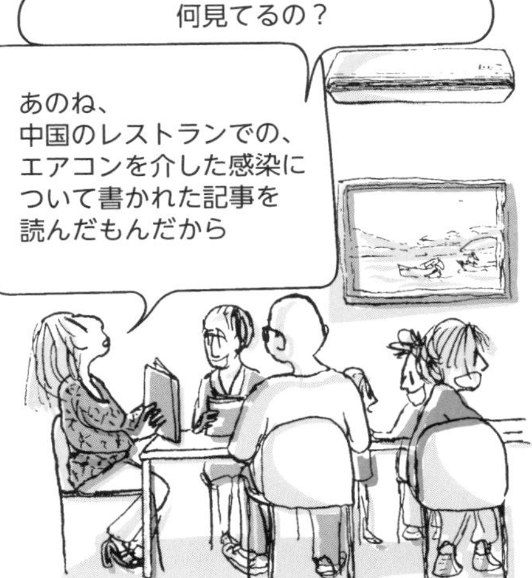
しばらくして
何見てるの？
あのね、
中国のレストランでの、
エアコンを介した感染に
ついて書かれた記事を
読んだもんだから

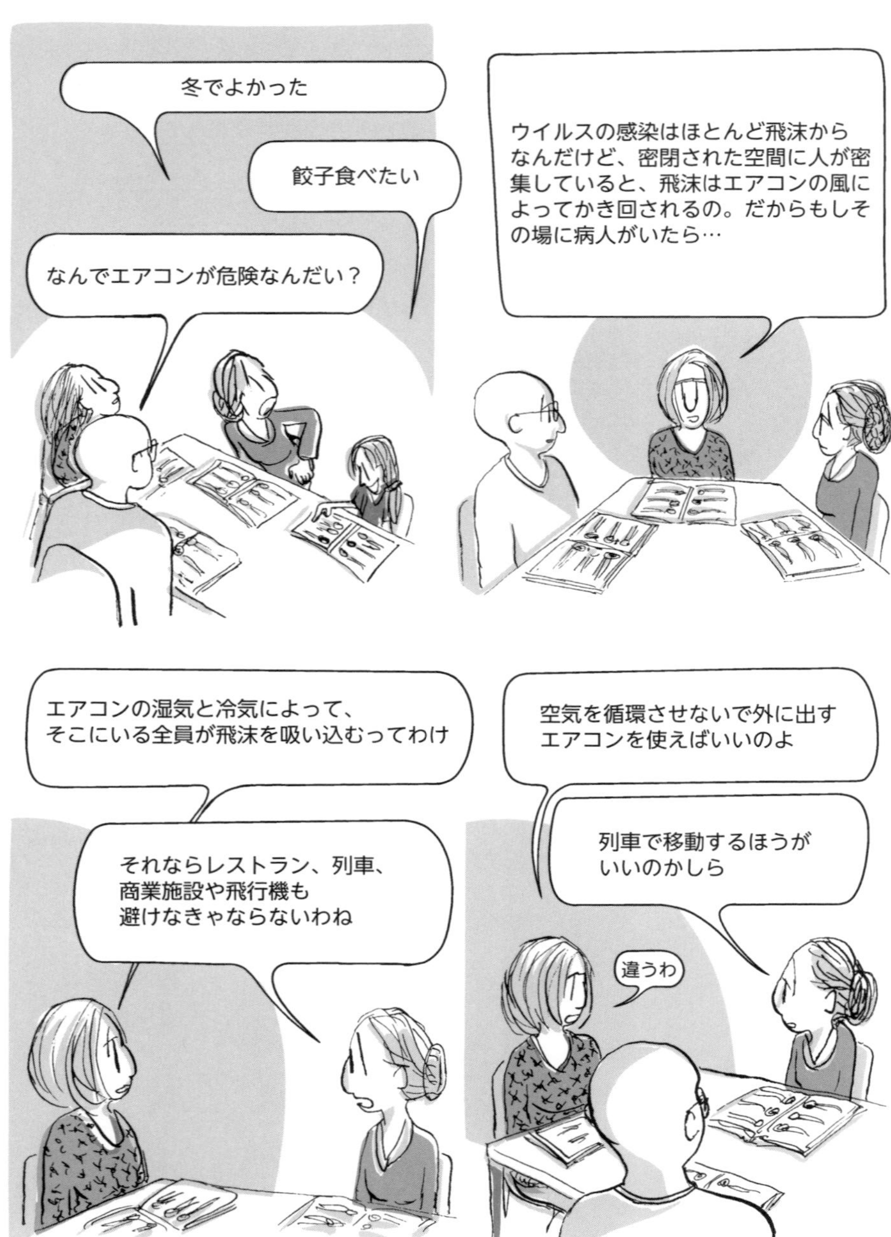
冬でよかった
餃子食べたい
なんでエアコンが危険なんだい？
ウイルスの感染はほとんど飛沫からなんだけど、密閉された空間に人が密集していると、飛沫はエアコンの風によってかき回されるの。だからもしその場に病人がいたら…
エアコンの湿気と冷気によって、そこにいる全員が飛沫を吸い込むってわけ
それならレストラン、列車、商業施設や飛行機も避けなきゃならないわね
空気を循環させないで外に出すエアコンを使えばいいのよ
列車で移動するほうがいいのかしら
違うわ

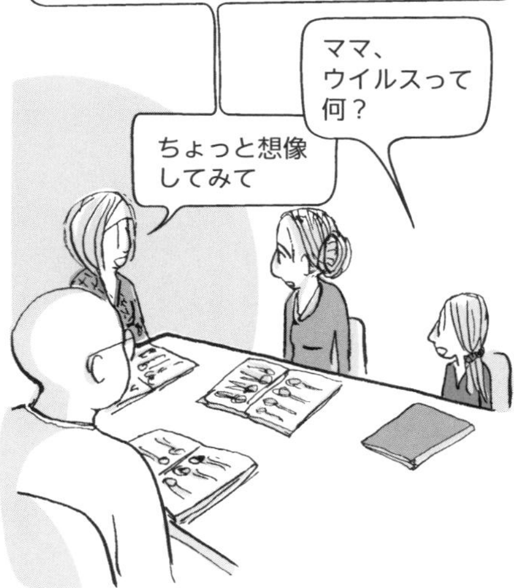
はっきり言うと、飛行機のほうが
「セーフ」だと思う。
ちゃんと指示が守られるなら
ちょっと想像
してみて
ママ、
ウイルスって
何？

ウイルスは不法侵入者みたいなものなの。
招かれてもいないのに勝手にやってくる人
みたいに、細胞の中に勝手に入りこむ

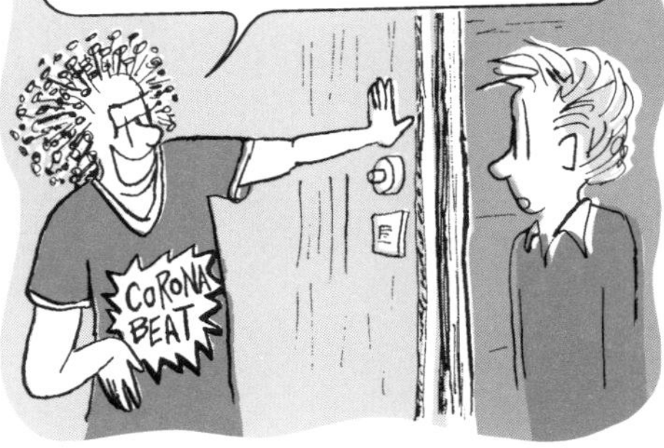
よう、このあたりを歩いてたんだけど、
しばらく会ってないと思ってさ。
ウォッカと食べるもの持ってきたから、
いいだろ
CORONA
BEAT

そして居座ってどんどん増えながらあたりを
占領していくの。
新型コロナウイルスは、そのゲノム[*1]を一本
鎖 RNA[*2]として持つ RNA ウイルスなの。
ウイルスだから生き延びて複製されるために
は細胞が必要なわけ。

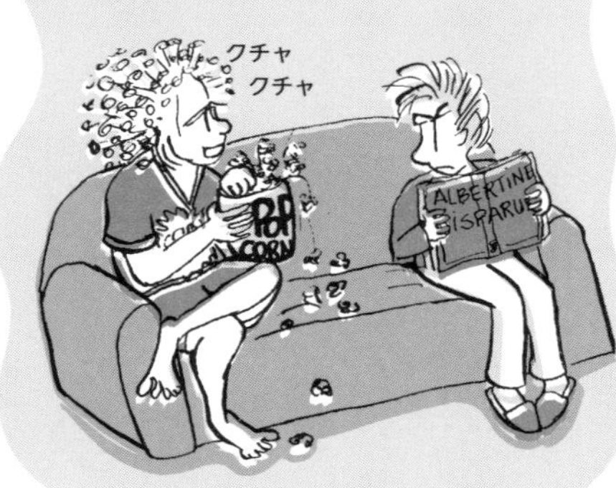
クチャ
クチャ
POP
CORN
ALBERTINE
DISPARUE

ウイルスは細胞にとっては異物だから、
身体は身を守ろうとして戦いになるわけ

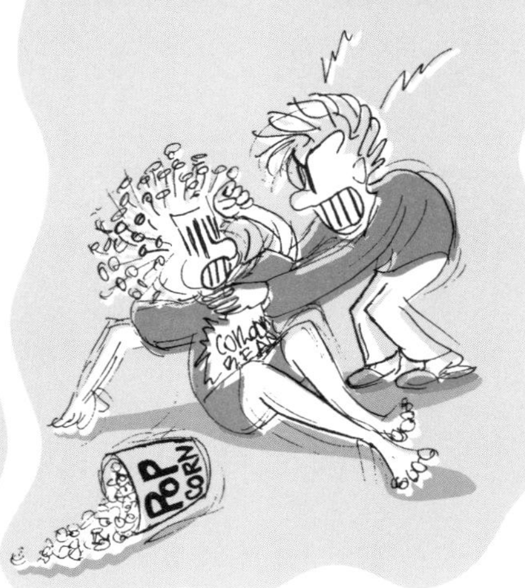
POP
CORN

*1 すべての遺伝子情報のこと。
*2 ウイルスは遺伝物質として、DNA もしくは RNA をもっている。いずれも細胞に感染しないと増殖することができず、単独では存在しえない。

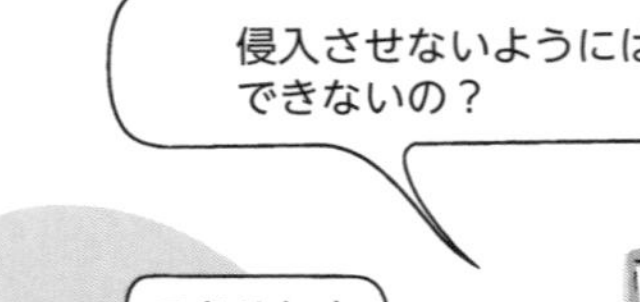
侵入させないようには
できないの？

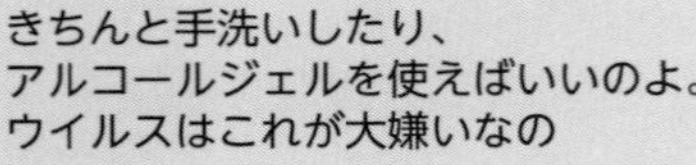
きちんと手洗いしたり、
アルコールジェルを使えばいいのよ。
ウイルスはこれが大嫌いなの

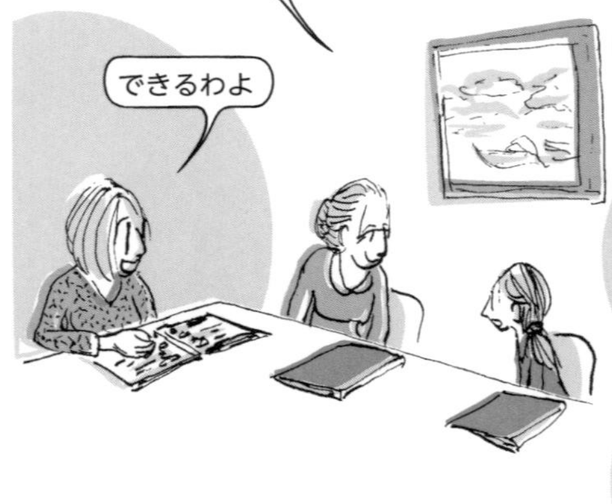
できるわよ

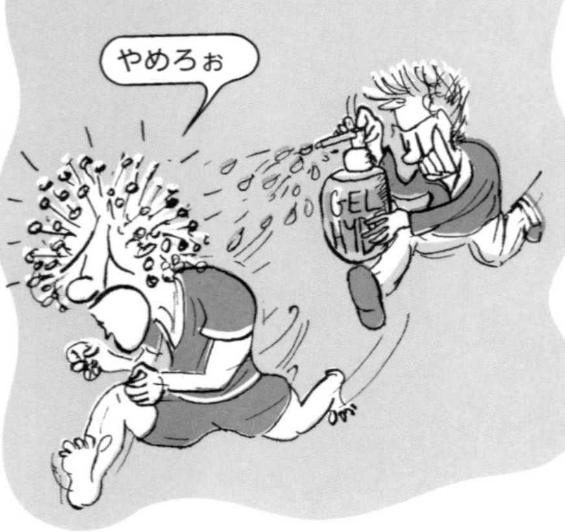
やめろぉ

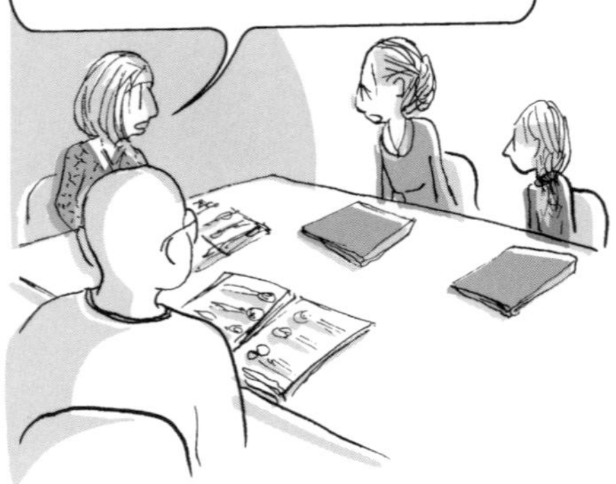
でもテレビで言ってたけど、
ウイルスはつるつるした表面でも
長く生きられるって
確かに長く生き延びられるけど、
感染力は低いはずなの

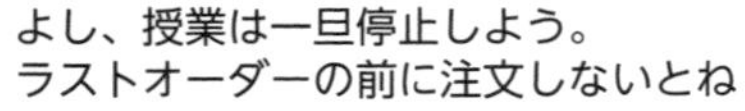
よし、授業は一旦停止しよう。
ラストオーダーの前に注文しないとね

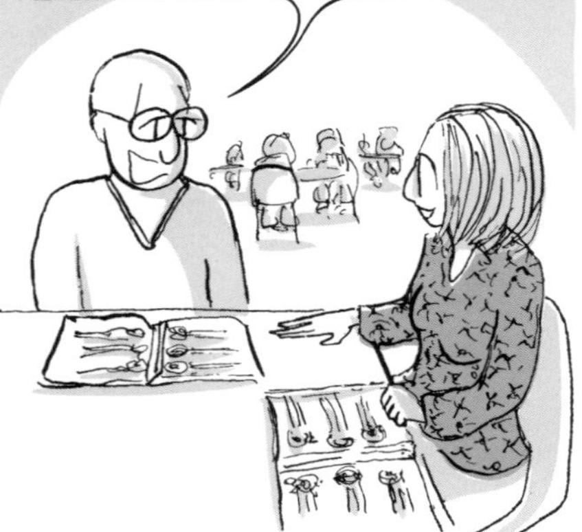

3月7日20時 レ＝ザンドリ＊

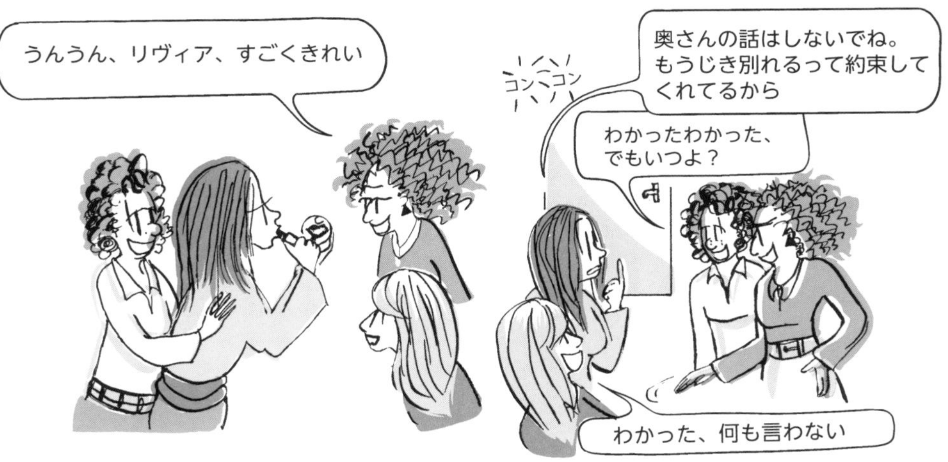
うんうん、リヴィア、すごくきれい
コンコン
奥さんの話はしないでね。もうじき別れるって約束してくれてるから
わかったわかった、でもいつよ？
わかった、何も言わない

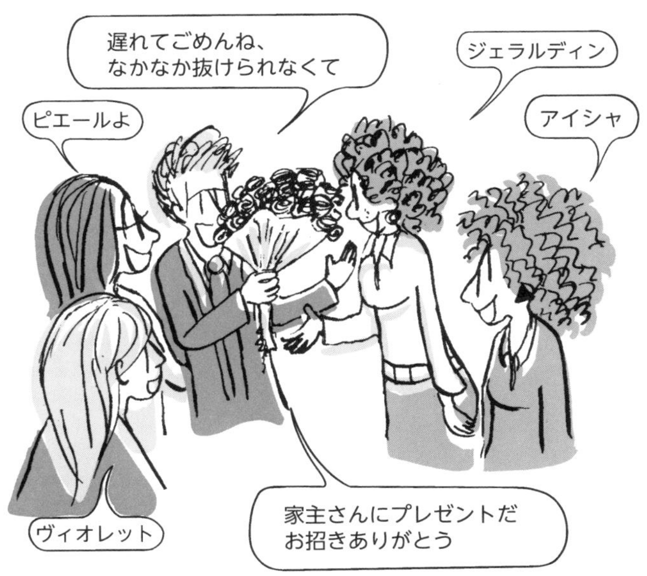
遅れてごめんね、なかなか抜けられなくて
ジェラルディン
ピエールよ
アイシャ
ヴィオレット
家主さんにプレゼントだ お招きありがとう

＊フランス北部ノルマンディー地域圏のコミューン。パリからおよそ100km。

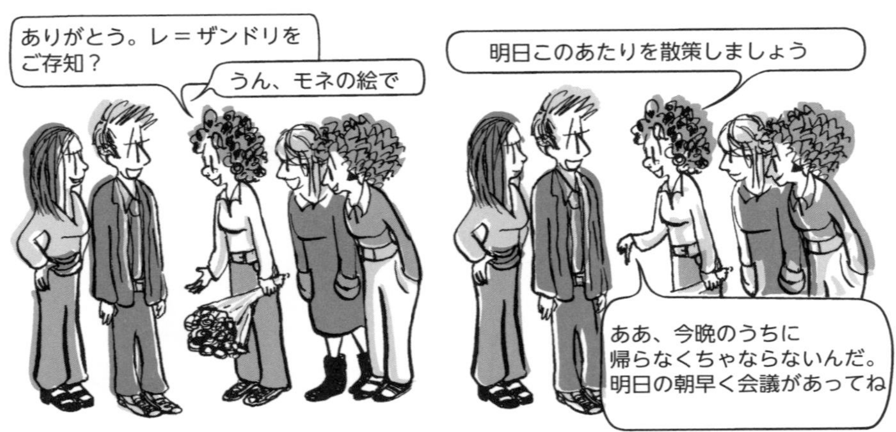
ありがとう。レ＝ザンドリをご存知？
うん、モネの絵で
明日このあたりを散策しましょう
ああ、今晩のうちに帰らなくちゃならないんだ。明日の朝早く会議があってね

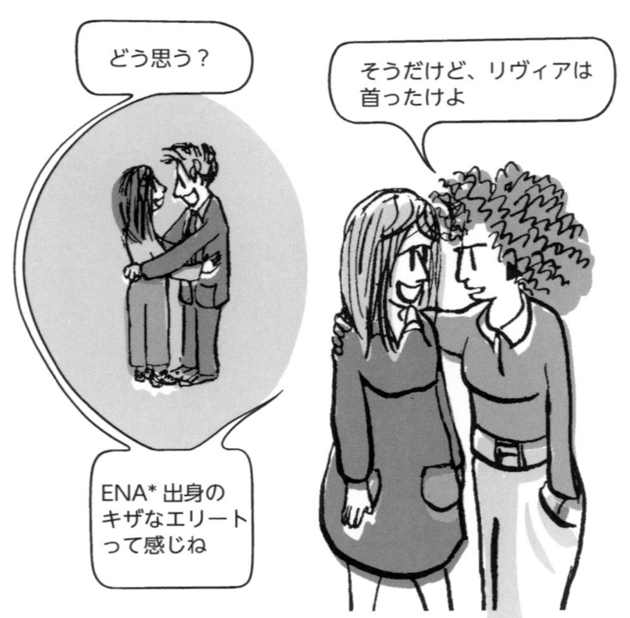
どう思う？
ENA* 出身のキザなエリートって感じね
そうだけど、リヴィアは首ったけよ

* フランス国立行政学院。グラン・ゼコールのひとつ。フランス随一のエリート官僚養成学校。

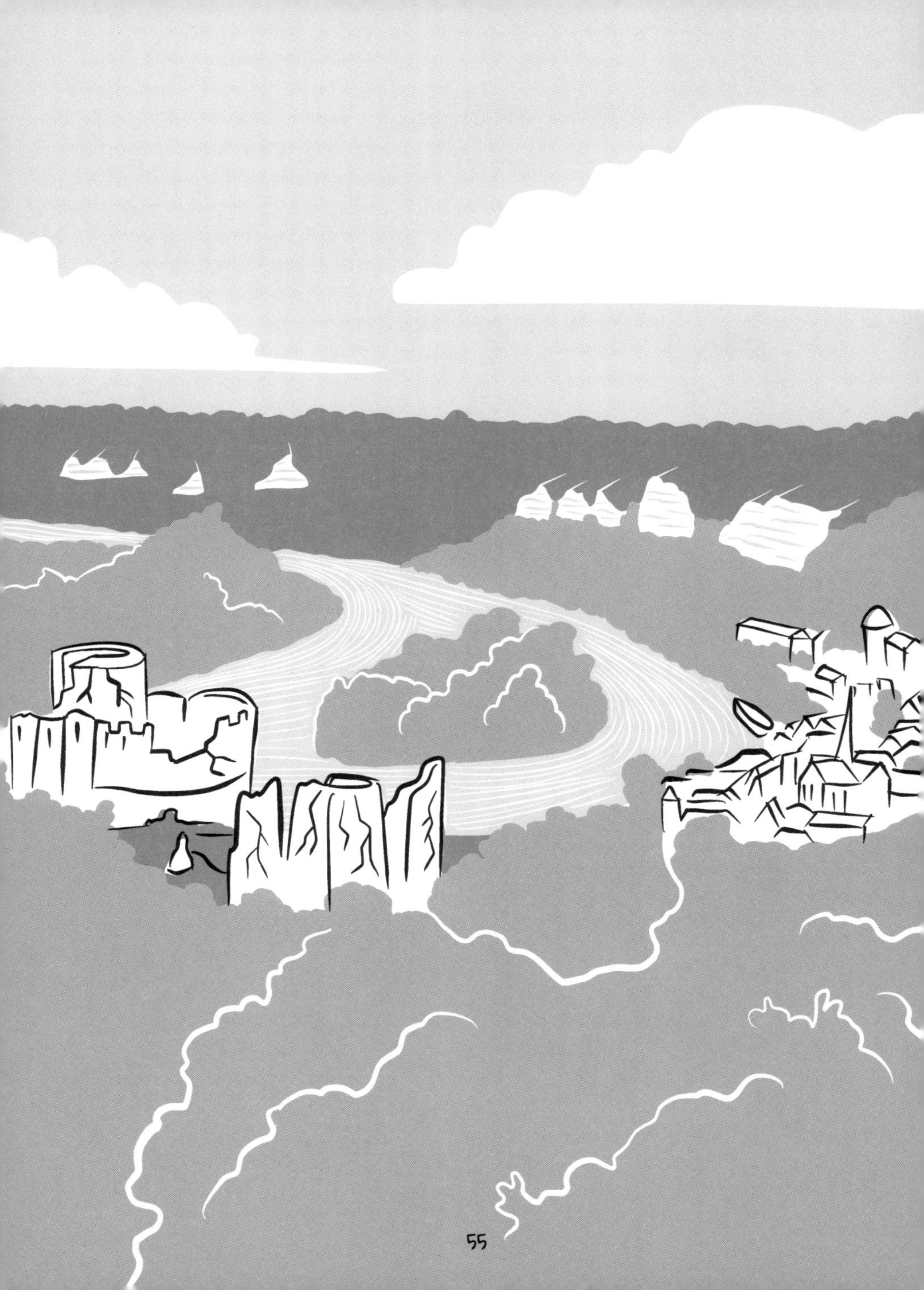

3月11日 LCI テレビ「偉大なる対決」

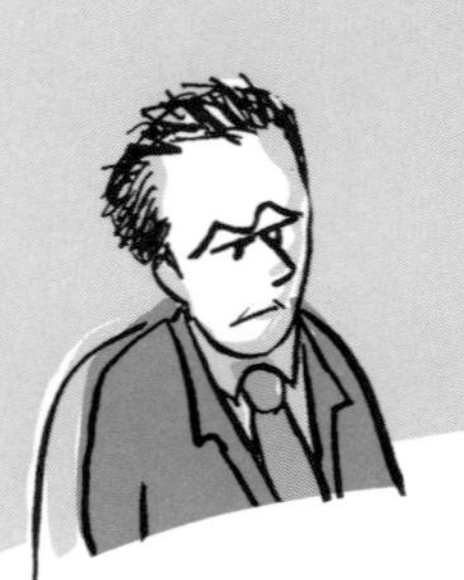
ラコンブ先生、
子どもたちはハイ・リスクでしょうか？
オリヴィエ・ヴェラン
保健相

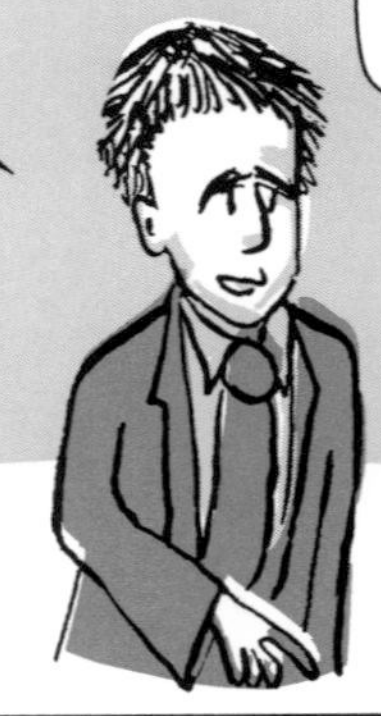
ダヴィッド・ピュジャダス
テレビの司会者

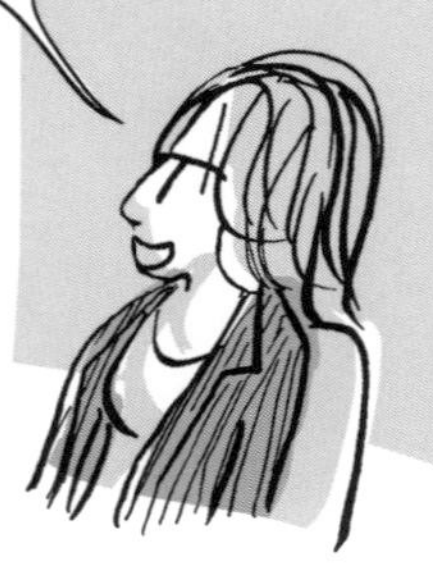
子どもたちには
ほとんど症状が出ません。
子どもは大丈夫です

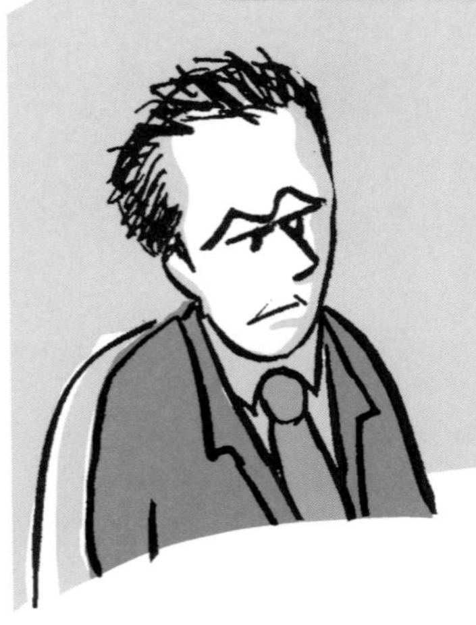

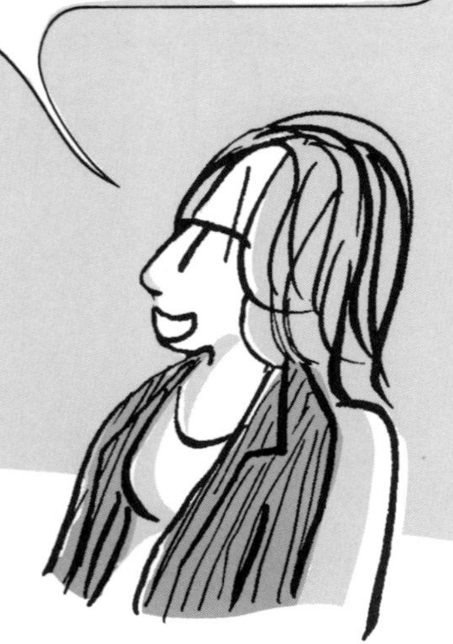
危険なのは高齢者です。
彼らを守るために医療の力を集中させるべきなのです

感染者たちの多くが軽症です。
死者も出ましたし、今後も出ます。
でもフランスの患者の大半は治ります

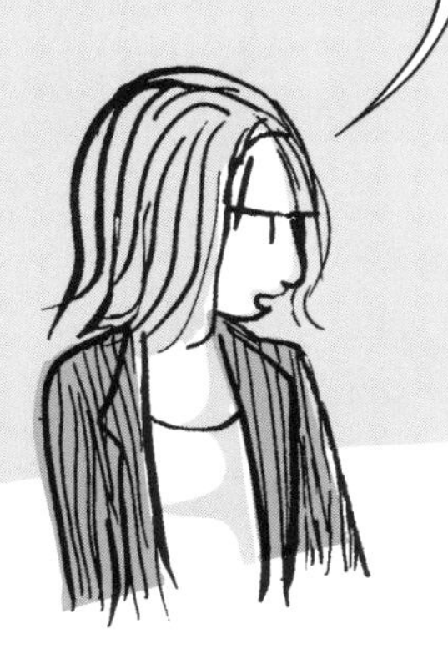

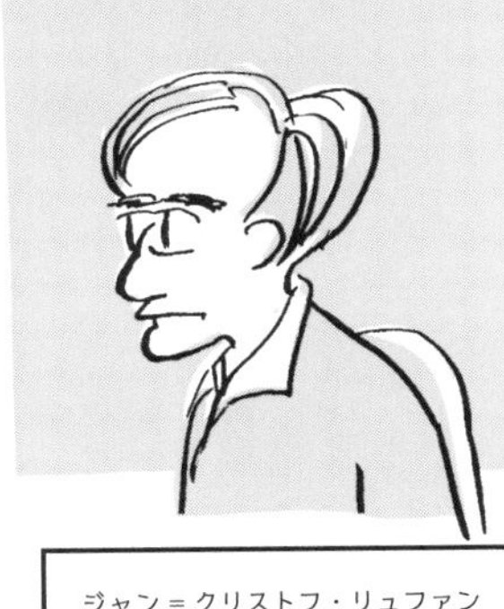

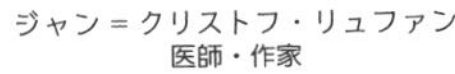
ジャン＝クリストフ・リュファン
医師・作家

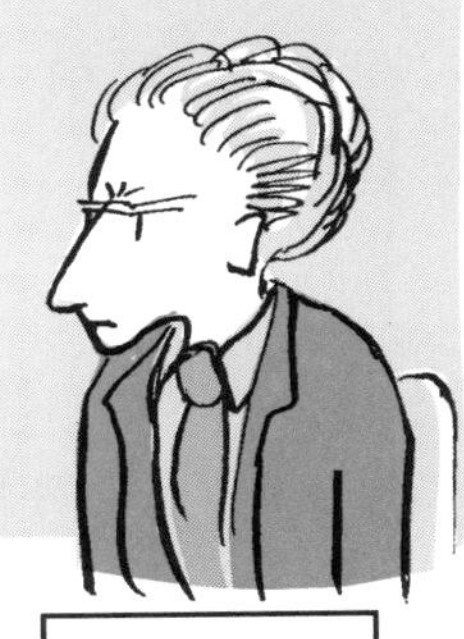
エリック・コーム
医師

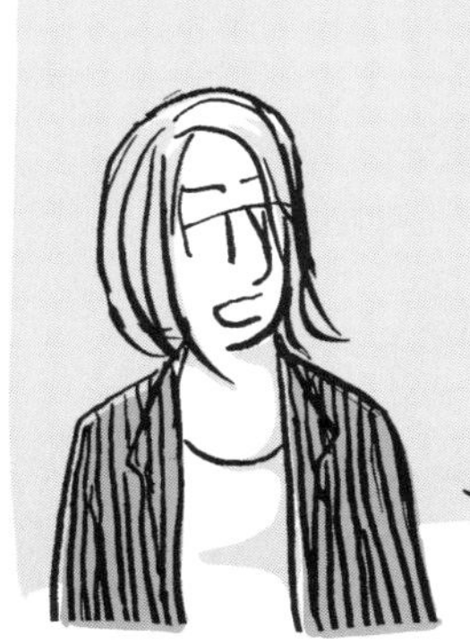
あらゆる感染防止策によって
感染が広がるスピードは
抑えられるはずです

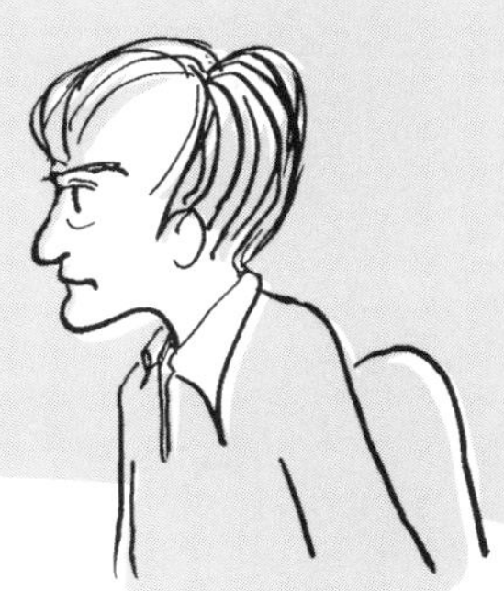

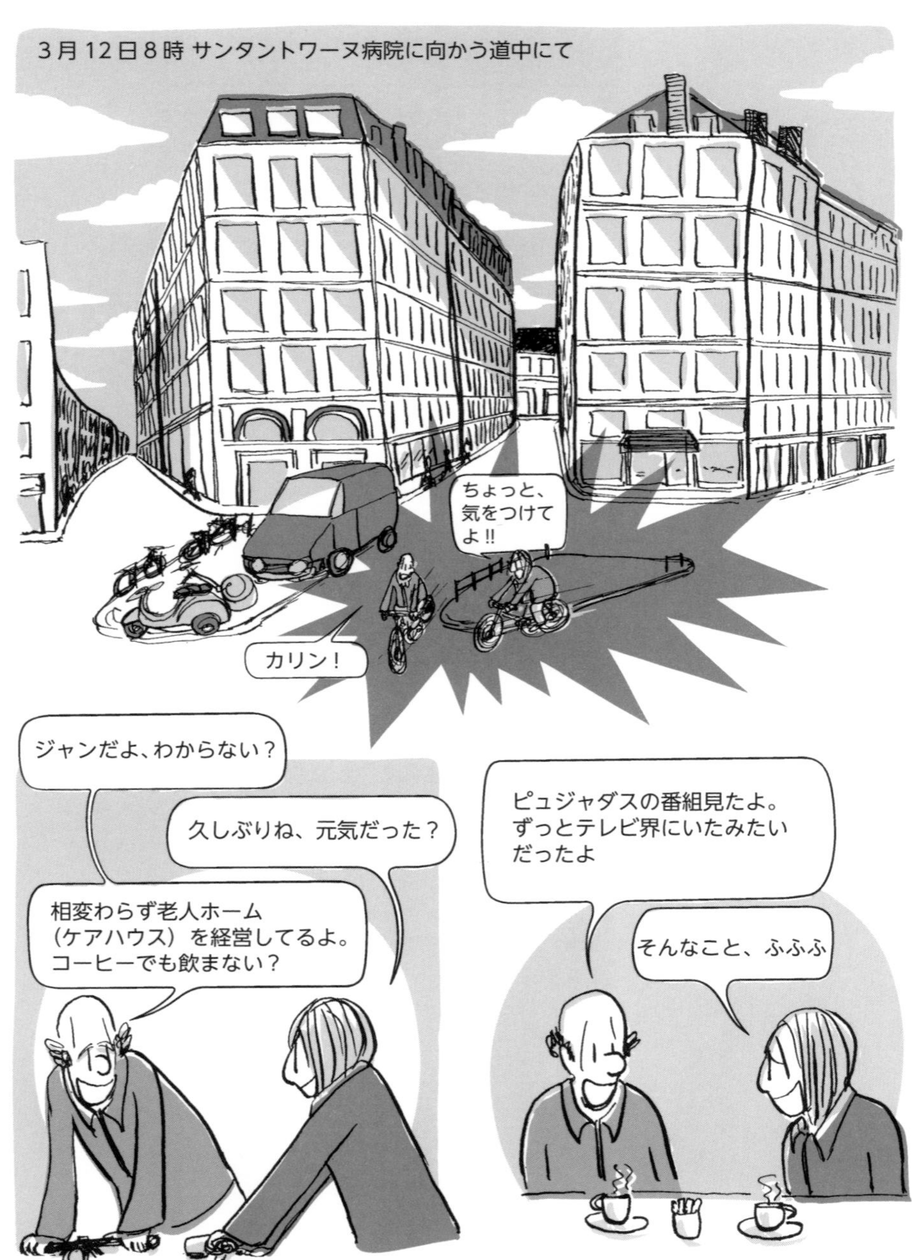
3月12日8時 サンタントワーヌ病院に向かう道中にて
ちょっと、気をつけてよ!!
カリン！
ジャンだよ、わからない？
久しぶりね、元気だった？
相変わらず老人ホーム（ケアハウス）を経営してるよ。コーヒーでも飲まない？
ピュジャダスの番組見たよ。ずっとテレビ界にいたみたいだったよ
そんなこと、ふふふ

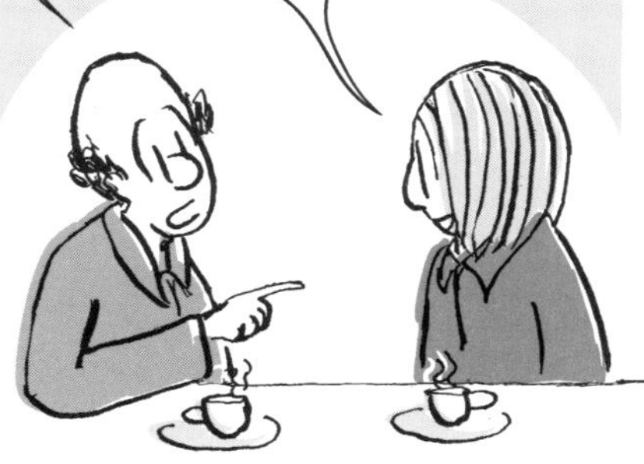
いやいや、ちょうど有識者の友だちに
会ったから、聞いてみたいんだけど、
WHO の事務局長のこと、どう思う？
パンデミック宣言に関しては
とても慎重だったわね

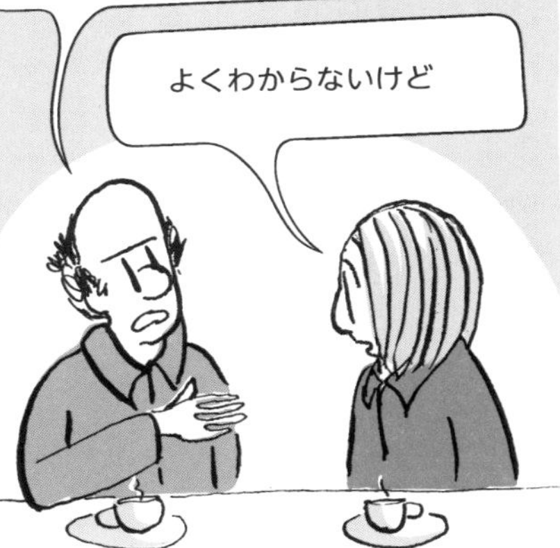
きみも同じくらい慎重なんだな。
ヤツは習近平にゴマすってんだよ。
ギリギリになってやっとパンデミックを
宣言したんだ
よくわからないけど

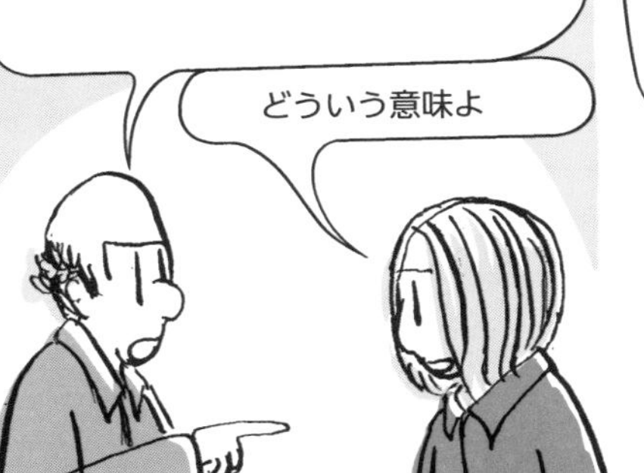
つまり、中国はできるだけ
長い間その汚物を隠してたんだ。
でもこっちまでその臭気が
漂ってきたんで西欧に奇怪な肺炎の
ことを白状せざるを得なかった
どういう意味よ

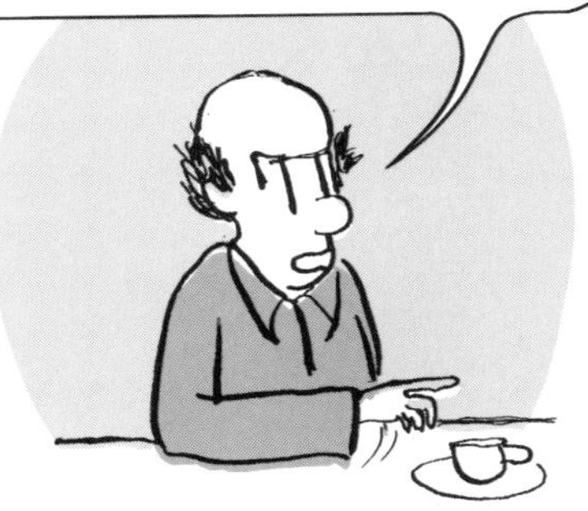
簡単なことだよ。
過去にもそういうことはあった。
中国の研究室で動物実験をする。
本来ならものすごく厳しい管理のもとで
残骸などを処分しなければならない。
でもその職員のひとりがちょっとそれを
活用しようとしたんだな

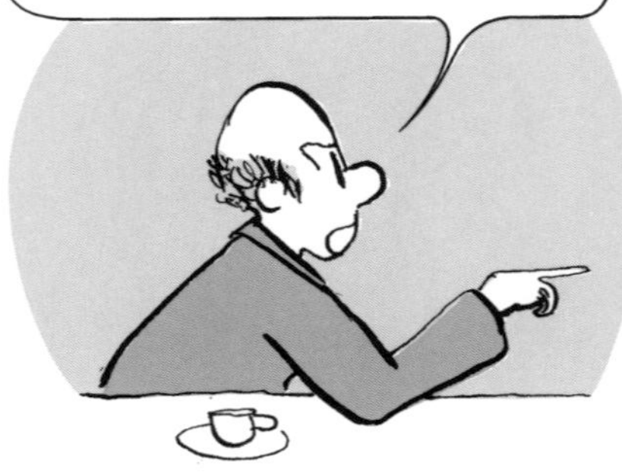
そいつは市場の食料店主と組んで
殺されたばかりの動物の新鮮な肉を
横流しする。ほかの商売敵が手が出ない
くらいの安値で。
みんなが得するってわけさ。
彼も商人も客も

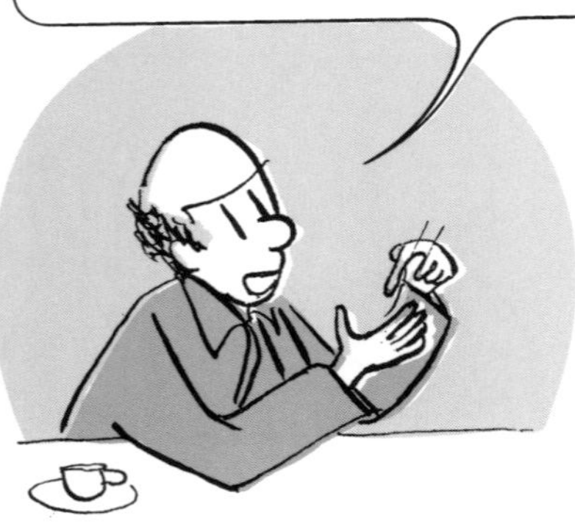
ただ、運悪く、今回はコウモリが
コロナウイルスを媒介してたんだ。
コウモリを処理した店で、感染者が出た

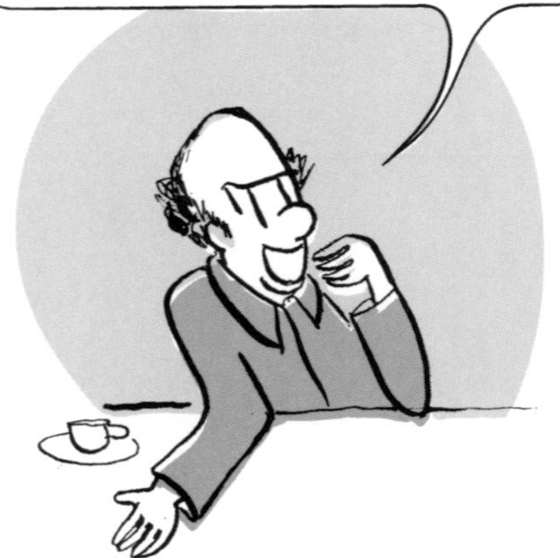
客は動物を食い、中には病気になって
ひどいウイルス性肺炎にかかって死ぬ者も
いる。少しずつ町に病気が伝染する

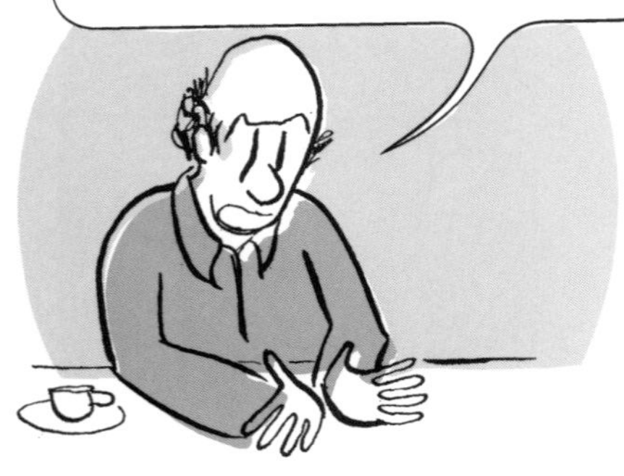
ついに町のトップも「偉大なる指導者」に
緊急事態が発生していることを告白しな
くてはならなくなる。そして現地では医
者たちが何もできないでいる、と。
その医師たちの中にも死ぬ者が出てくる

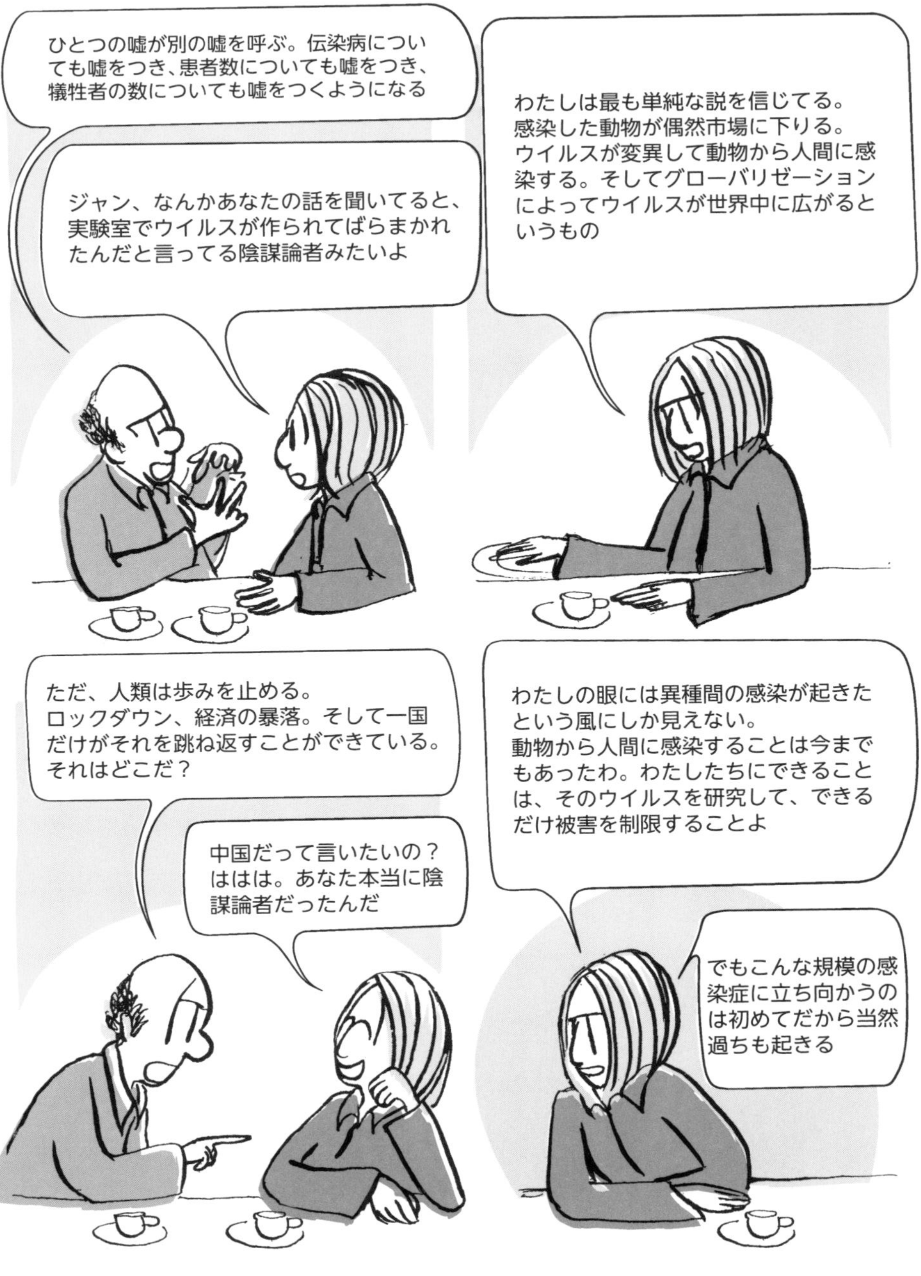

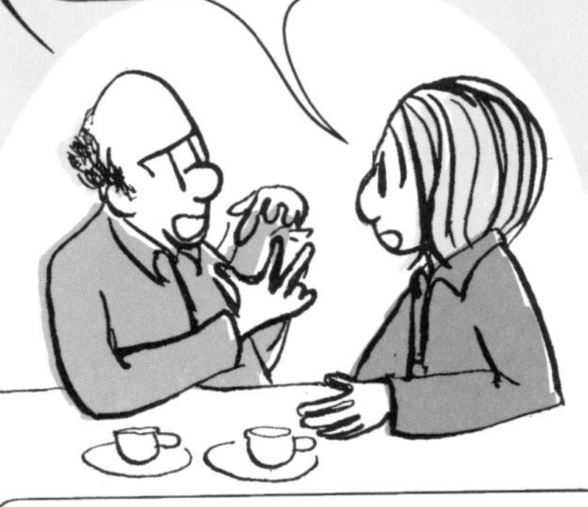
ひとつの嘘が別の嘘を呼ぶ。伝染病についても嘘をつき、患者数についても嘘をつき、犠牲者の数についても嘘をつくようになる
ジャン、なんかあなたの話を聞いてると、実験室でウイルスが作られてばらまかれたんだと言ってる陰謀論者みたいよ
わたしは最も単純な説を信じてる。感染した動物が偶然市場に下りる。ウイルスが変異して動物から人間に感染する。そしてグローバリゼーションによってウイルスが世界中に広がるというもの

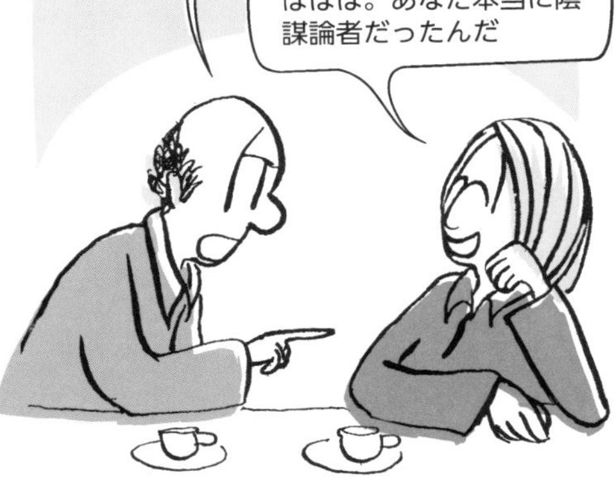
ただ、人類は歩みを止める。ロックダウン、経済の暴落。そして一国だけがそれを跳ね返すことができている。それはどこだ？
中国だって言いたいの？はははあなた本当に陰謀論者だったんだ

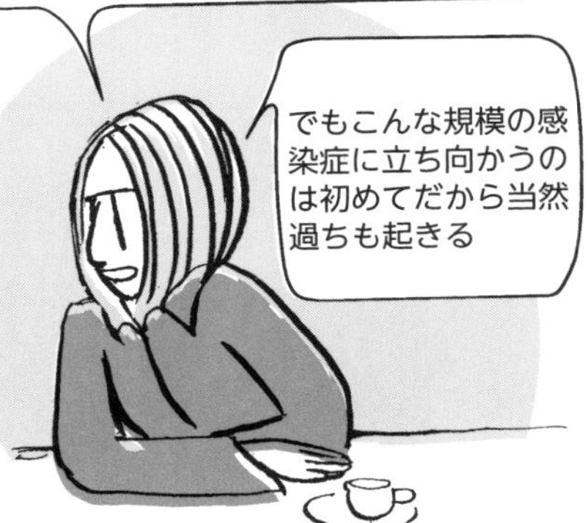
わたしの眼には異種間の感染が起きたという風にしか見えない。動物から人間に感染することは今までもあったわ。わたしたちにできることは、そのウイルスを研究して、できるだけ被害を制限することよ
でもこんな規模の感染症に立ち向かうのは初めてだから当然過ちも起きる

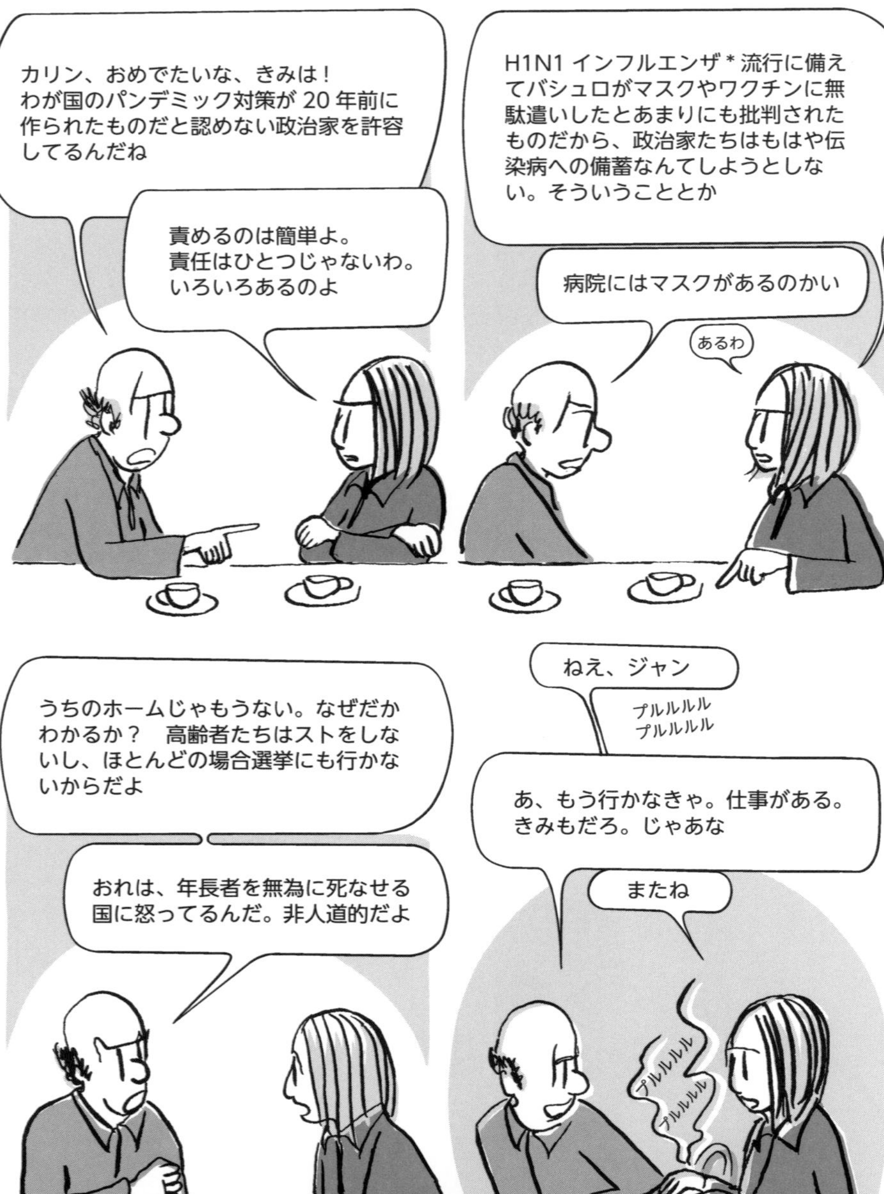
カリン、おめでたいな、きみは！　わが国のパンデミック対策が20年前に作られたものだと認めない政治家を許容してるんだね
責めるのは簡単よ。責任はひとつじゃないわ。いろいろあるのよ
H1N1インフルエンザ*流行に備えてバシュロがマスクやワクチンに無駄遣いしたとあまりにも批判されたものだから、政治家たちはもはや伝染病への備蓄なんてしようとしない。そういうこととか
病院にはマスクがあるのかい
あるわ
うちのホームじゃもうない。なぜだかわかるか？　高齢者たちはストをしないし、ほとんどの場合選挙にも行かないからだよ
おれは、年長者を無為に死なせる国に怒ってるんだ。非人道的だよ
バン
ねえ、ジャン
プルルルル
プルルルル
あ、もう行かなきゃ。仕事がある。きみもだろ。じゃあな
またね
プルルルル
プルルルル

* ブタ由来のインフルエンザウイルス。2009年から2013年にかけて、人への感染が世界的に流行した。

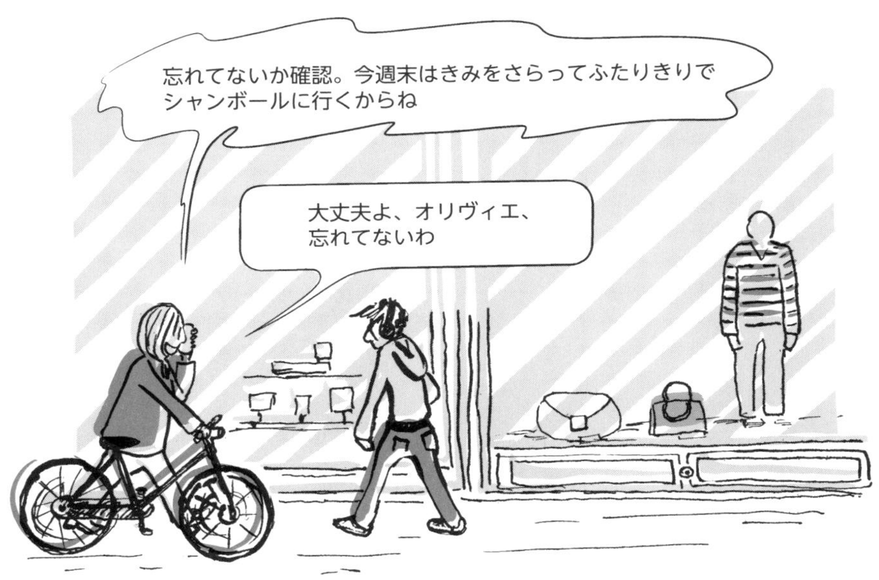
忘れてないか確認。今週末はきみをさらってふたりきりで
シャンボールに行くからね
大丈夫よ、オリヴィエ、
忘れてないわ

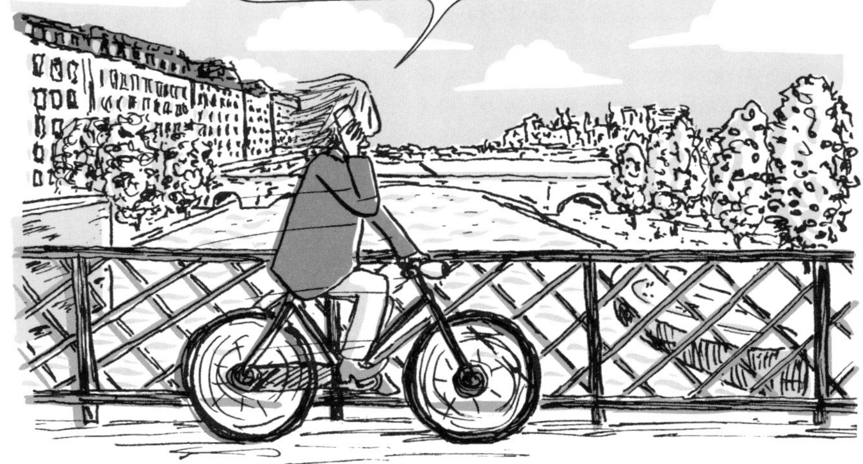
ただ、政府がロックダウンを宣言するんじゃないかと
恐れてるの。病院では混乱が始まってきてる

3月14日 シャンボール城

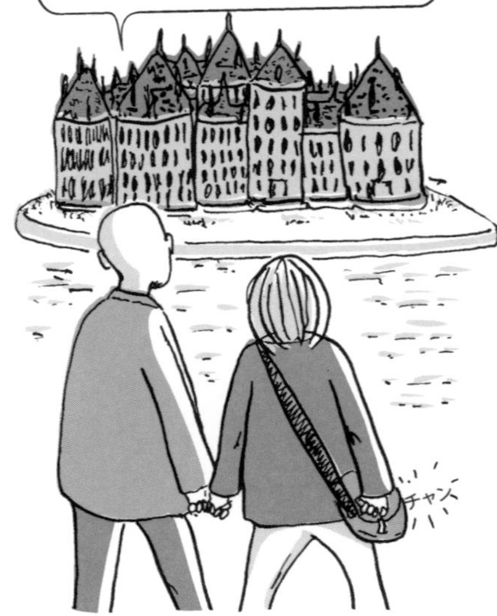
まるでディズニーランド。
やっぱりおとぎ話みたいね
チャン

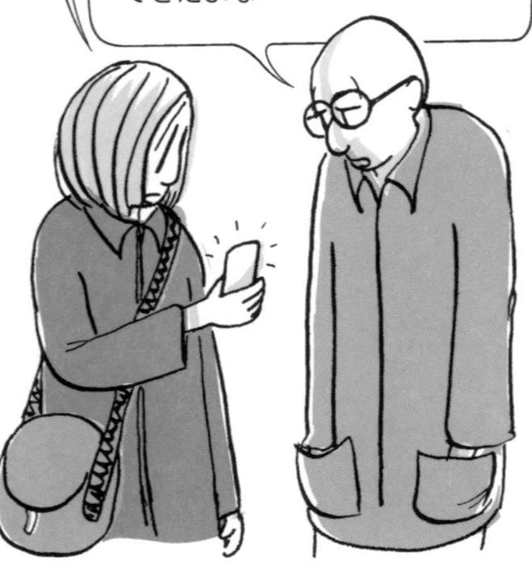
あ、バー、レストランと学校が閉鎖だって
イタリアのようになるって予測
できたよな

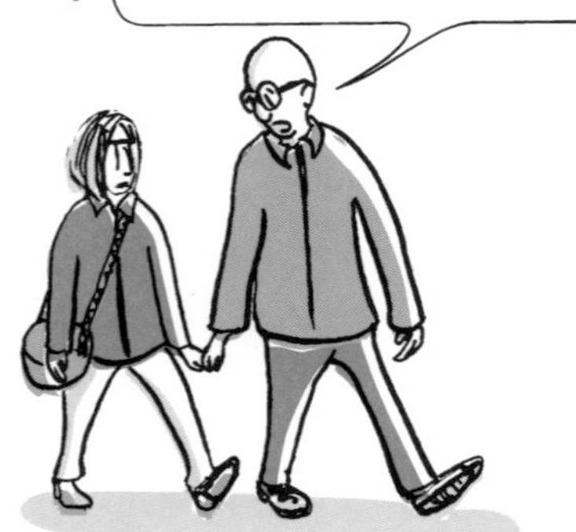
ミラをどうしよう？　学校の校長
に電話して、医療従事者の子ども
たちを受け入れてもらえるように
頼まなきゃ
病院は今後どうなるの？

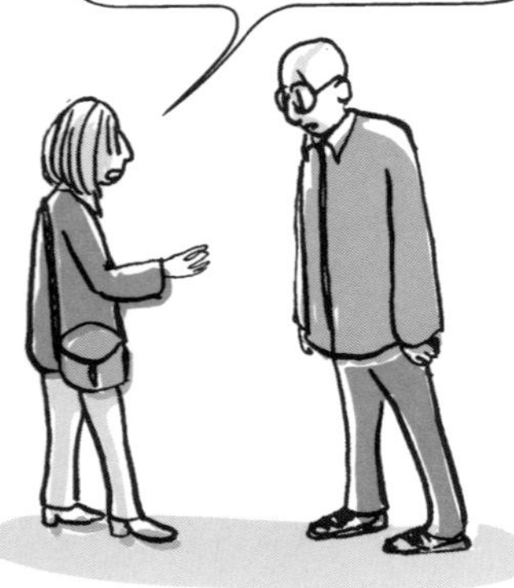
まだわからない。やることがありすぎて
そして日曜日は選挙よ、
忘れないで

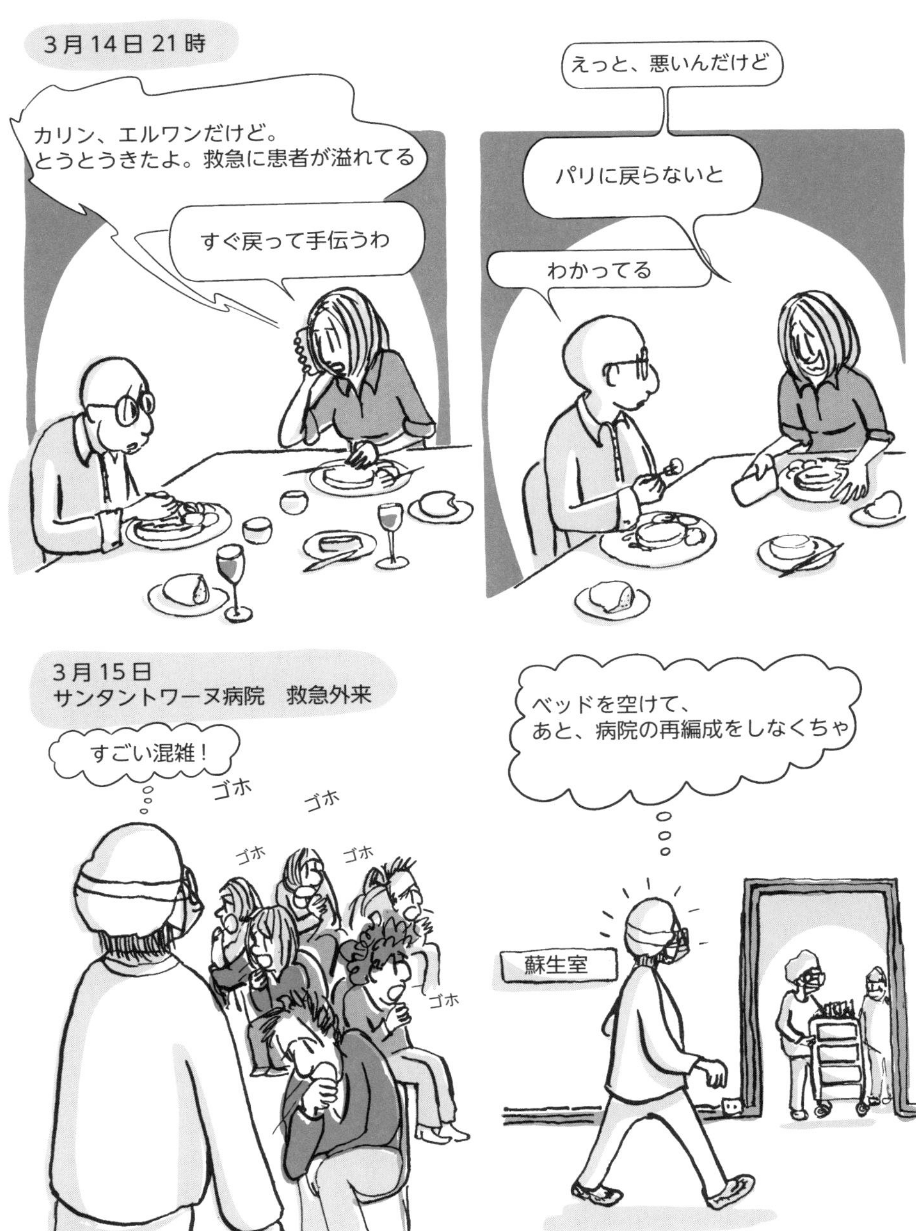
3月14日 21時
カリン、エルワンだけど。
とうとうきたよ。救急に患者が溢れてる
すぐ戻って手伝うわ
えっと、悪いんだけど
パリに戻らないと
わかってる
3月15日
サンタントワーヌ病院　救急外来
すごい混雑！
ゴホ
ゴホ
ゴホ
ゴホ
ゴホ
ベッドを空けて、
あと、病院の再編成をしなくちゃ
蘇生室

救急外来待合室

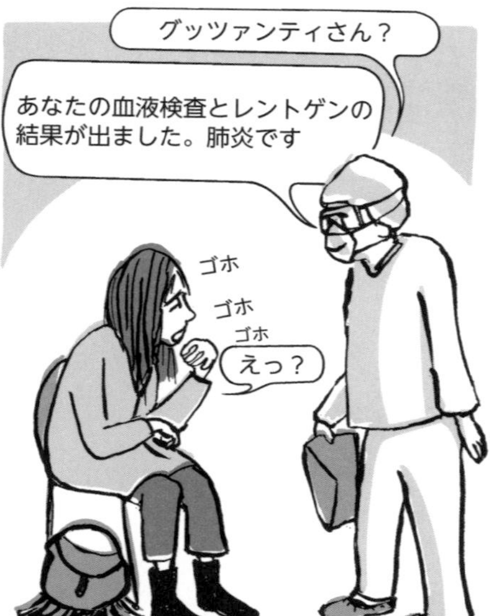
グッツァンティさん？
あなたの血液検査とレントゲンの結果が出ました。肺炎です
ゴホ
ゴホ
ゴホ
えっ？

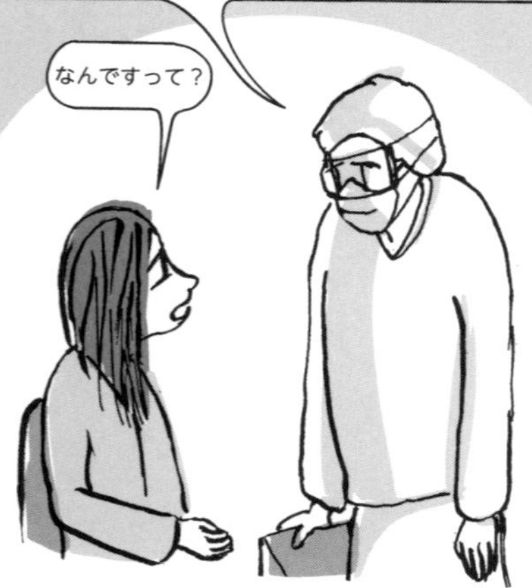
コロナに似ています。鼻からの検査の結果はまだ出てませんが、入院をお勧めします
なんですって？

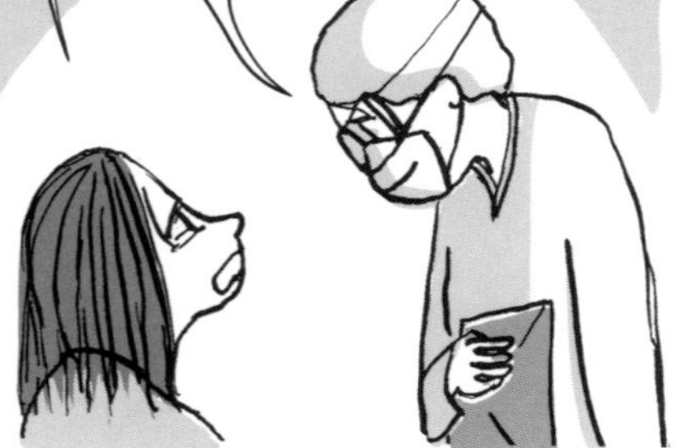
息が苦しいんじゃありませんか？
この咳以外はまったく問題ありません
血液内の酸素の濃度がとても低いんです。酸素吸入しないと

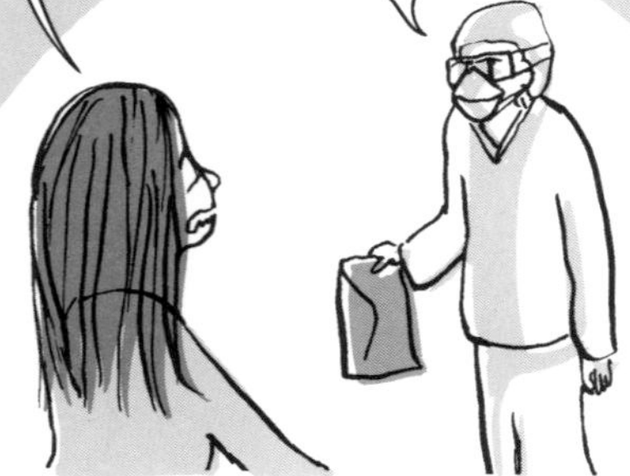
わかります。でも準備してきてないし
検査の結果が出るまで、ここにとどまることを強くお勧めします
ちょっと外します。入院の手続きをしますね

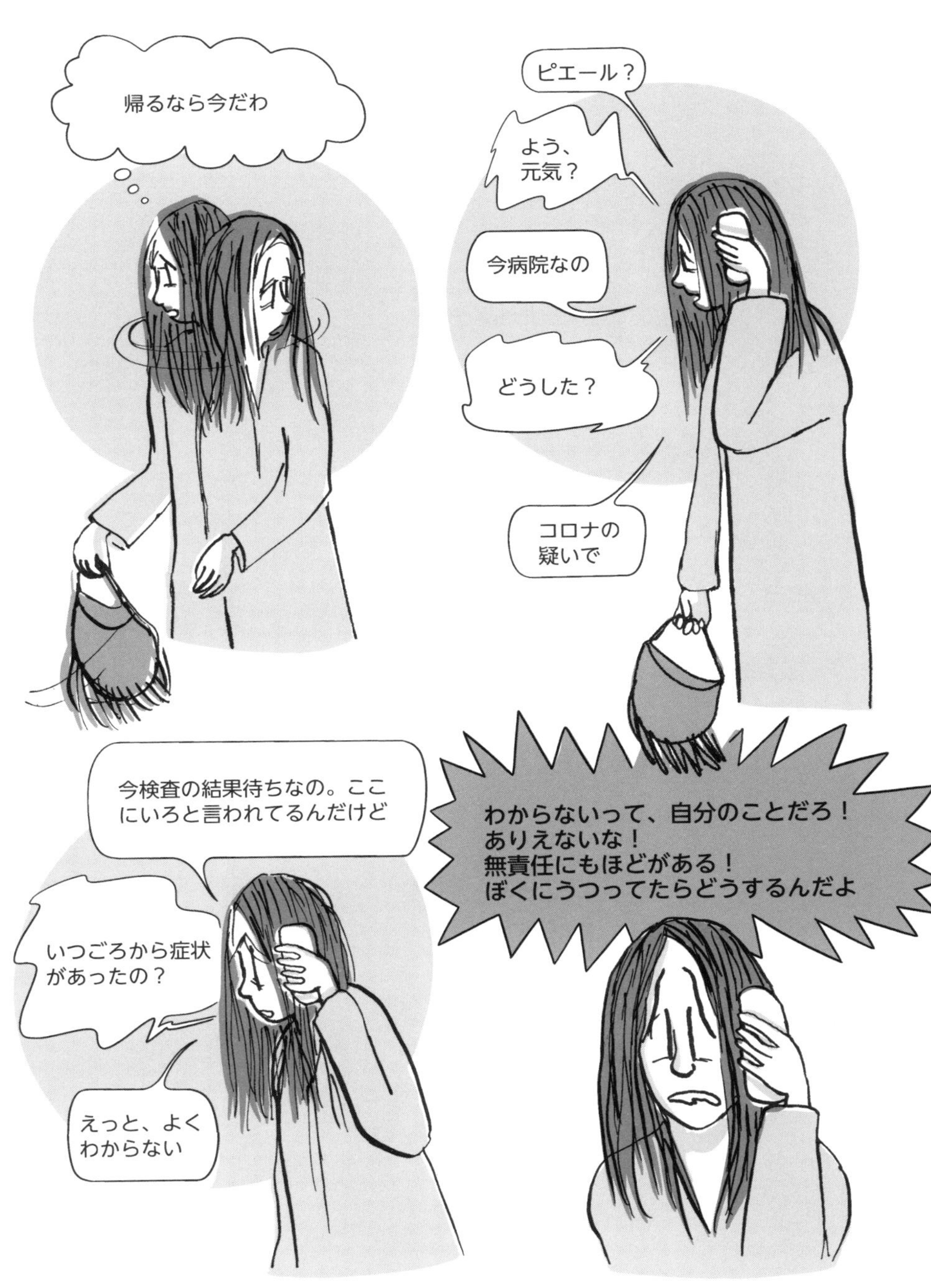
帰るなら今だわ
ピエール？
よう、元気？
今病院なの
どうした？
コロナの疑いで
今検査の結果待ちなの。ここにいろと言われてるんだけど
いつごろから症状があったの？
えっと、よくわからない
わからないって、自分のことだろ！
ありえないな！
無責任にもほどがある！
ぼくにうつってたらどうするんだよ

同じころ蘇生室で

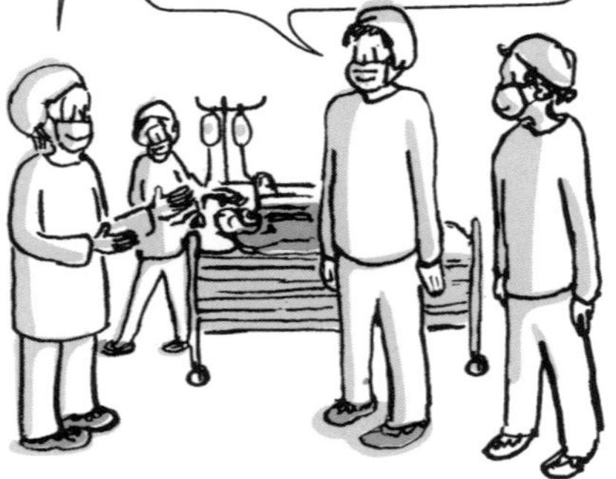
救急はいっぱいね。すぐに使える病床の数を増やさないと
術後回復室を救命用の病室に変えてもいいね

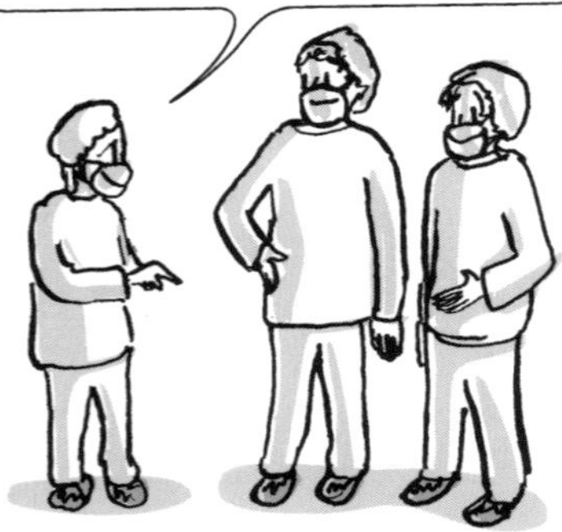
それから蘇生室も別の場所に移さないと。ただ、どこに移すかを決めなきゃね
ドミノ式で行きましょう。その都度部署をコロナ対応に変えていくの

高齢診療科では

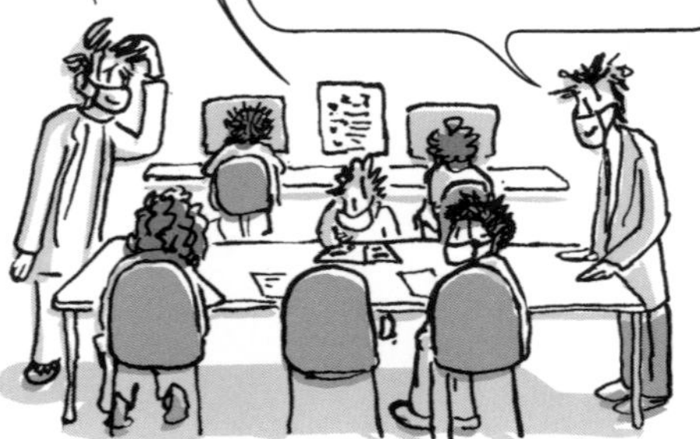
2日前からひどい頭痛がするんだ
わたしは咳が
看護師ふたりも体調が悪い。スタッフ全員検査しないと

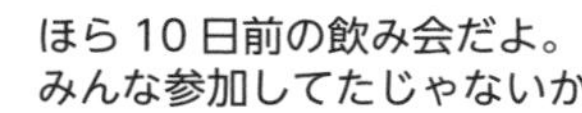

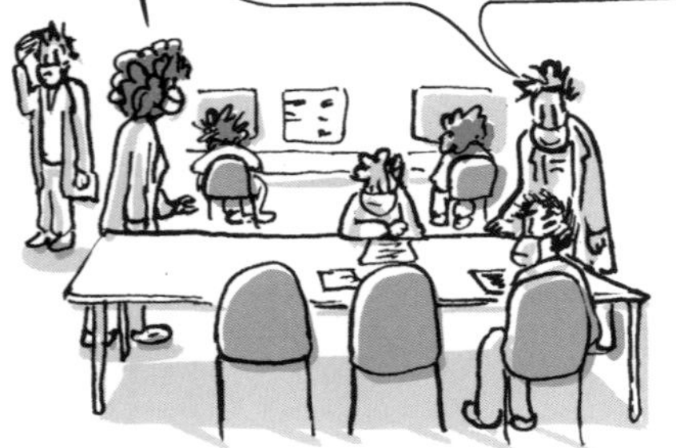
なんでみんな同時に病気になるのかしら？

19時ごろ

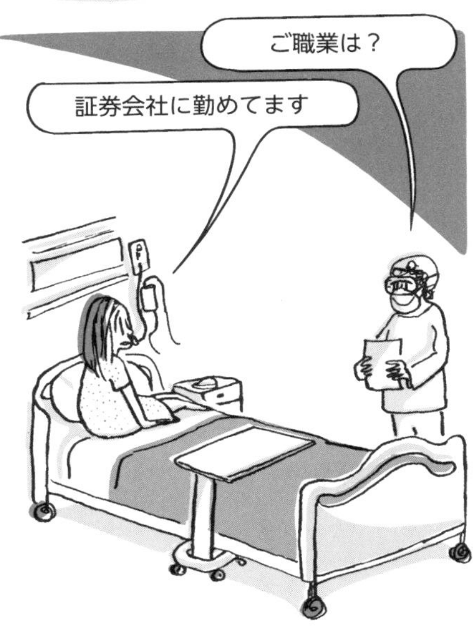

ご職業は？
証券会社に勤めてます

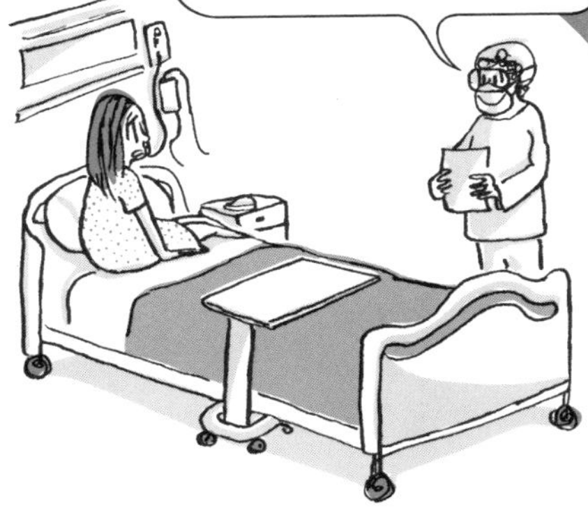

連絡先には３人の友人の名前を
書かれてますね
ご家族にも連絡しますか？
いえ
もうじき夕食が来ますからね。
失礼します

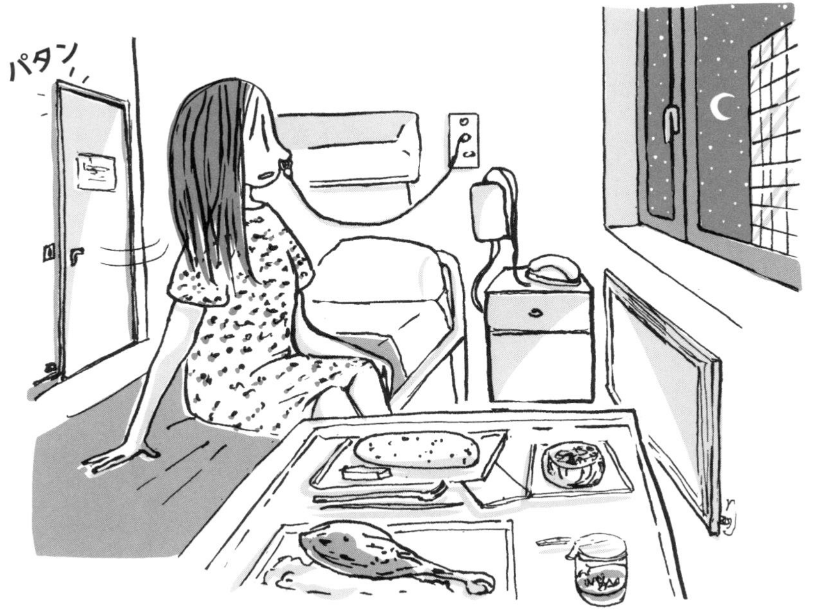

パタン

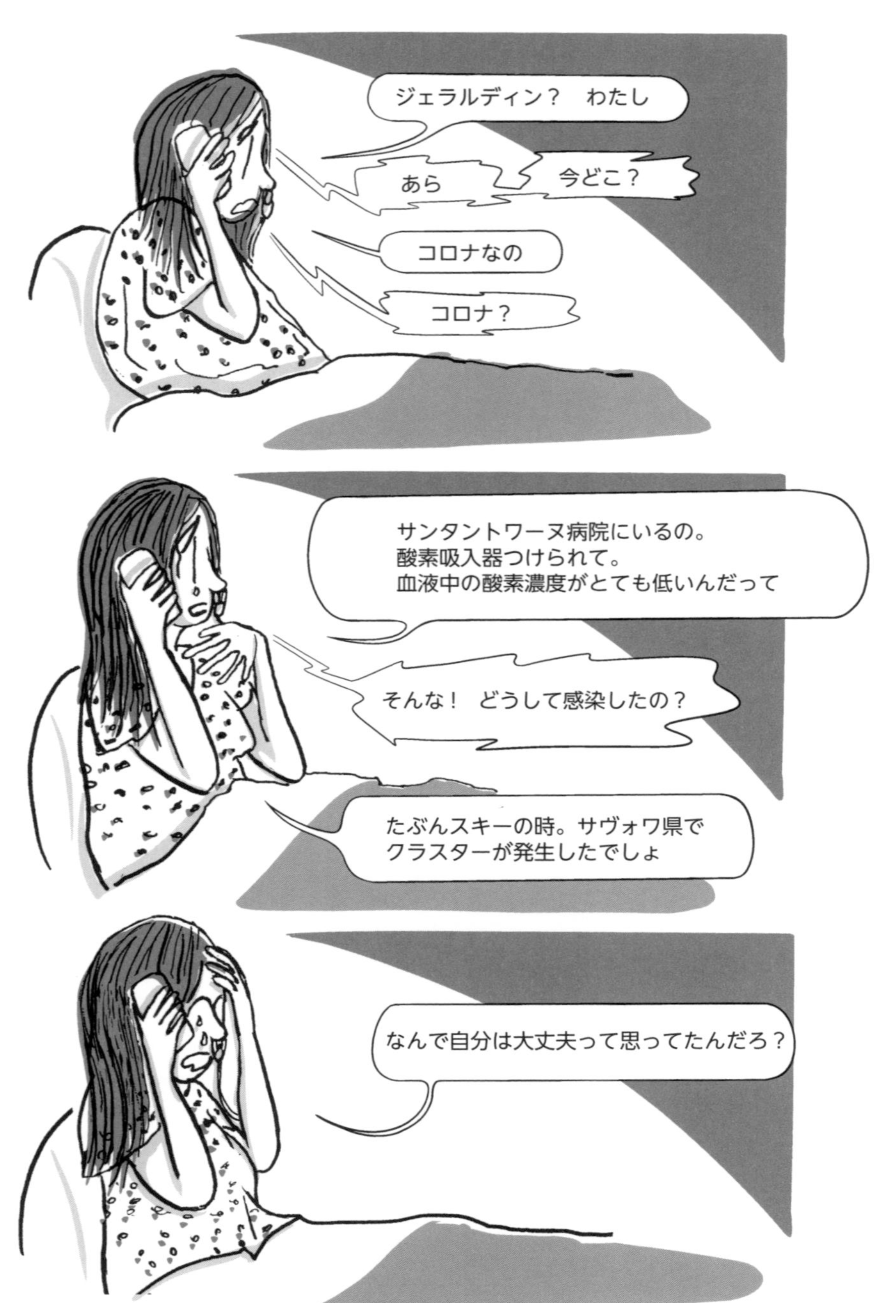
ジェラルディン？　わたし
あら　今どこ？
コロナなの
コロナ？
サンタントワーヌ病院にいるの。
酸素吸入器つけられて。
血液中の酸素濃度がとても低いんだって
そんな！　どうして感染したの？
たぶんスキーの時。サヴォワ県で
クラスターが発生したでしょ
なんで自分は大丈夫って思ってたんだろ？

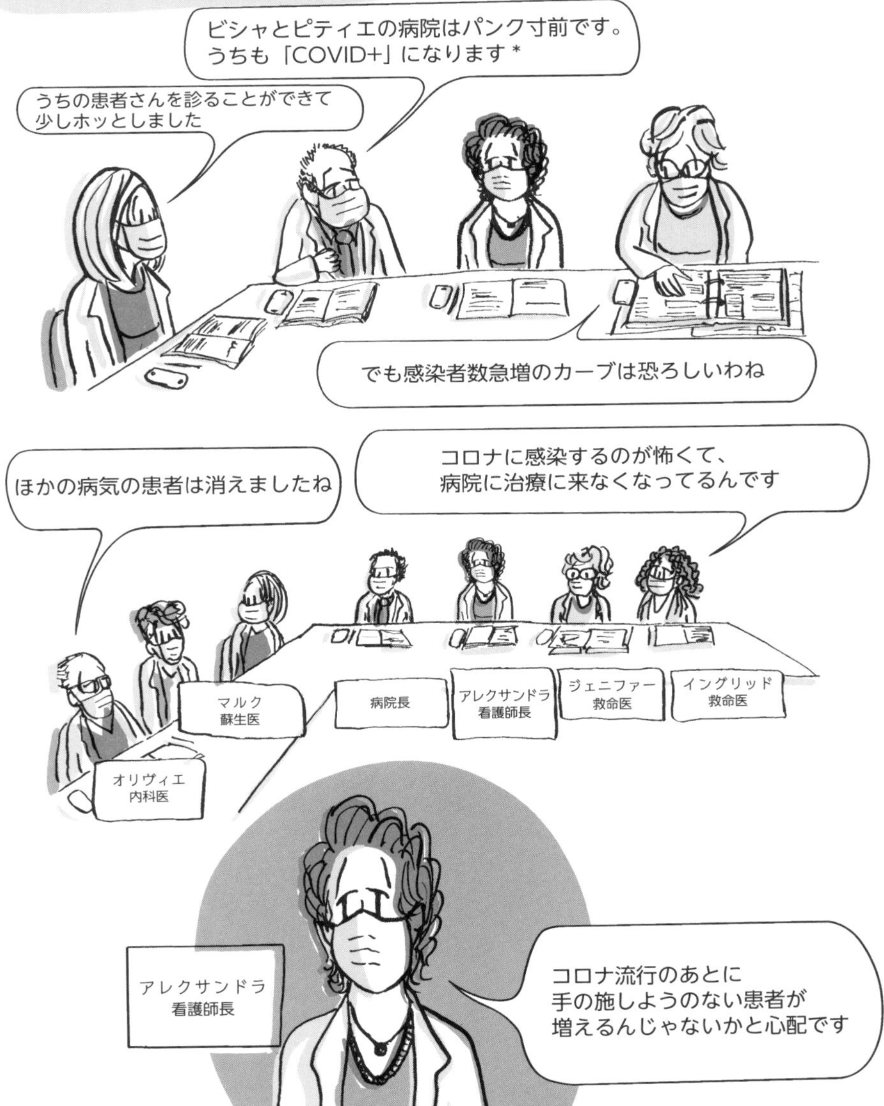
3月20日9時30分 危機管理委員会
ビシャとピティエの病院はパンク寸前です。
うちも「COVID+」になります *
うちの患者さんを診ることができて
少しホッとしました
でも感染者数急増のカーブは恐ろしいわね
ほかの病気の患者は消えましたね
コロナに感染するのが怖くて、
病院に治療に来なくなってるんです
マルク
蘇生医
病院長
アレクサンドラ
看護師長
ジェニファー
救命医
イングリッド
救命医
オリヴィエ
内科医
アレクサンドラ
看護師長
コロナ流行のあとに
手の施しようのない患者が
増えるんじゃないかと心配です

* 指定病院の病床が不足すると、ほかの病院もコロナ患者を受け入れることになる。

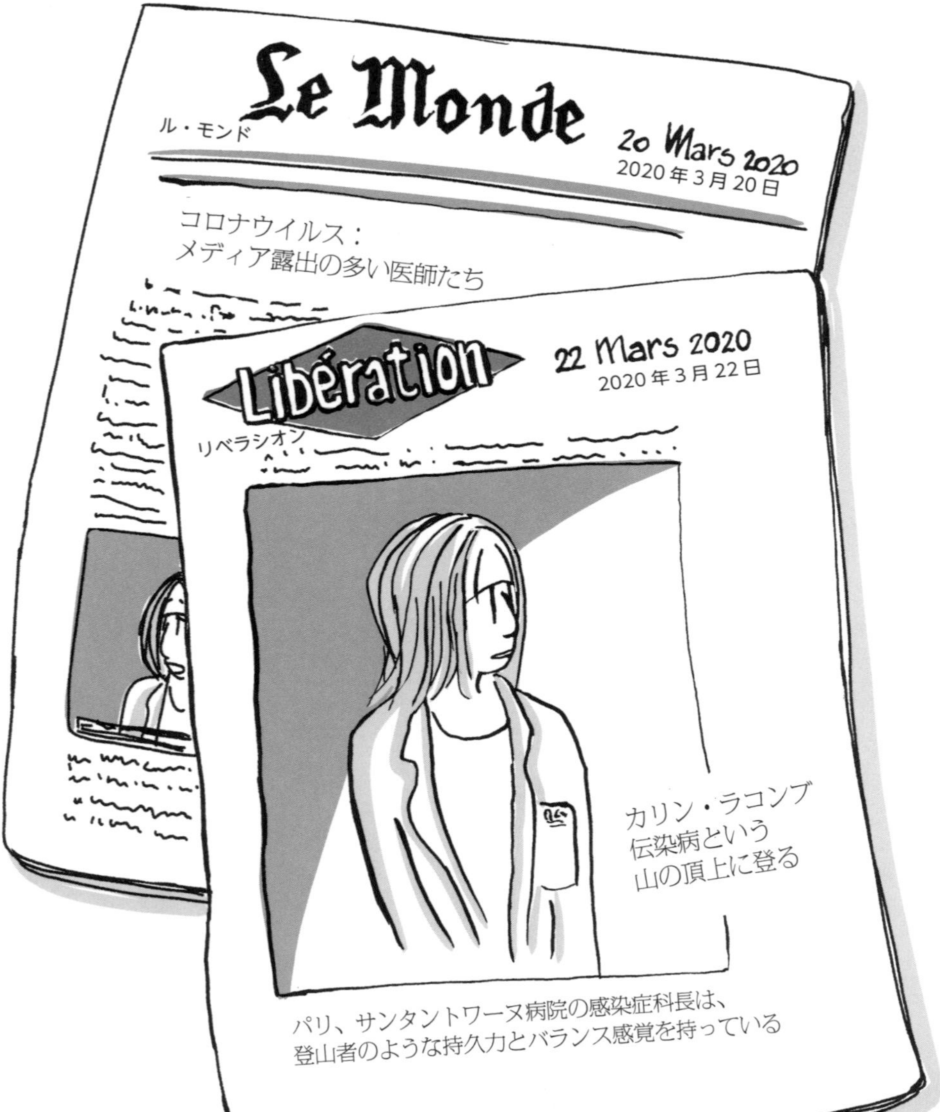

Le Monde
ル・モンド
20 Mars 2020
2020年3月20日

コロナウイルス：
メディア露出の多い医師たち

Libération
リベラシオン
22 Mars 2020
2020年3月22日

カリン・ラコンブ
伝染病という
山の頂上に登る

パリ、サンタントワーヌ病院の感染症科長は、
登山者のような持久力とバランス感覚を持っている

3月22日 サンタントワーヌ病院カリン・ラコンブのオフィス

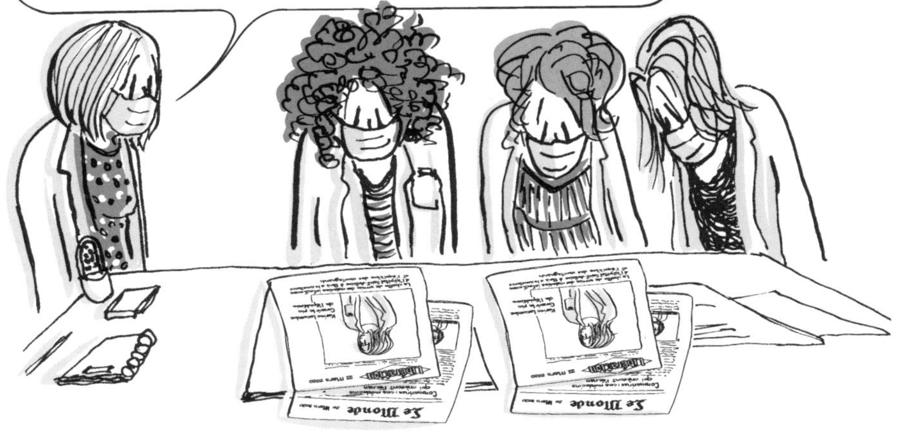
すごいわ、カリン
こんなにたくさんの記事が出てヘンな気持ちだけど、女性が発言を求められたら、かならず応じて、その権利を手離さないことね

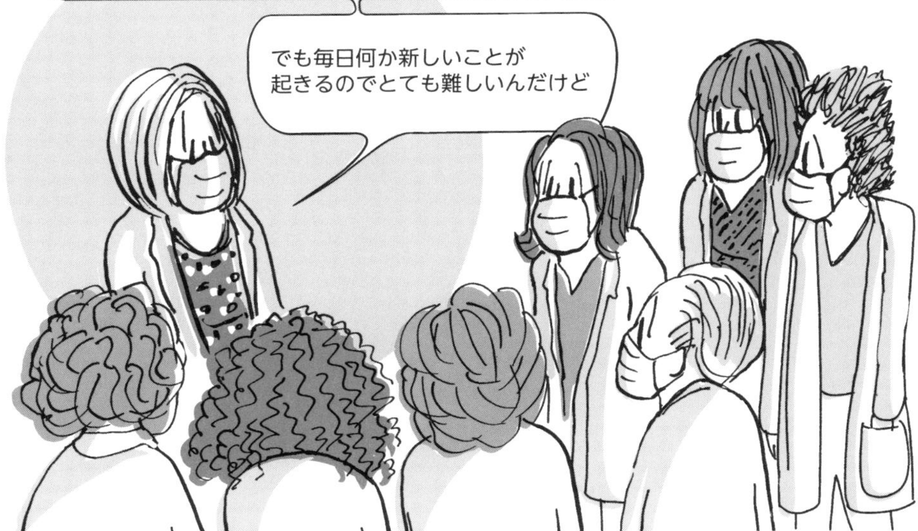
さて、ちょっと状況把握をしようと思って招集をかけました
でも毎日何か新しいことが起きるのでとても難しいんだけど

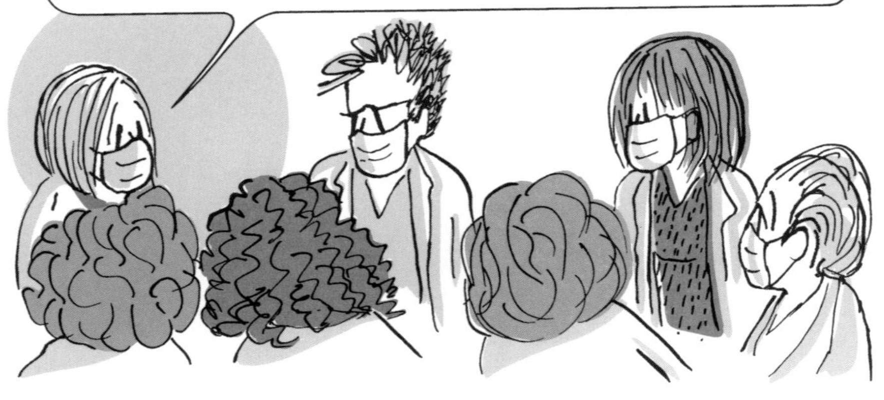
みなさんに注意してもらいたいことがあります。キーワードは「見守り」です。
患者さんたちは回復したと思われても、またすぐに突然悪化します。
2時間のうちに、酸素吸入を2リットルから10リットルに増やすこともあります
ウイルスは初め呼吸器を攻撃しますが、
その後に血管、消化器、皮膚、目、腎臓に影響が及びます

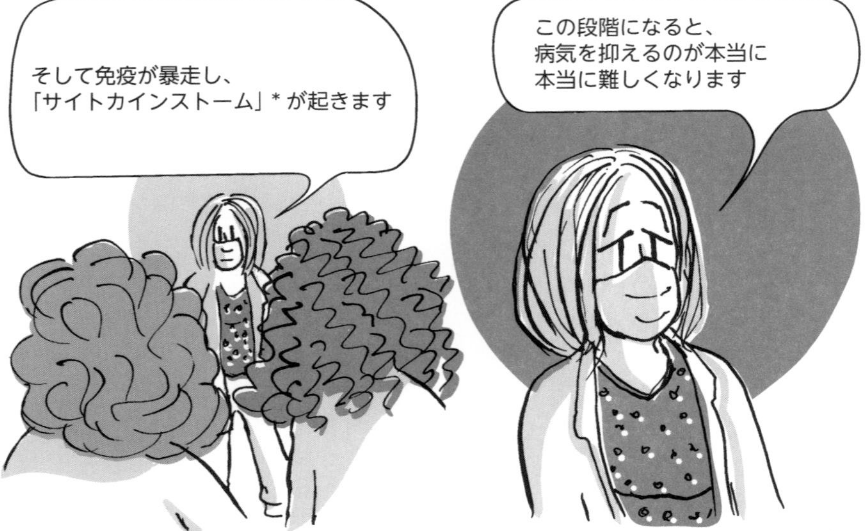
そして免疫が暴走し、
「サイトカインストーム」* が起きます
この段階になると、
病気を抑えるのが本当に
本当に難しくなります

* 本来身体を守るために働くサイトカインという細胞から分泌されるたんぱく質が過剰に分泌されることで免疫細胞が暴走し、自分自身も攻撃してしまう現象。

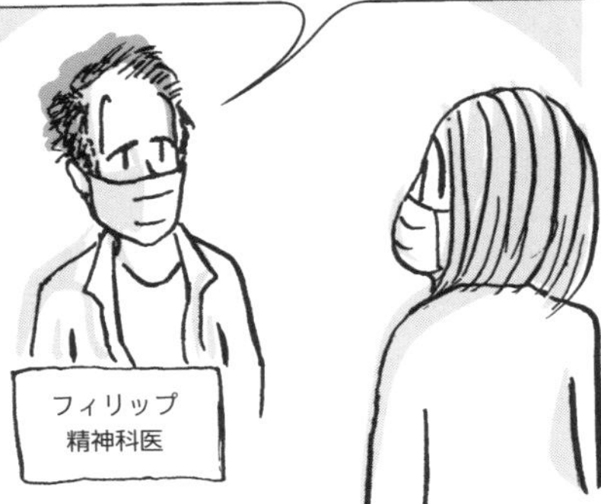
ありがとう、カリン。
とても興味深い話だった
ぼくのほうからは神経精神医学の観点から
ひとこと付け加えたい気もするが…
フィリップ
精神科医

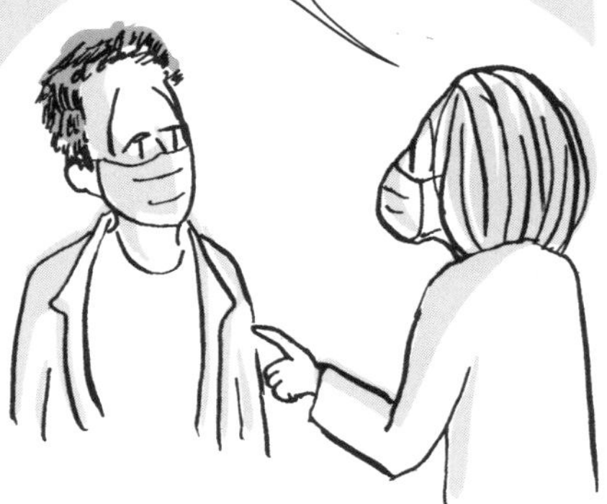
自分の仮説を確認しておきたくて
気になるわ、フィリップ。
なにか入院患者について
気づいたことがあるのね

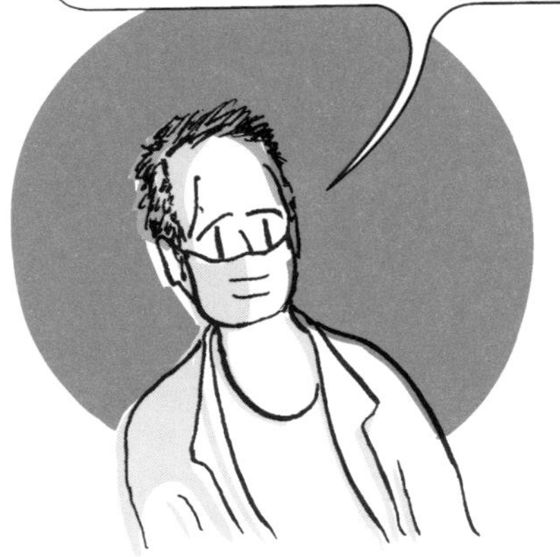
まだかなり漠然としたものなんだけど、
患者にはある種の無関心が見られる。
たとえばＲ先生のケース。実は先生の娘が
ぼくの友人で、心臓病専門医なんだ。
で、Ｒ先生も医者なんだ
友人は父親のＲ先生に病院に行くように
何度も何度も言いつづけてた。
だけどＲ先生のほうは自分で治すから
大丈夫だと言い張ってたんだね
パパ、
入院したほうがいいわ
心配するな。
クロロキン＊飲んで家にいるよ
ゴホ
ゴホ

＊マルセイユの医師が、コロナウイルスの治療に効果があるとの見解を示し、話題となった抗マラリア薬。

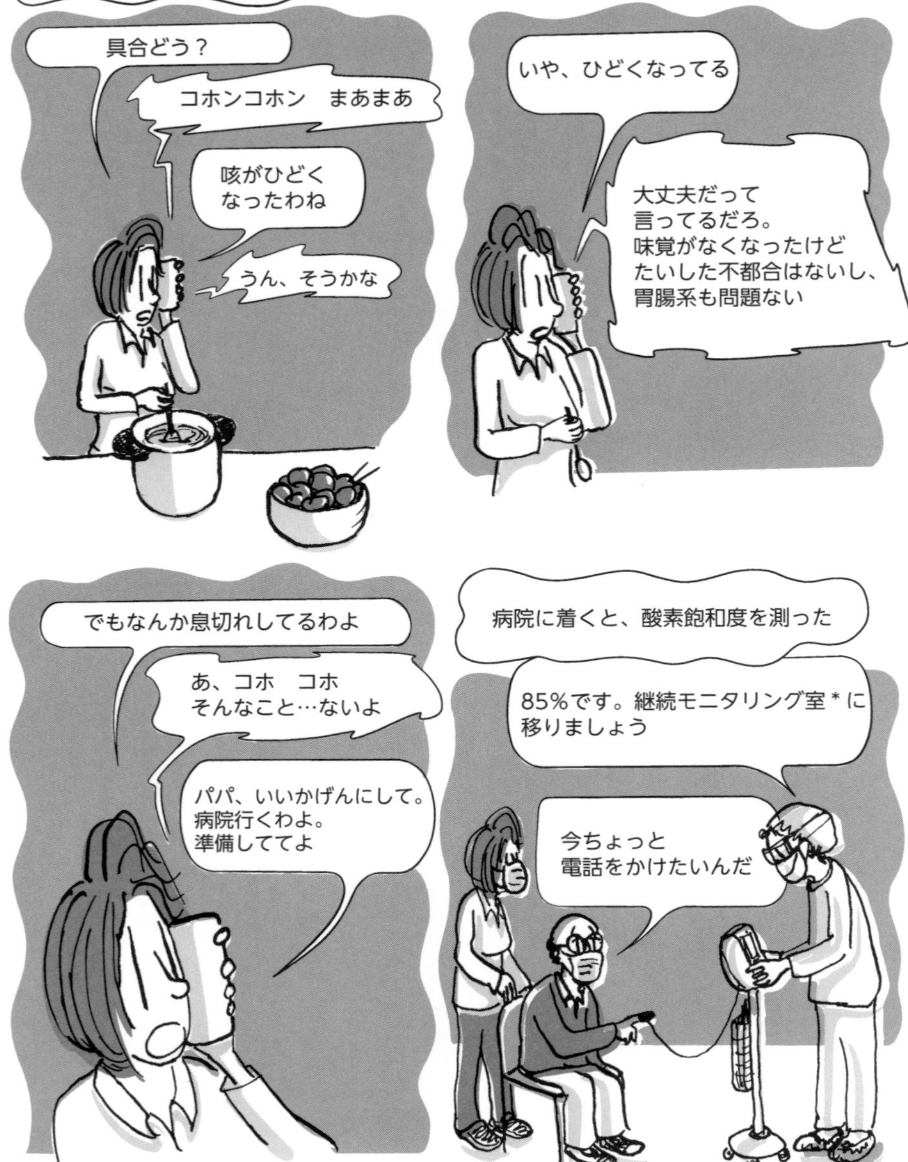
その日の夕方、父親に電話すると
具合どう？
コホンコホン　まあまあ
咳がひどく
なったわね
うん、そうかな
いや、ひどくなってる
大丈夫だって
言ってるだろ。
味覚がなくなったけど
たいした不都合はないし、
胃腸系も問題ない
でもなんか息切れしてるわよ
あ、コホ　コホ
そんなこと…ないよ
パパ、いいかげんにして。
病院行くわよ。
準備しててよ
病院に着くと、酸素飽和度を測った
85%です。継続モニタリング室＊に
移りましょう
今ちょっと
電話をかけたいんだ

＊モニタリングを通して治療を行う部屋。フランスではここから重症化するとICUへ、さらに重症化すると蘇生室に入ることになる。

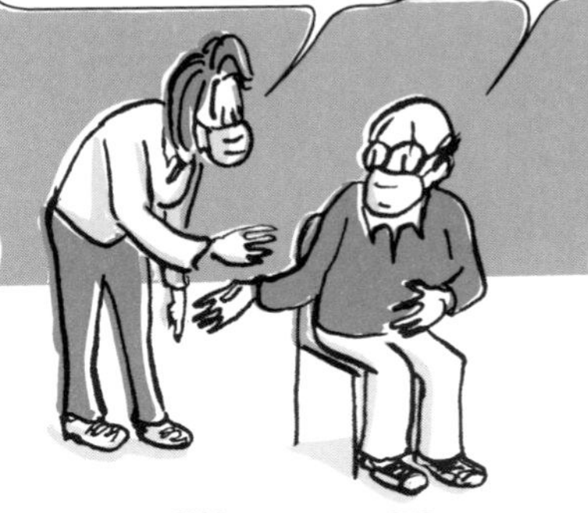
電話ってどこに？
ガレージが散らかっててね、
片付けないと
もう何年もあの状態よ。
なんで今片付けるのよ？
そうだね、 コホン

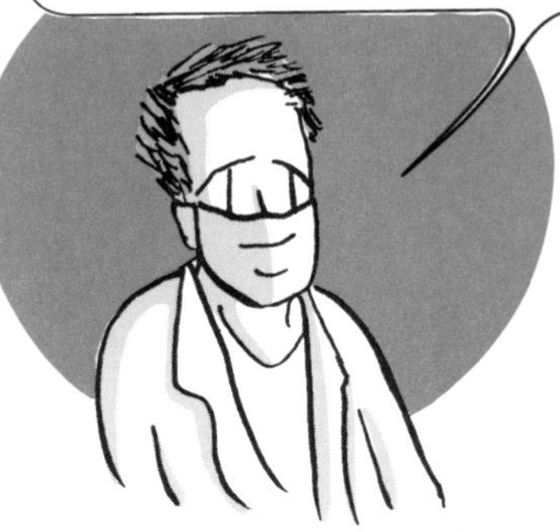
入院してからもその調子で。
同じ日の晩、人工呼吸器をつけなくては
ならなくなって、さっきようやく意識を
取り戻したところだ
なんとなくウイルスが認知機能系の
神経を変化させてるんじゃないかという
気がしてるんだ。もちろんどのような
メカニズムでそうなってるかは
解明しなくちゃならないんだけどね

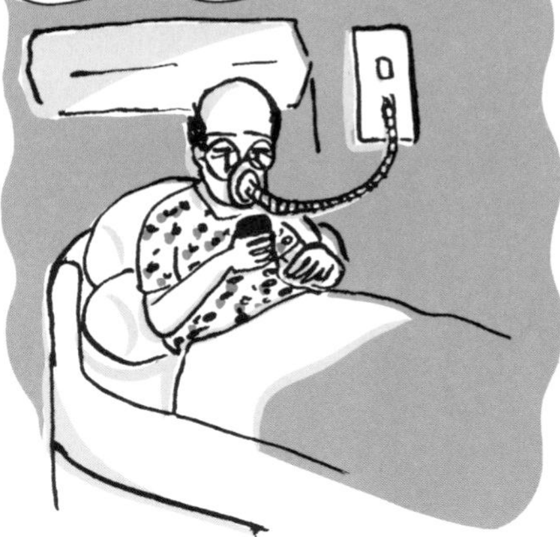
ただ実際、大脳の中枢は傷ついている。
患者は自分の低酸素症がひどくても
まったく自覚がなくて

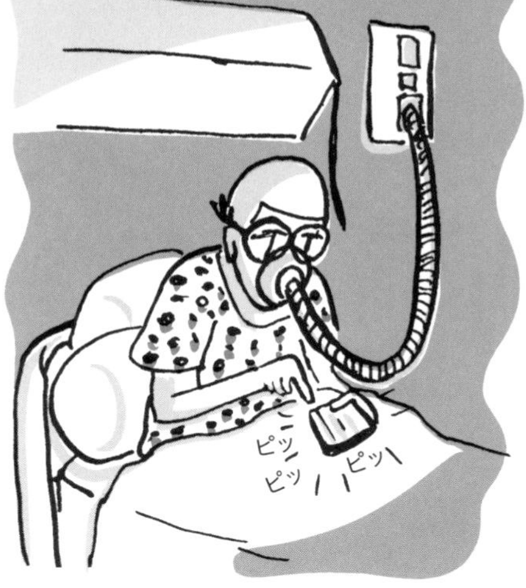
自分たちの絶望的な状態に
まったく無関心に見えるんだ
ピッ
ピッ
ピッ

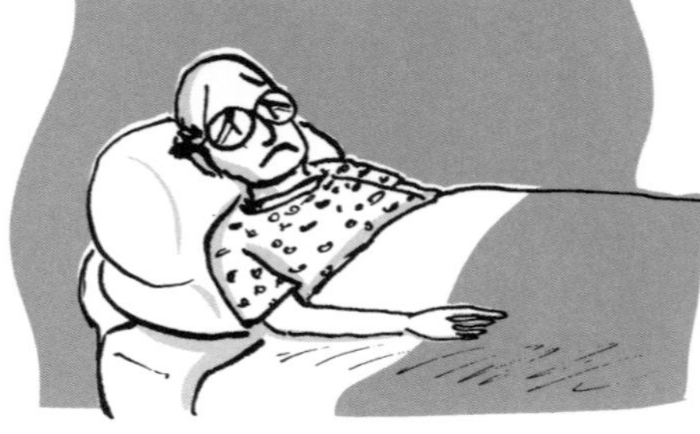
そしてこの現象は回復後に
鬱状態になるということと
セットになっている。
彼らはひどく落ち込んで、
回復を喜ぶどころか
罪悪感にさいなまれるんだ

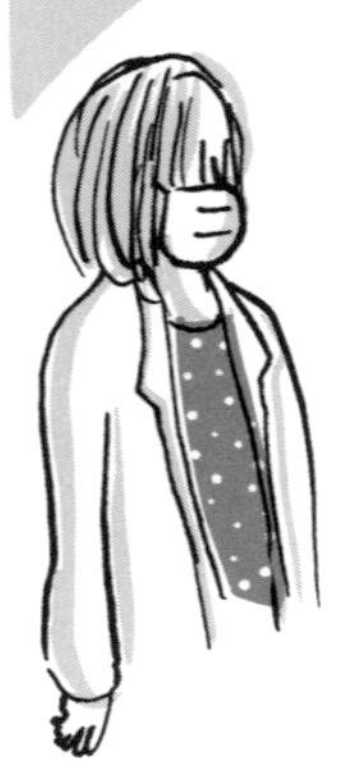
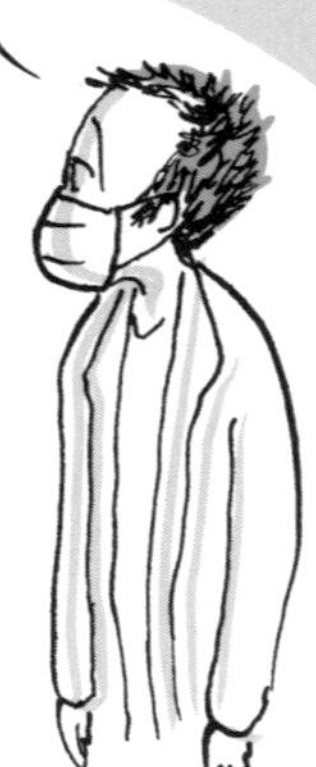
ものすごく興味深いわ
このことについて
論文を書いてるところだ

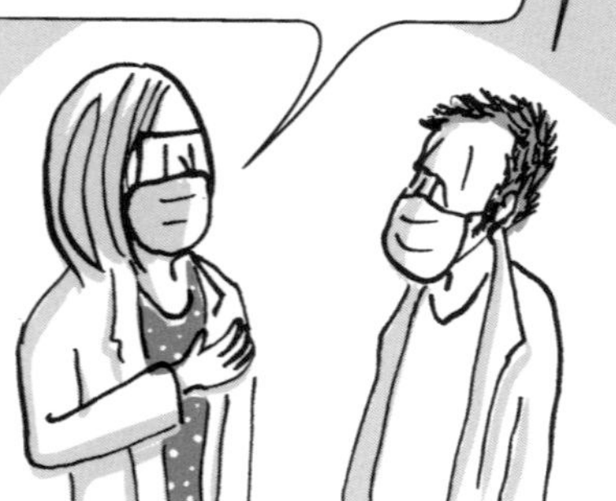
そういえば、テレビできみを見たよ。
クロロキンについて
はっきりと言ってくれてよかった
ぜったいに言わなければと
思ったの。「奇跡の薬」という
まぼろしで人々を騙すわけには
いかないもの

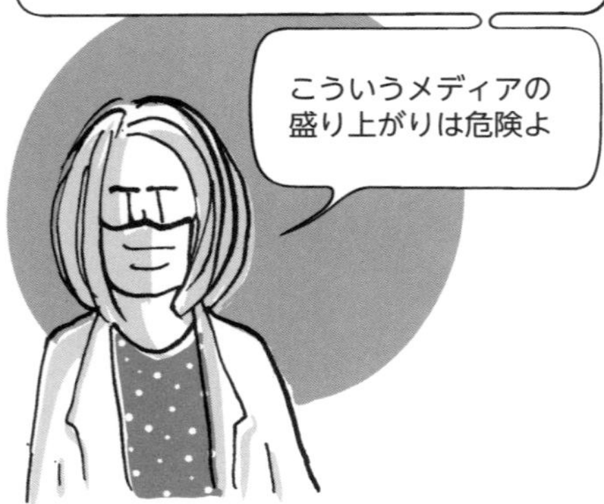
薬局に行ってヒドロキシクロロキン * を
買い占める人たちがいるのよ。
ほかの病気でそれが絶対に
必要な人がいて、もし買えなかったら、
どうなるのかしら
こういうメディアの
盛り上がりは危険よ

* クロロキンと同じくコロナウイルスに効果があるとされていた、抗マラリア薬。有害となる恐れもあり、現在は臨床試験にのみ使用が許可されている。

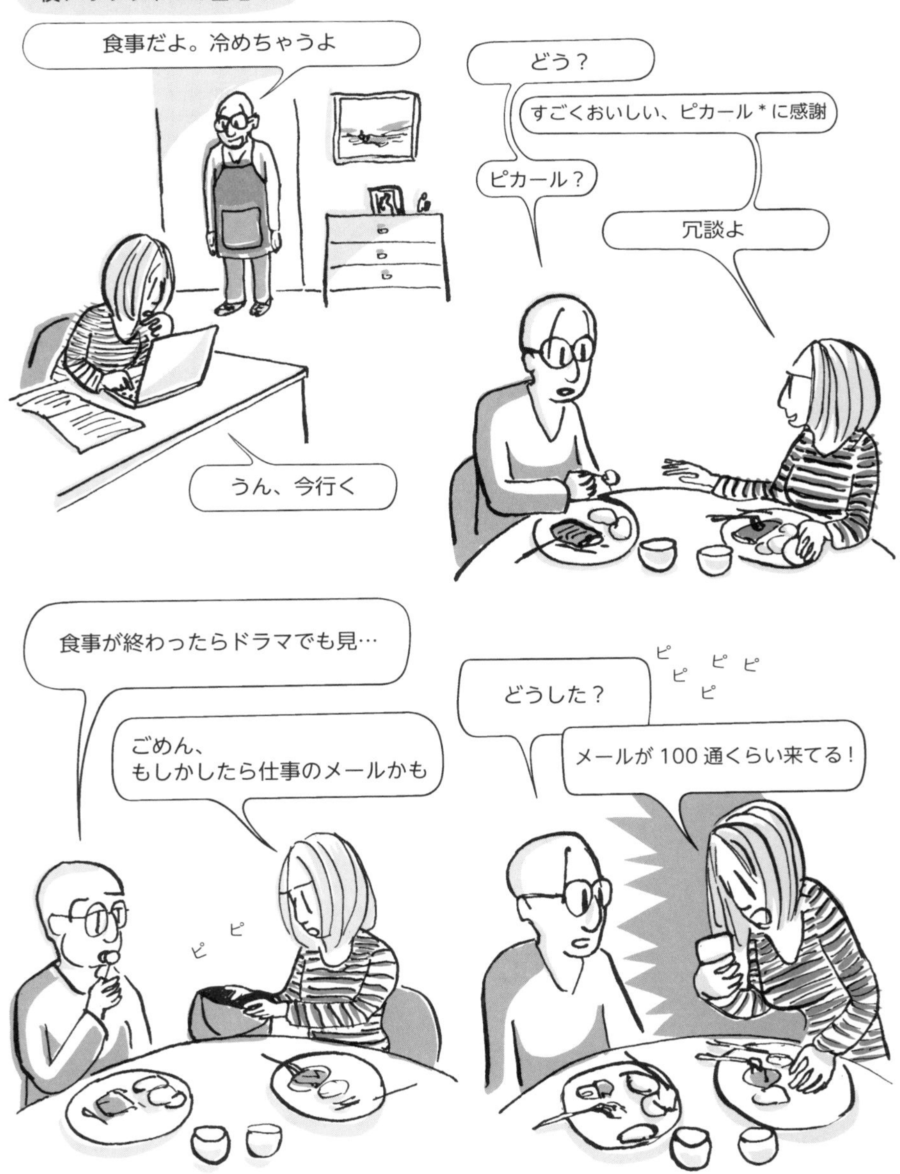
夜、オリヴィエの自宅で
食事だよ。冷めちゃうよ
うん、今行く
どう？
すごくおいしい、ピカール＊に感謝
ピカール？
冗談よ
食事が終わったらドラマでも見…
ごめん、
もしかしたら仕事のメールかも
ピ
ピ
どうした？
ピ
ピ
ピ
ピ
ピ
メールが 100 通くらい来てる！

＊フランスの冷凍食品会社。日本にも進出している。

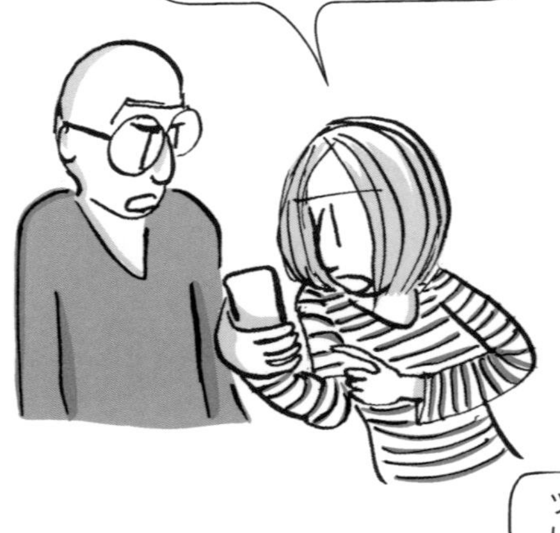
見せて
ほら、暴言、脅迫…
ぜんぶ同じ文章だわ

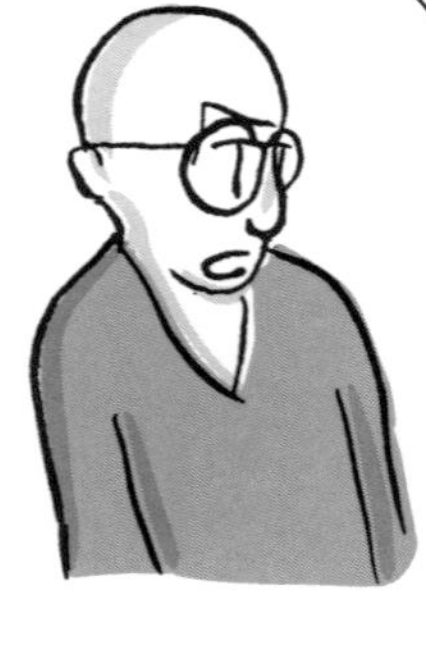
誰が出してるんだろう？

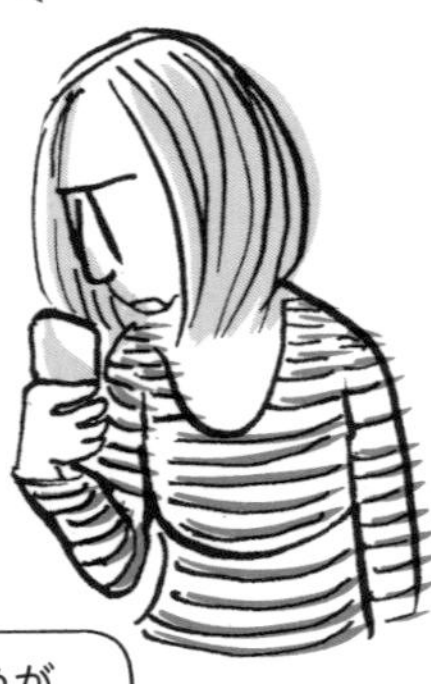
マルセイユの医師の支持者だわね
例のクロロキン神話を信じてるのよ

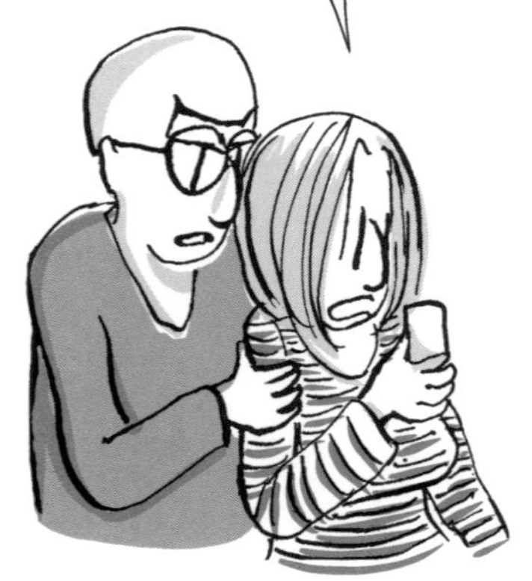
ツイッターのアカウントまで
誹謗中傷であふれてる

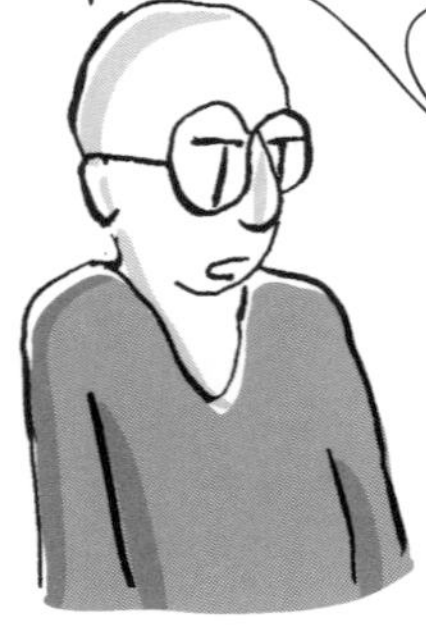
ツイッターをやめたほうが
いいんじゃない？

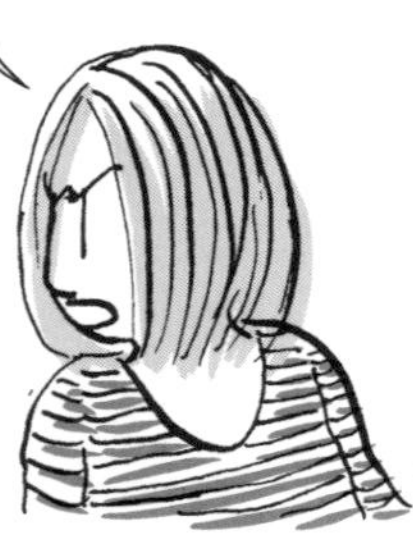
それはいやなの。
今回の危機に立ち向かって、
多くの女性たちが現場で戦ってるの。
でも彼女たちが発言する機会は
とても少ない。なのにその
数少ない機会に女性が意見を言うと、
女性蔑視をおびた誹謗中傷の
嵐に攻撃される

愛読者カード

このたびは小社の本をお買い上げ頂き、ありがとうございます。今後の企画の参考とさせて頂きますのでお手数ですが、ご記入の上お送り下さい。

書名

本書についてのご感想をお聞かせ下さい。また、今後の出版物についてのご意見などを、お寄せ下さい。

◎購読注文書◎

ご注文日　　年　　月　　日

書　　名	冊　数

代金は本の発送の際、振替用紙を同封いたしますのでそちらにてお支払いください。
なおご注文は TEL03-3263-3813 FAX03-3239-8272
また、花伝社オンラインショップ https://kadensha.thebase.in/
でも受け付けております。（送料無料）

郵 便 は が き

料金受取人払郵便

神田局
承認

1238

差出有効期間
2023年1月
31日まで

101－8791

507

東京都千代田区西神田
2-5-11出版輸送ビル2F

㈱花　伝　社　行

ふりがな お名前　　　　　　　お電話
ご住所（〒　　　　　　　） （送り先）

◎新しい読者をご紹介ください。

ふりがな お名前　　　　　　　お電話
ご住所（〒　　　　　　　） （送り先）

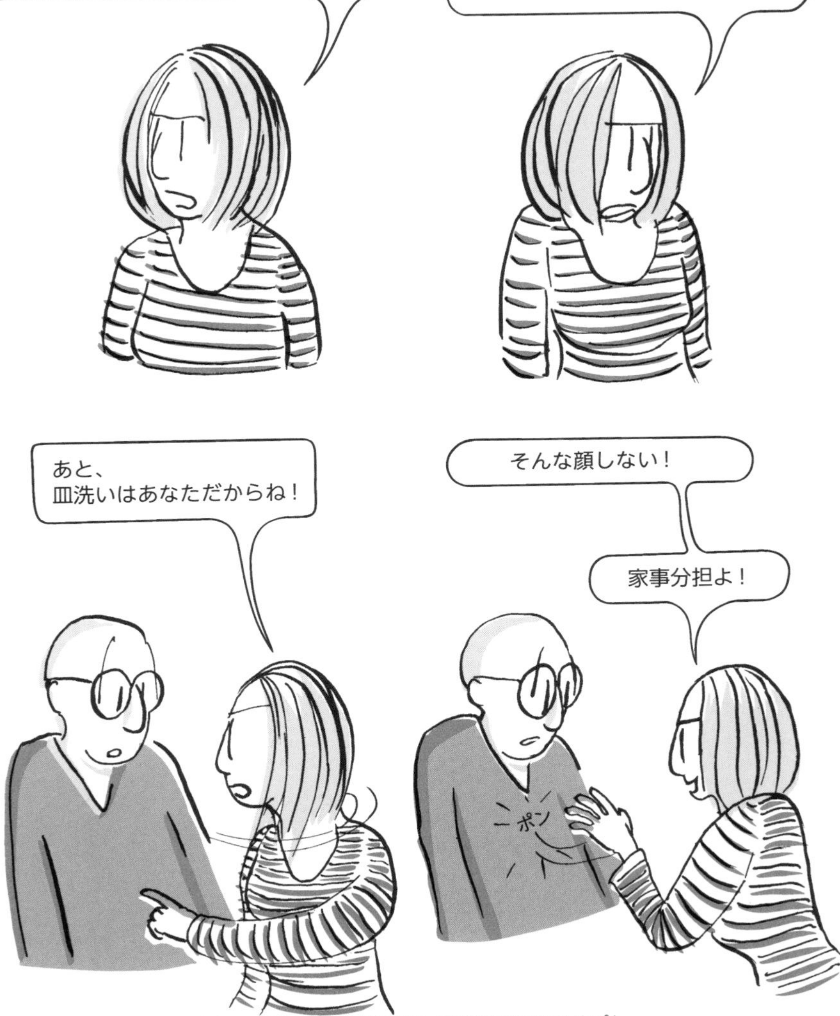
政治の舞台でも、女性たちのほうが
危機をちゃんと管理してきたじゃない。
ドイツのアンゲラ・メルケル、
ニュージーランドのジャシンダ・アーダーン、
デンマークのメッテ・フレデリクセン…
フランスでは「パリテ」* が
マクロンの選挙公約だったのに、
学界ではスルーされた。
ほんと不公平！
あと、
皿洗いはあなただからね！
そんな顔しない！
家事分担よ！
ポン

* フランス語で「同等・同一」を意味する言葉。男女の政治参画への平等を目指すコンセプト。

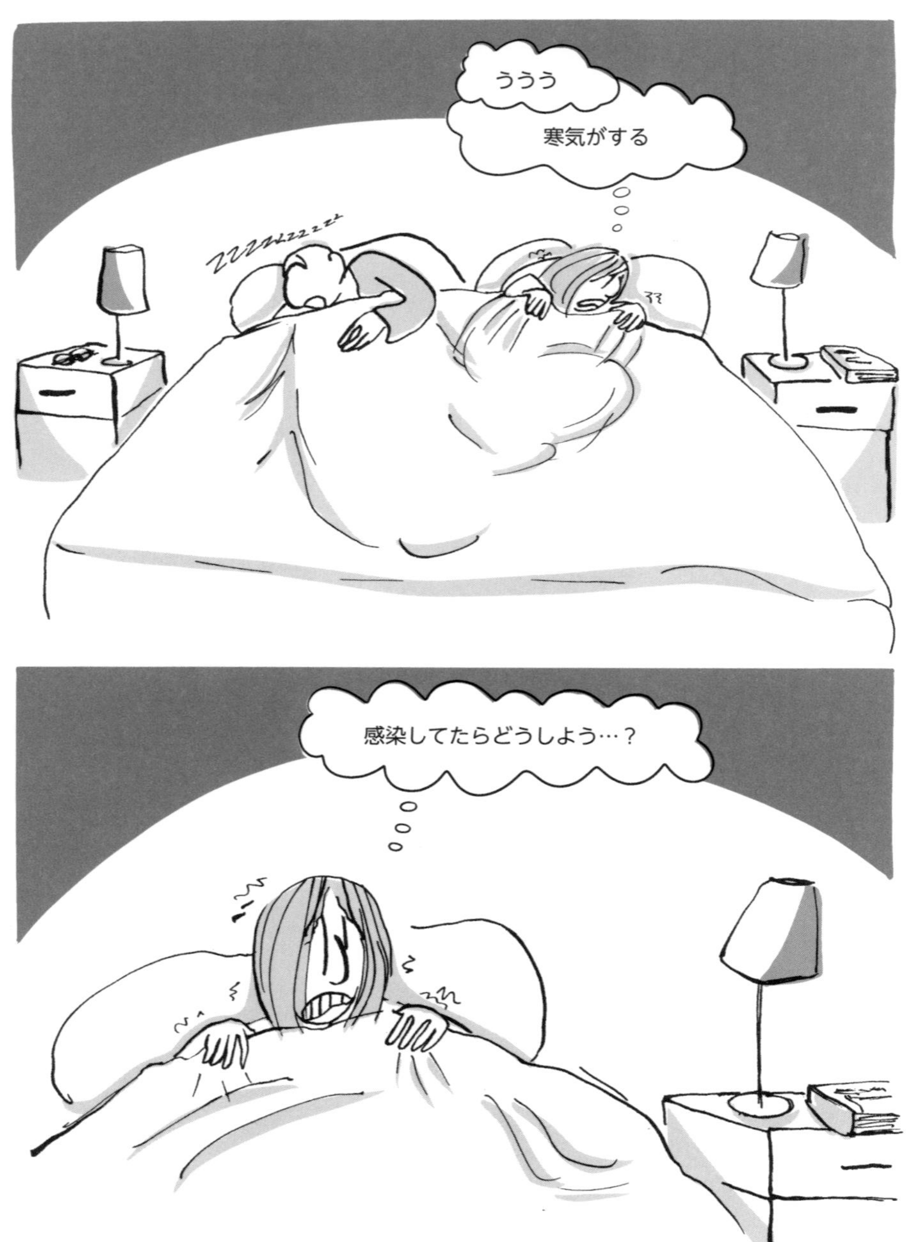
ううう
寒気がする
感染してたらどうしよう…？

3月25日8時

よく眠れなかったし、
くったくただけど、
とりあえずコロナではない

カリン、笑顔よ

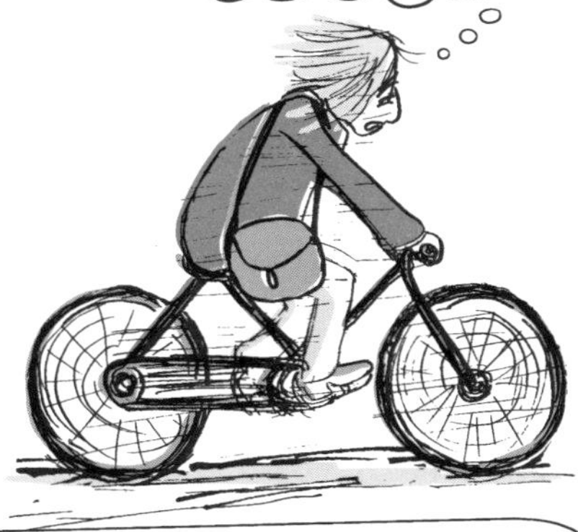

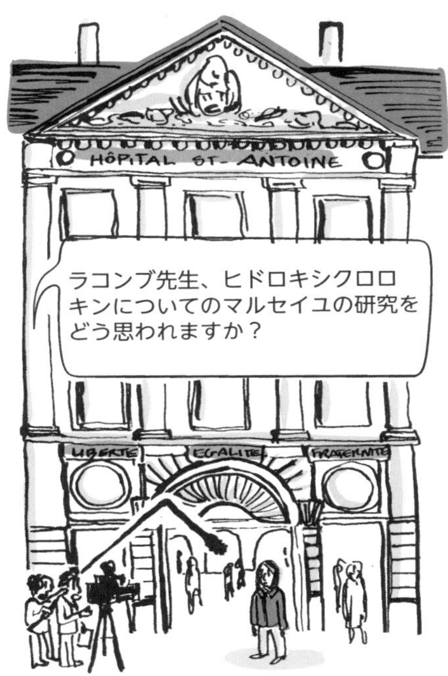
HÔPITAL ST-ANTOINE
ラコンブ先生、ヒドロキシクロロキンについてのマルセイユの研究をどう思われますか？
LIBERTE
EGALITE
FRATERNITE

おはようございます。
今回の研究について問題なのは、
投薬しない患者さんたちの
対照実験が想定されてないことです。
ウイルスの感染者のうち８割がたが
治療せずに７日間以内に回復しますので、
ヒドロキシクロロキンの投与によって
７日間で回復したとしても、
ほかの治療法よりもよいとは
断定できないのです

取材のあと

ヒドロキシクロロキンしか
話題にしないのは
ちょっとした強迫観念ね

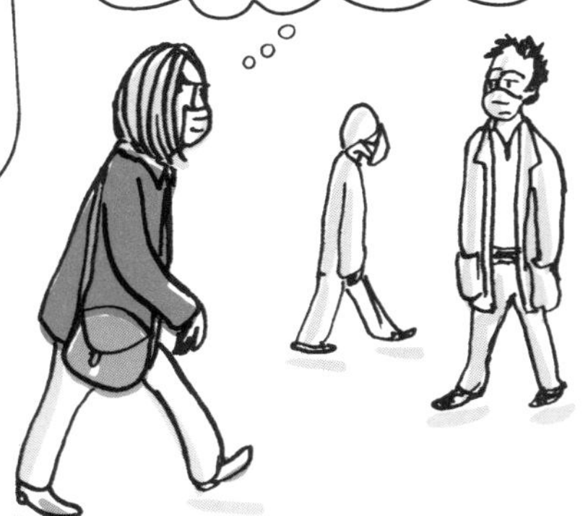

9時30分 サンタントワーヌ病院危機管理委員会

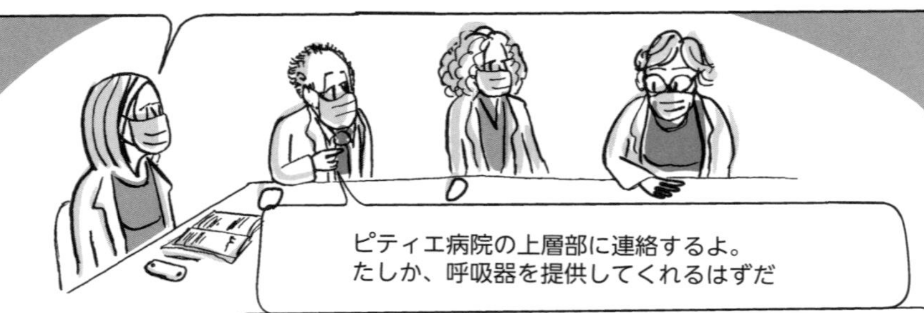
コロナ以外の部署を「COVID+」に変更しないと。
おそらくモニタリング用の一室も「蘇生室」に。人工呼吸器も必要になります
ピティエ病院の上層部に連絡するよ。
たしか、呼吸器を提供してくれるはずだ

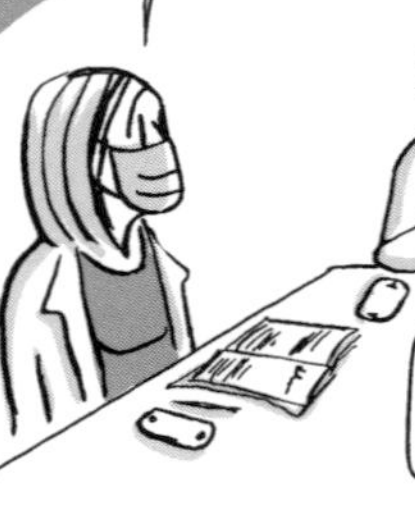
新体制の準備は
整ってる?

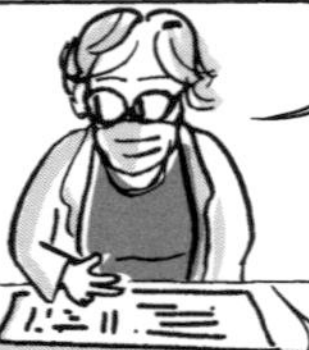
ええ、3つの部署を設置しました。
「チクタク室」ではふたりの救命医が患者さんの別の科への
移動を管理しています。「シュゼット室」は整体師たちが
患者さんたちの姿勢を定期的に変えています
そして「カンガルー室」では
医療従事者たちの心のケアを担っています

12時 全体会議

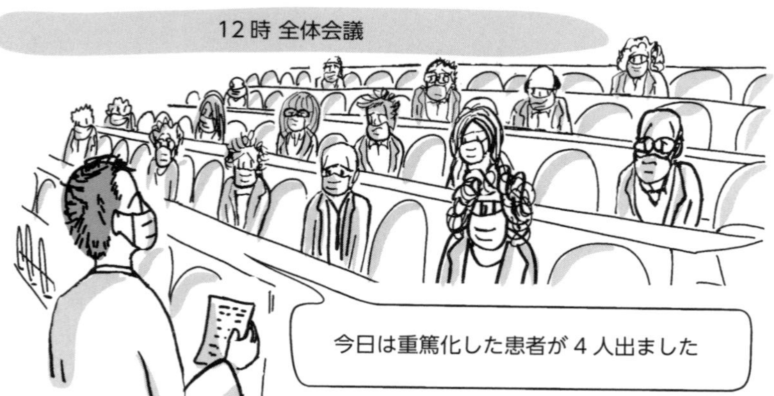
今日は重篤化した患者が4人出ました

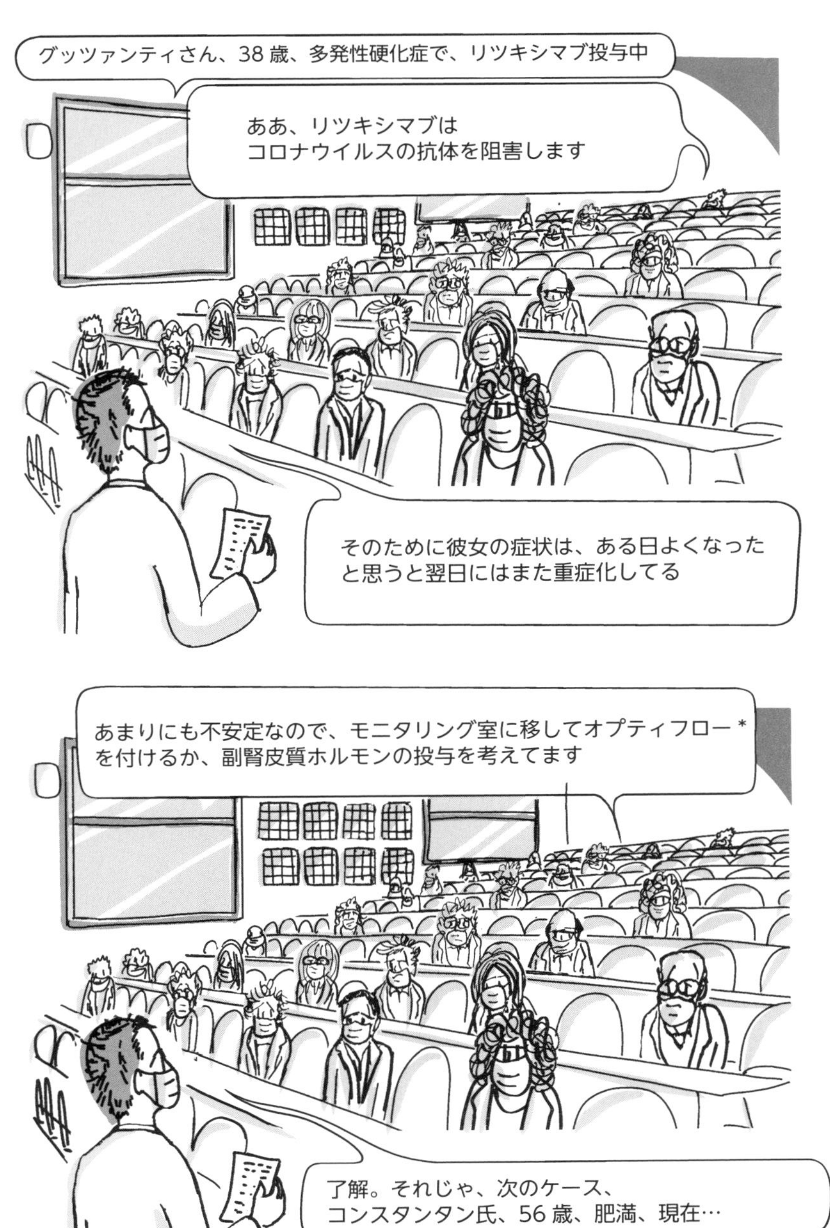
グッツァンティさん、38 歳、多発性硬化症で、リツキシマブ投与中
ああ、リツキシマブは
コロナウイルスの抗体を阻害します
そのために彼女の症状は、ある日よくなった
と思うと翌日にはまた重症化してる
あまりにも不安定なので、モニタリング室に移してオプティフロー *
を付けるか、副腎皮質ホルモンの投与を考えてます
了解。それじゃ、次のケース、
コンスタンタン氏、56 歳、肥満、現在…

* 高い濃度の酸素を提供する呼吸補助器。

その間、感染症科では

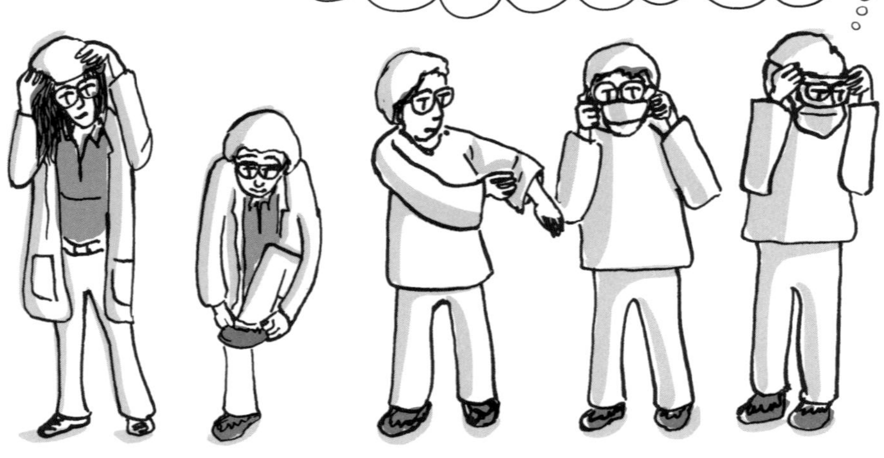
今日はすべてを装着するのに７分。昨日より１分速い

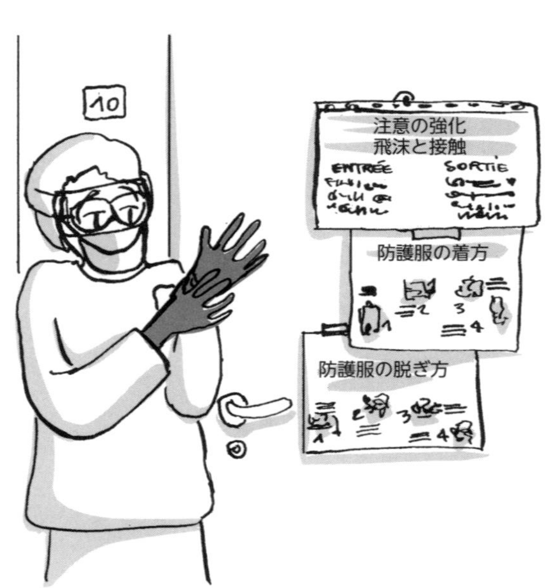
10
注意の強化
飛沫と接触
ENTRÉE
SORTIE
防護服の着方
防護服の脱ぎ方

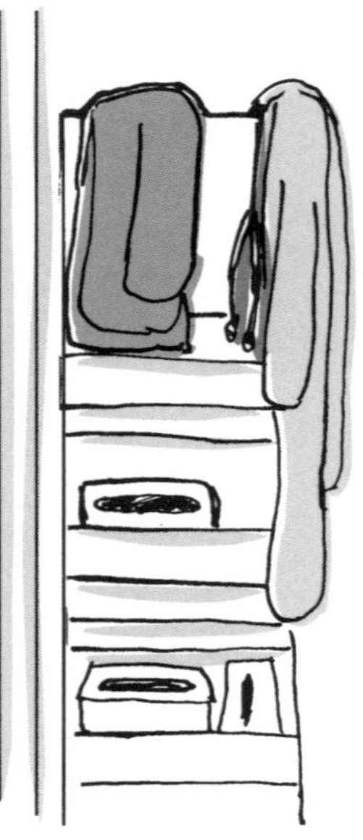

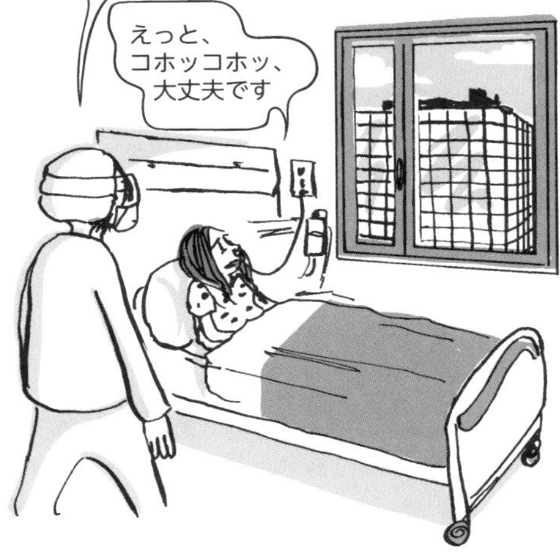
グッツァンティさん、
看護助手のドロテです。
今日の具合はいかがですか
えっと、
コホッコホッ、
大丈夫です

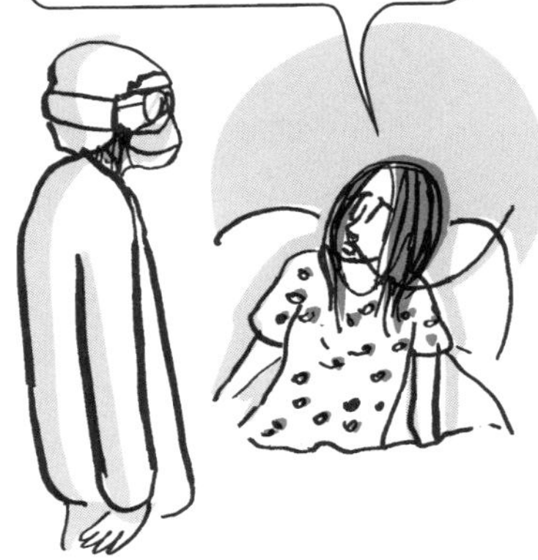
10日前ほどからコロナの症状が
あるんですよね
もう少し前からかも…
かかりつけの内科の先生が
病院に行くようにと
強く勧めてくれたので

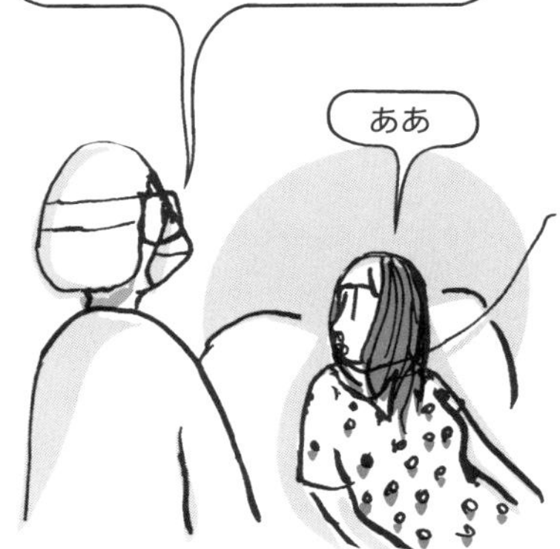
よかったです。
多発性硬化症の治療で
使っている薬がコロナの回復を
遅らせているのです
ああ

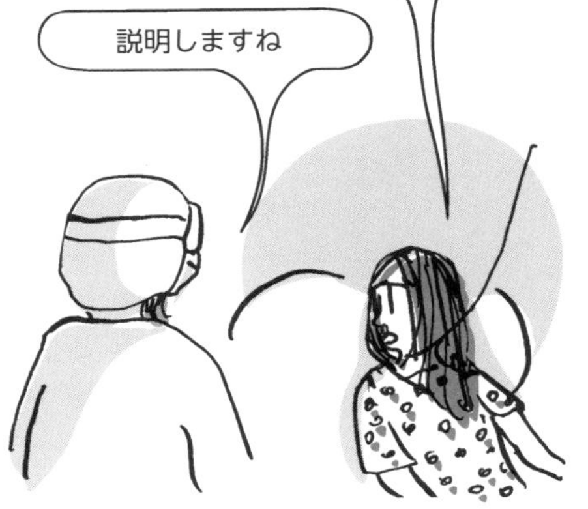
なんでクロロキンを投与して
くれないんですか？
マルセイユでは全員に投与されてると
聞きましたけど
説明しますね

コロナに関しては本当に効果があるものはまだ見つかってないんです。
今使われているのは、ほかの病気の治療に使われている薬の
成分の一部なんです。例えば、

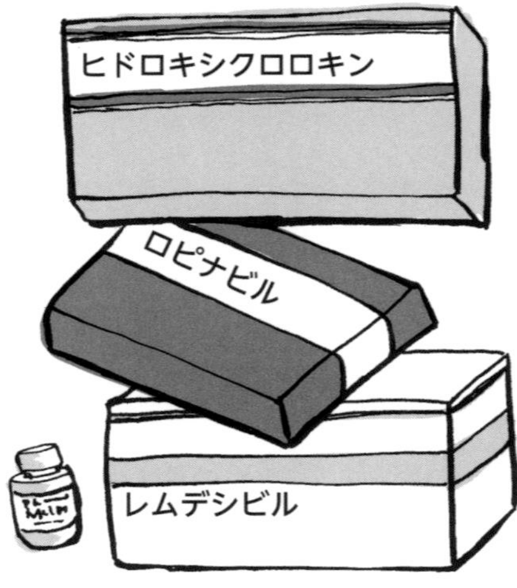

炎症系の病気に使うヒドロキシクロロキン

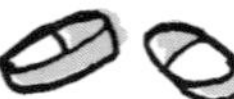

HIV 治療に使われているロピナビル

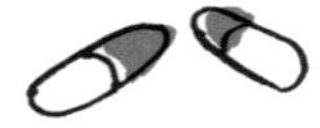

エボラ出血熱の治験薬だったレムデシビル
などです

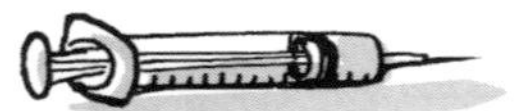

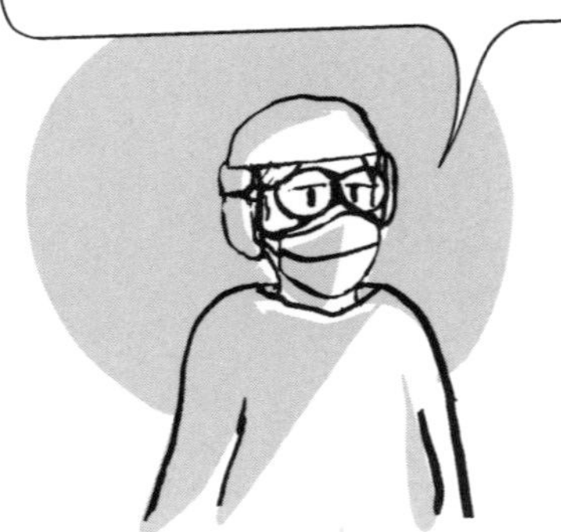
これらの薬は抗ウイルス薬でウイルスを
攻撃するはずなのですが、今のところ
コロナへの効果はまだ証明されてません

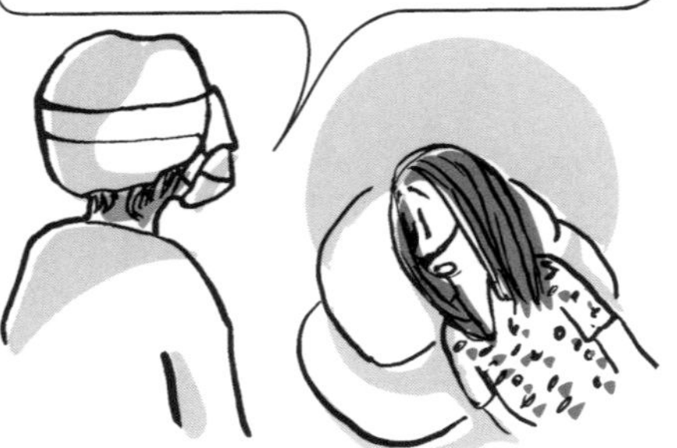
あなたの病状を軽くするために、
医師たちは副腎皮質ホルモンの投与を
決めました。これは免疫系統が暴走する
ときに使う薬です。あなたはこれから
モニタリングができる別の病室に移る
ことになります

3月26日

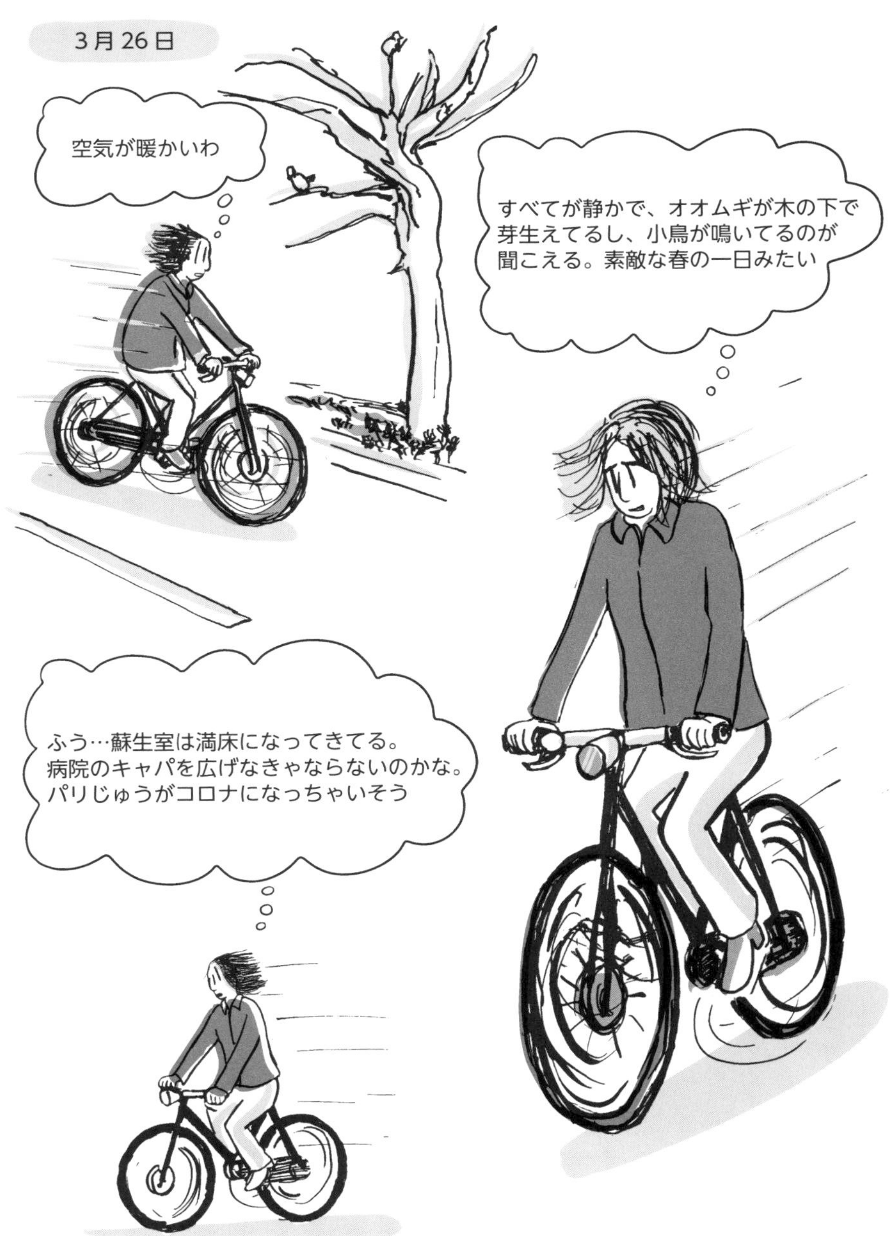
空気が暖かいわ
すべてが静かで、オオムギが木の下で
芽生えてるし、小鳥が鳴いてるのが
聞こえる。素敵な春の一日みたい
ふう…蘇生室は満床になってきてる。
病院のキャパを広げなきゃならないのかな。
パリじゅうがコロナになっちゃいそう

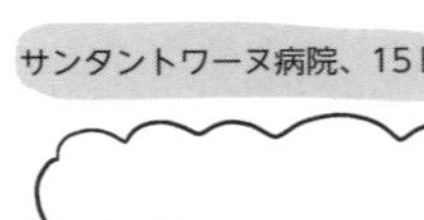
サンタントワーヌ病院、15時

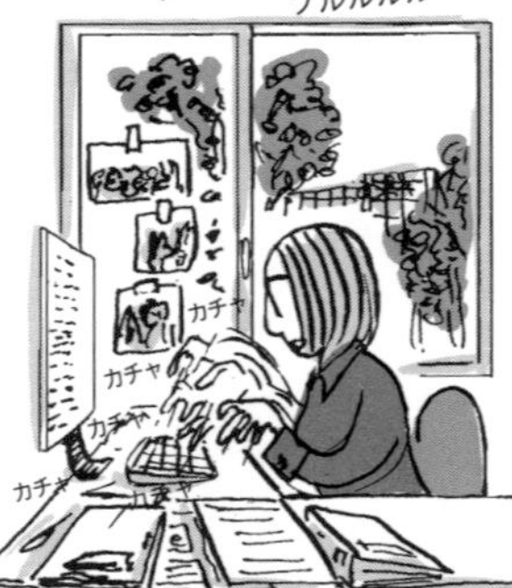
血漿(けっしょう)プロトコールに
含まれるのは…
プルルルル
プルルルル
プルルルル
カチャ
カチャ
カチャ

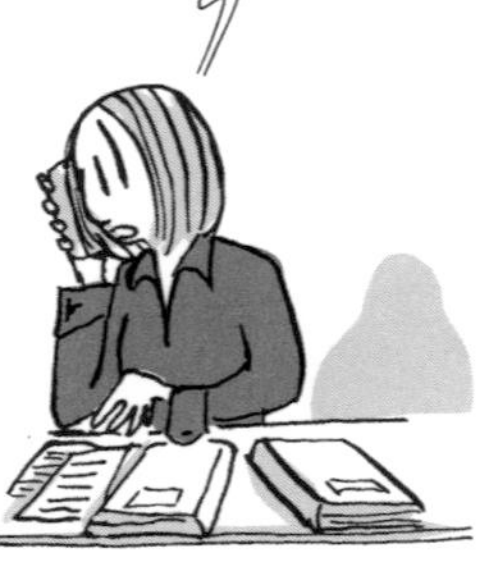
もしもし
おはようございます。
こちら保健相の
秘書室です。
ヴェラン大臣の
代理でお電話して
いるのですが

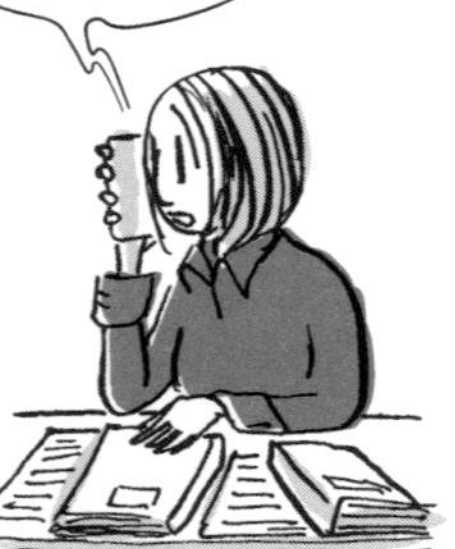
どういった
ご用件で
先生が今
お元気かどうか、
そして先生や
医療チームのみなさんに
何か必要なものが
ないかを伺いたいと

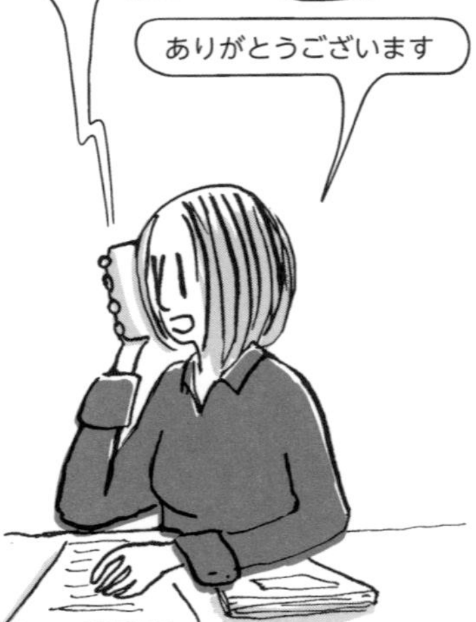
こちらの携帯番号をお知らせします。
わたしたちは常に連帯してなくては
なりませんから
ありがとうございます

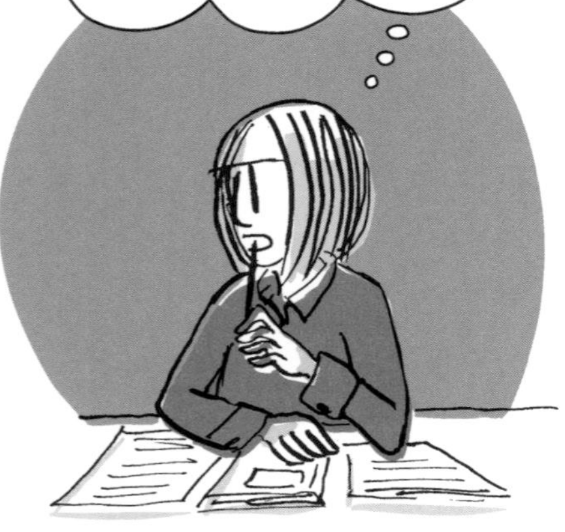
政治家たちの公立病院に対する
態度が一変したわね。
続くといいけど

3 月 27 日、エドゥアール・フィリップ首相がロックダウンの期間を
最低でも 4 月 11 日まで延長すると発表。

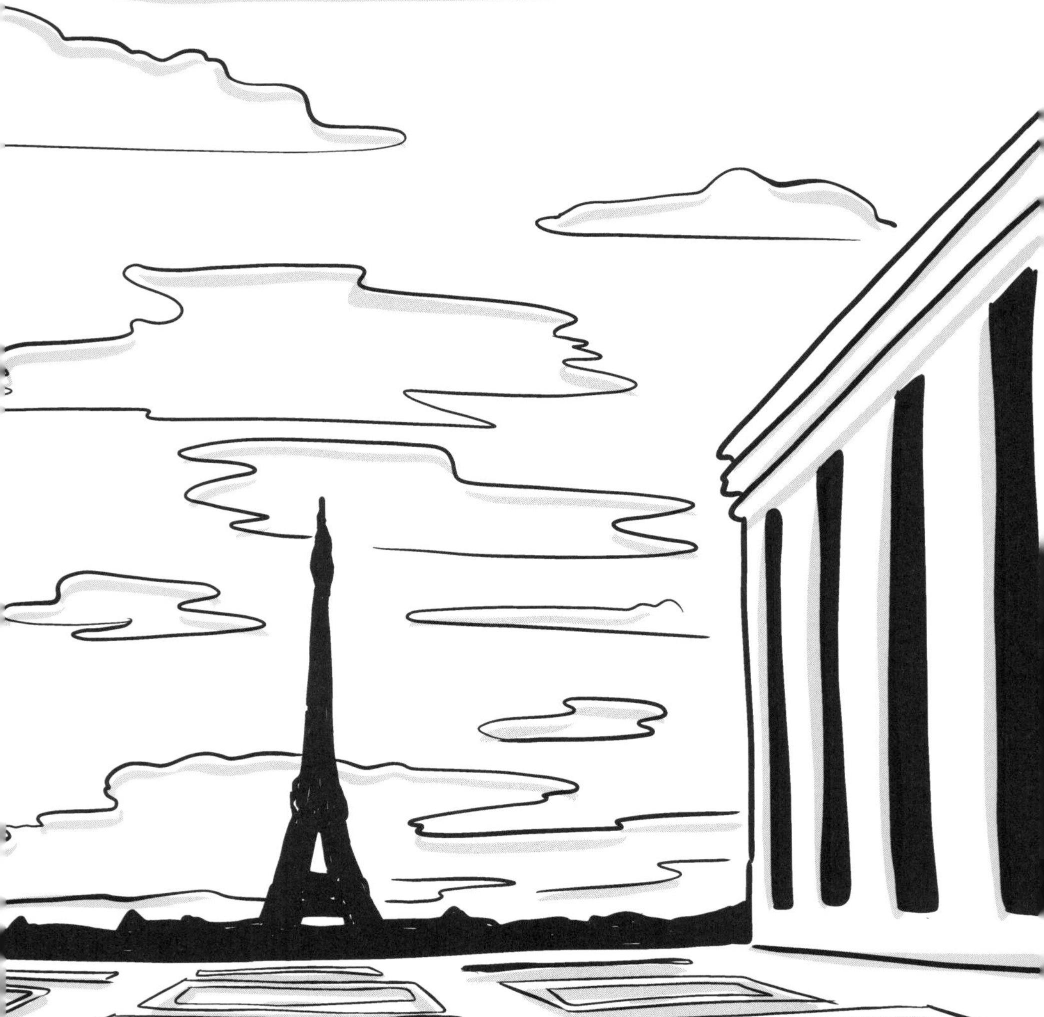

21時 フランス2テレビ、政治討論中継

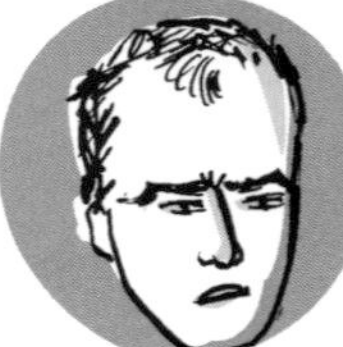

O・ヴェラン
保健大臣

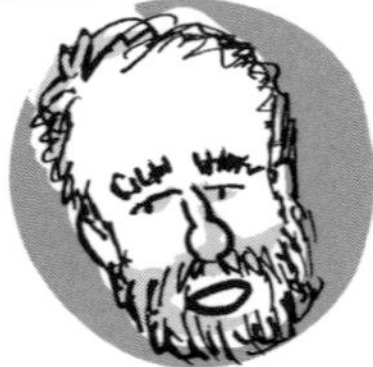

C・カスタネール
内務大臣

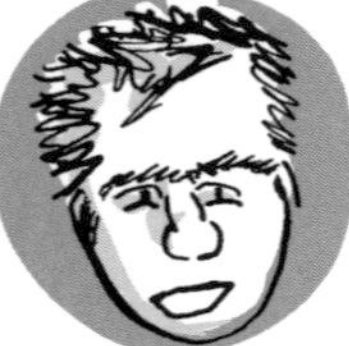

T・コティヤール
アンテルマルシェ*代表

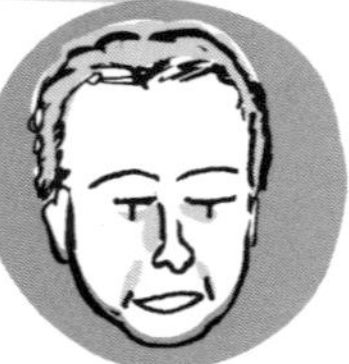

B・ル・メール
経済・財務大臣

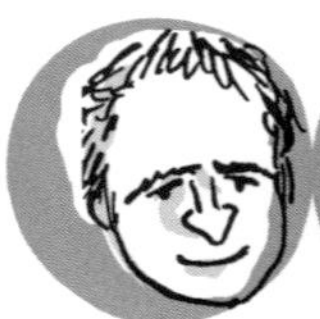

P・ジュヴァン
救急医

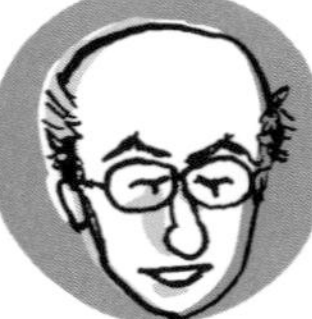

B・シリュルニク
精神神経科医

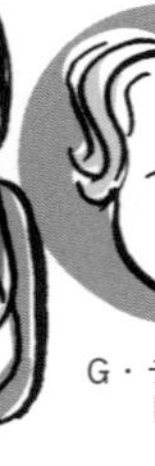

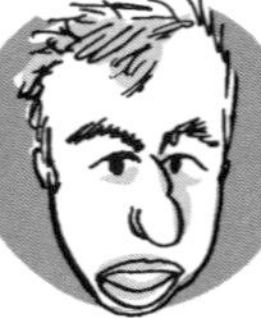

G・デュレル
医師

S・エフェス
精神科医

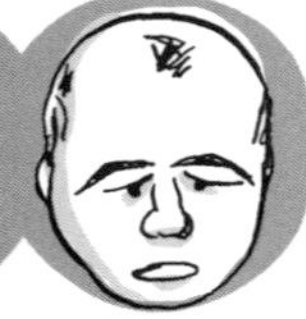

L・ベルジェ
フランス民主労働同盟
事務局長

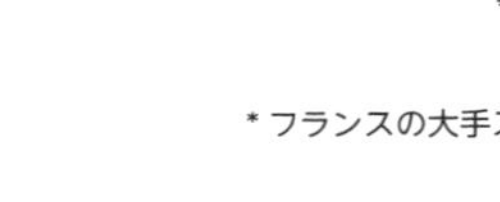

* フランスの大手スーパー。

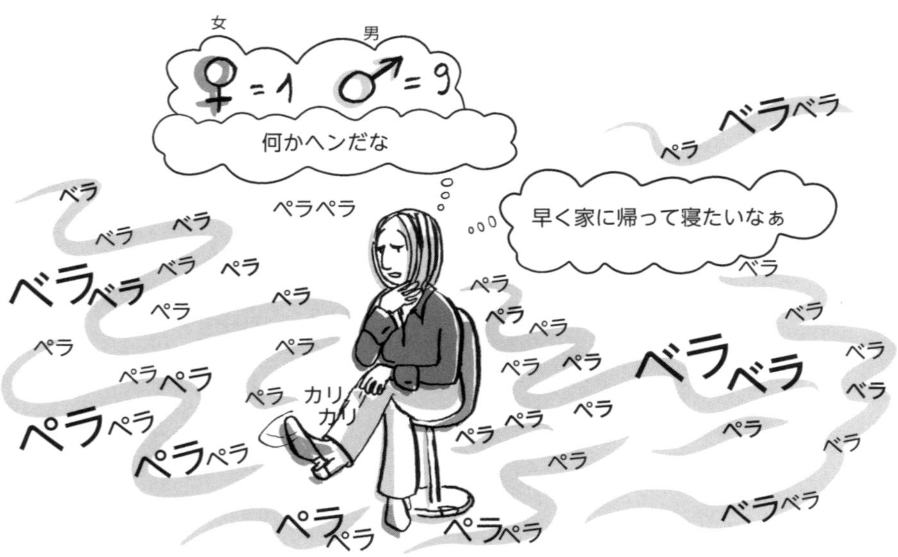
女
男
♀=1 ♂=9
何かヘンだな
早く家に帰って寝たいなぁ
ペラペラ
ベラベラ
カリカリ

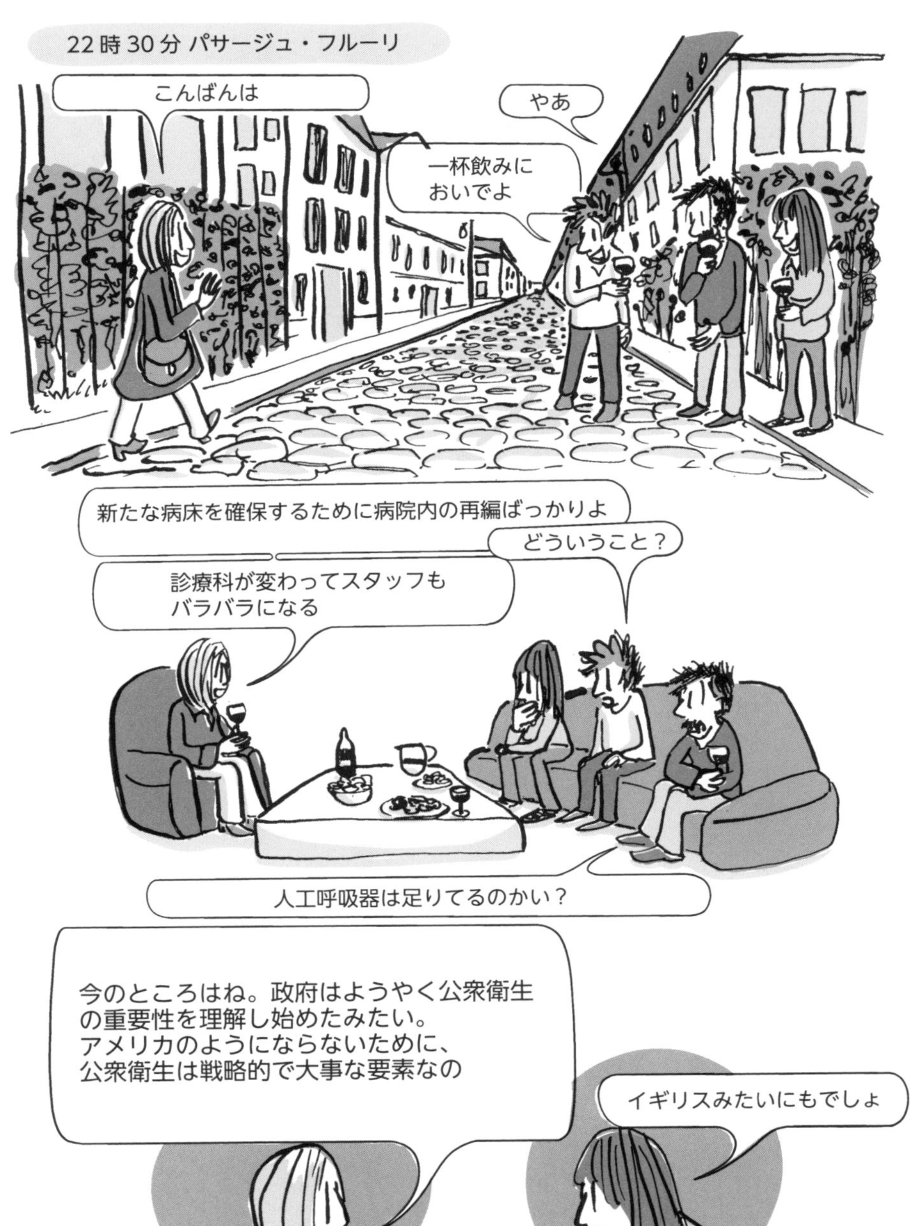
22時30分 パサージュ・フルーリ
こんばんは
やあ
一杯飲みに
おいでよ
新たな病床を確保するために病院内の再編ばっかりよ
どういうこと？
診療科が変わってスタッフも
バラバラになる
人工呼吸器は足りてるのかい？
今のところはね。政府はようやく公衆衛生
の重要性を理解し始めたみたい。
アメリカのようにならないために、
公衆衛生は戦略的で大事な要素なの
イギリスみたいにもでしょ

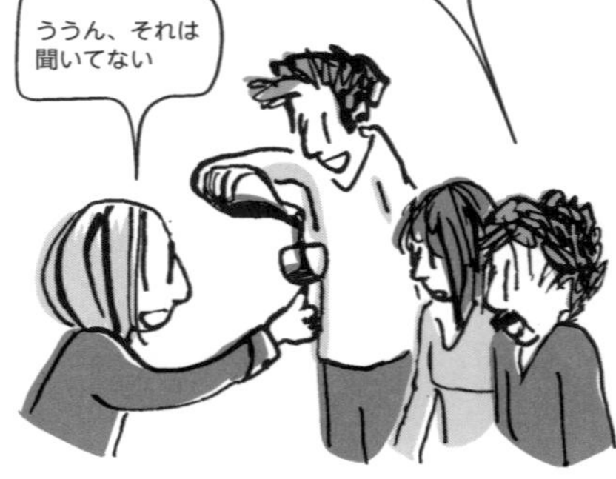
さあ、もう一杯
患者の「仕分け」は？
呼吸器が足りないせいで
死者が出たって本当？
ううん、それは
聞いてない

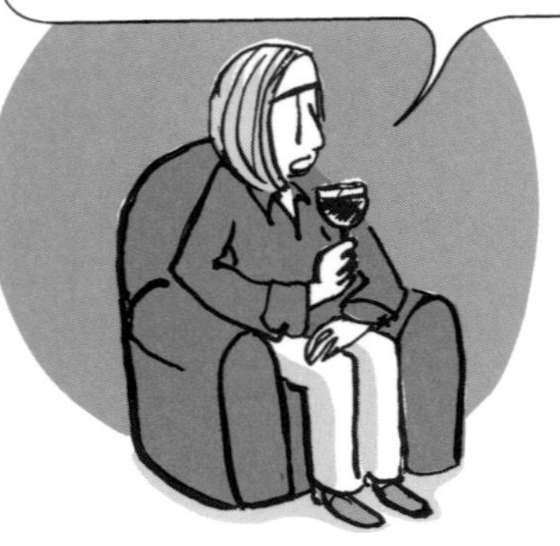
「仕分け」ってきつい言葉ね。
実はコロナ以前もずっと医師たちの間
では蘇生室で患者さんが過ごすことの
影響については議論してきたの。
患者さんが意味なく苦しむだけなら
蘇生室行きを制限することが多いわ

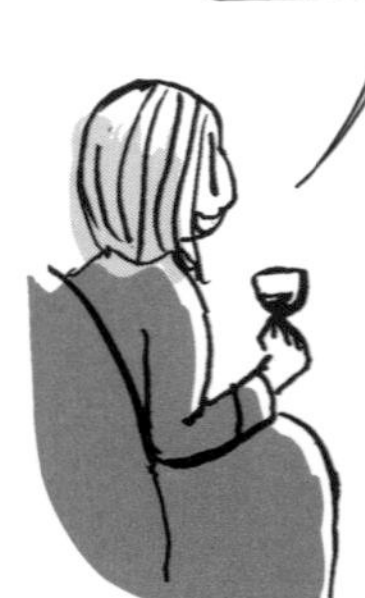
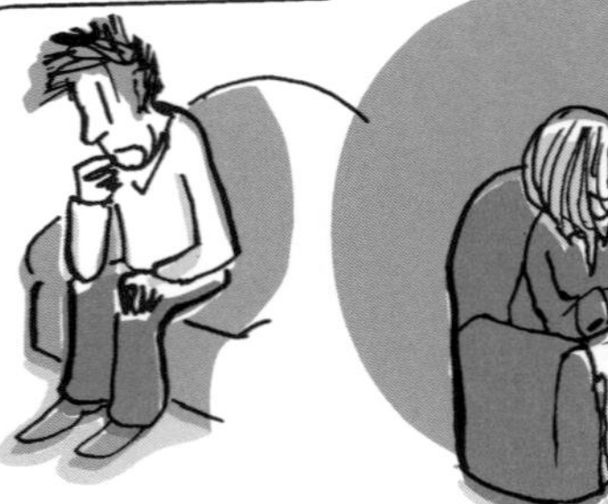
疲れてるでしょう
実はそうでもないの。
1日12時間働いて、ここ1か月は
1日も休みなしなのに、不思議ね
これまでないほどの連帯感と
チームワークがあるのよ。
素晴らしいことよ

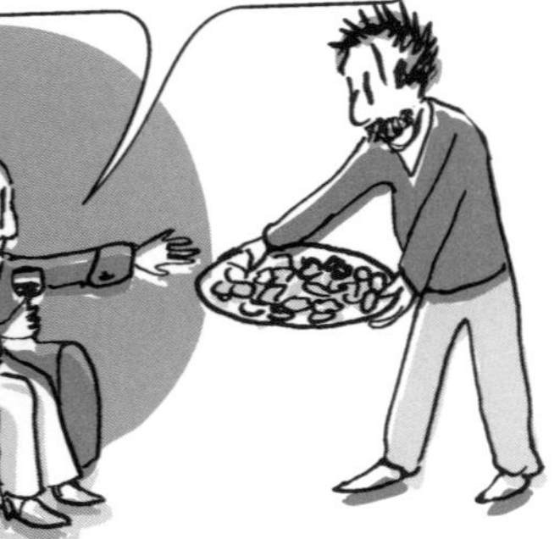
ほら、チーズをどうぞ
より良い日々のために
乾杯しましょ。
もちろん距離を置いて

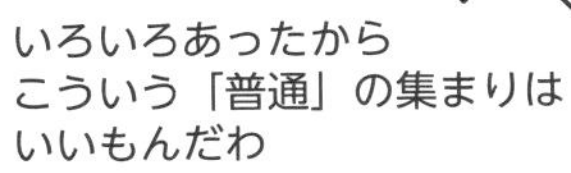
いろいろあったから
こういう「普通」の集まりは
いいもんだわ

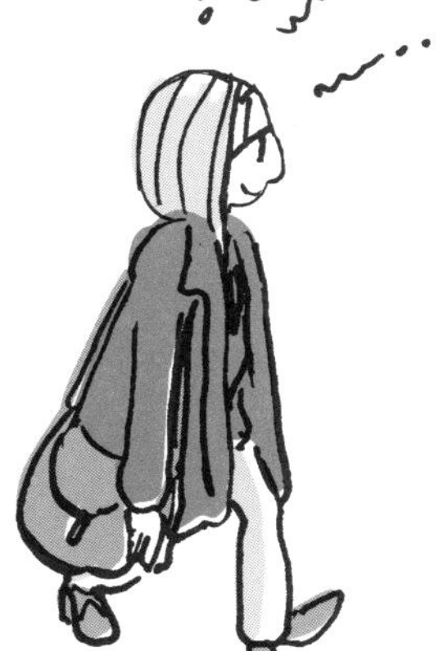

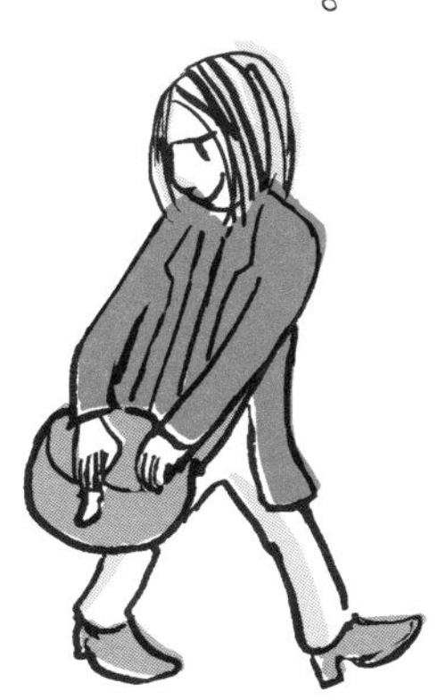
携帯見るのも
忘れちゃったくらい

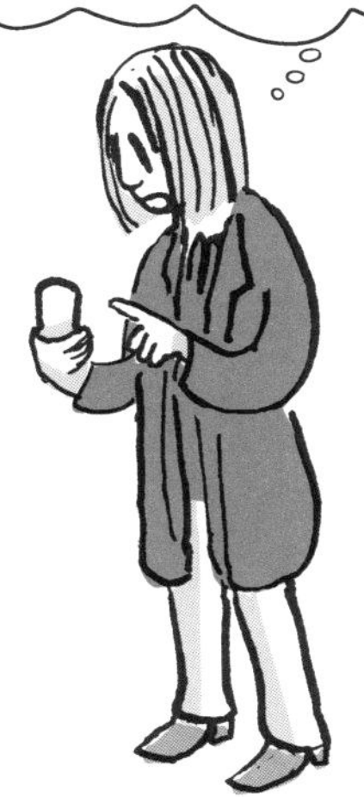
あら不在着信が 6 件
それもみんな 23 時 30 分

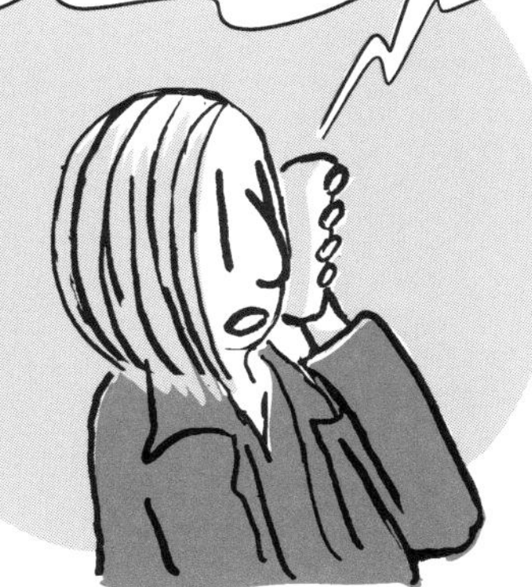
こんばんは、ラコンブ先生。
こちら首相官房です。
エドゥアール・フィリップ首相が
明日の午後の記者会見に先生の
ご同席を望んでいるのですが…

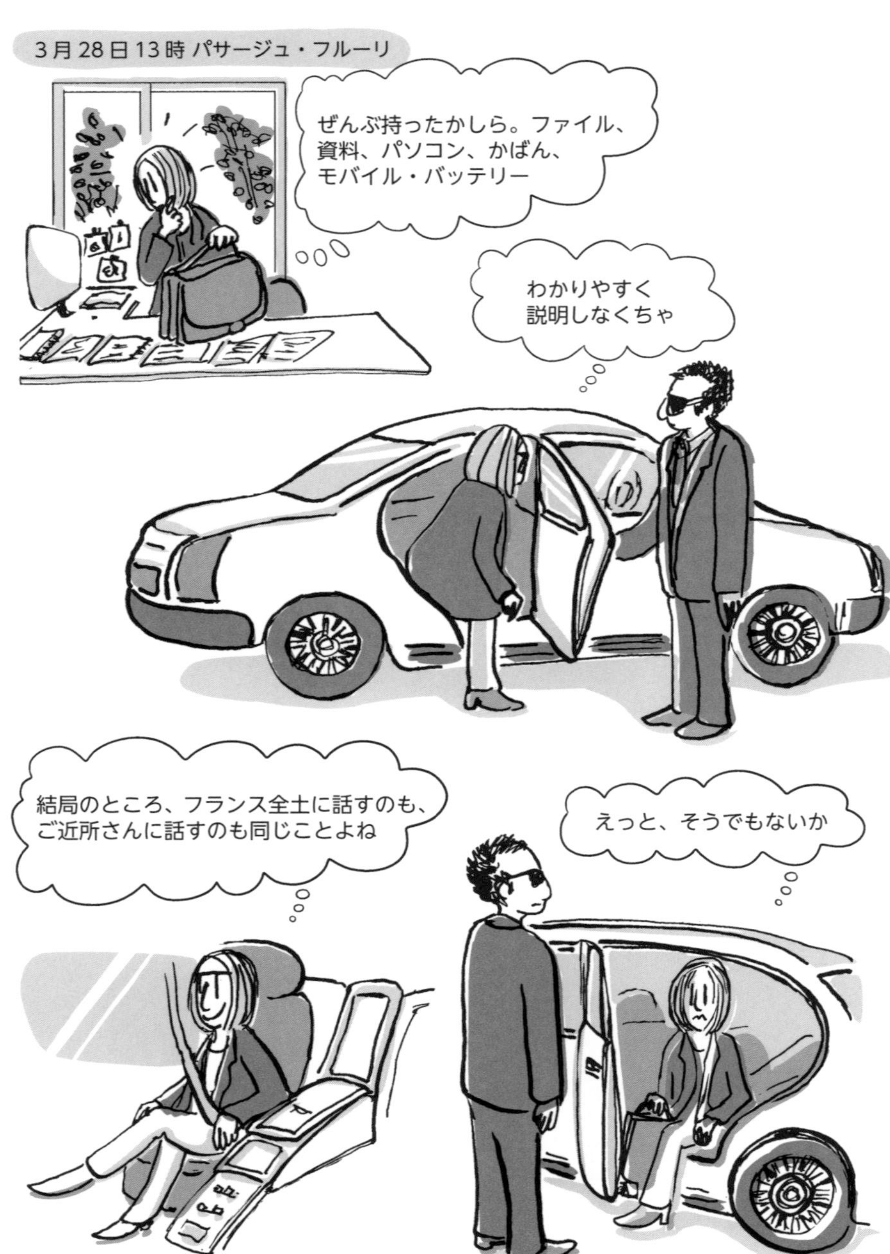
3月28日13時 パサージュ・フルーリ
ぜんぶ持ったかしら。ファイル、資料、パソコン、かばん、モバイル・バッテリー
わかりやすく説明しなくちゃ
結局のところ、フランス全土に話すのも、ご近所さんに話すのも同じことよね
えっと、そうでもないか

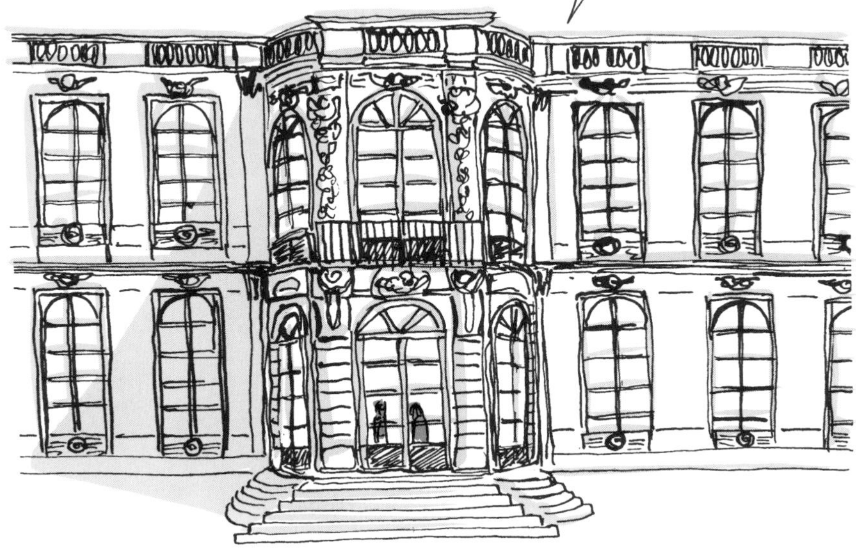
ラコンブ先生、首相の秘書です。ご案内します

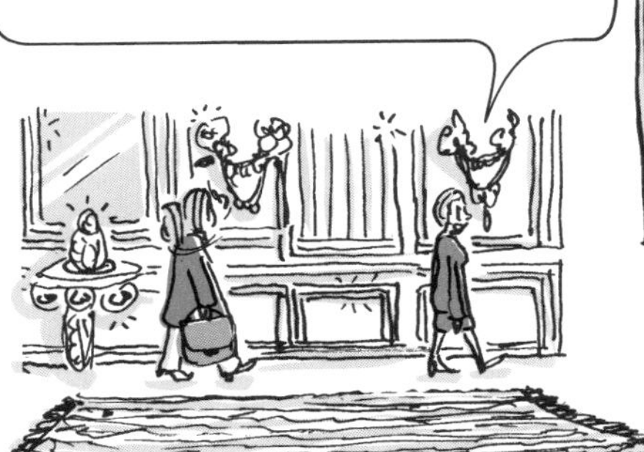
保健総局長と保健大臣が
お待ちしています。
一緒に記者会見での
要点を確認したいそうです。
首相はそのうち参ります

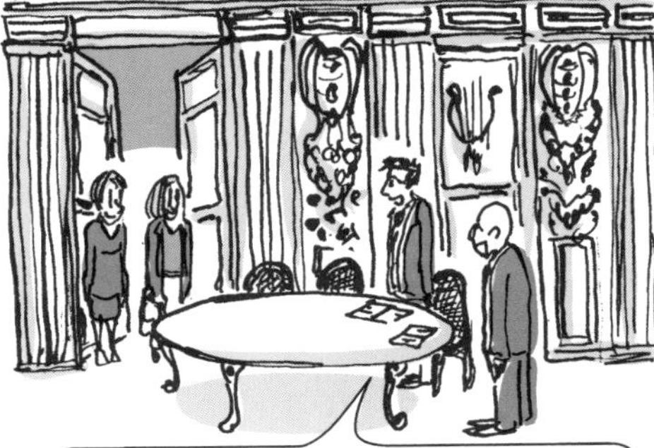
どうも
ああ、先生
ラコンブ先生、
またお目にかかりましたね

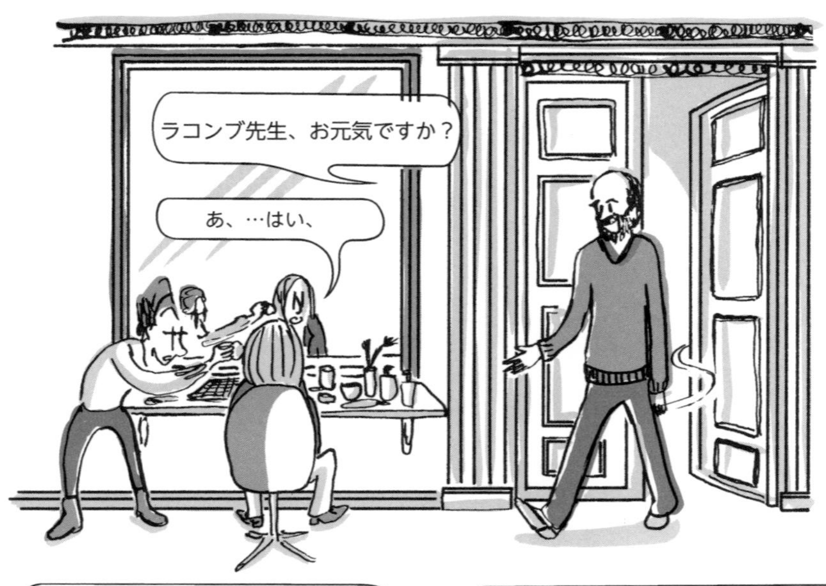
ラコンブ先生、お元気ですか？
あ、…はい、

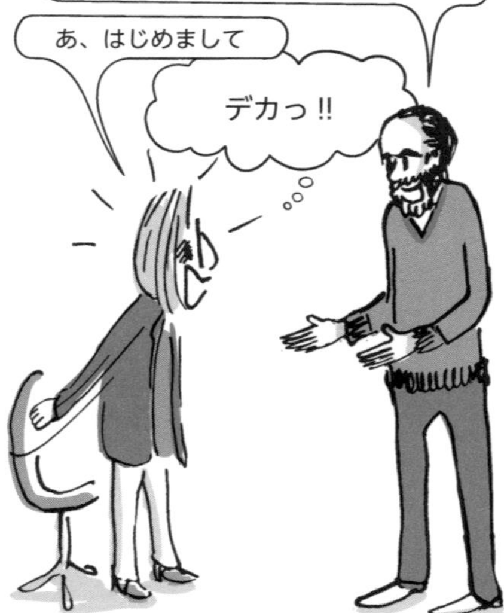
首相のエドゥアール・フィリップです。お越しいただいて嬉しいです
あ、はじめまして
デカっ!!

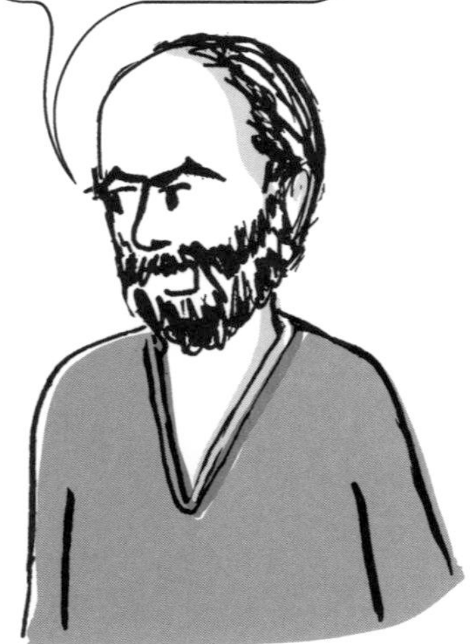
今日の会見はわかりやすくなくてはなりません。知らないことははっきり知らないと言えばいいんです。それだけです

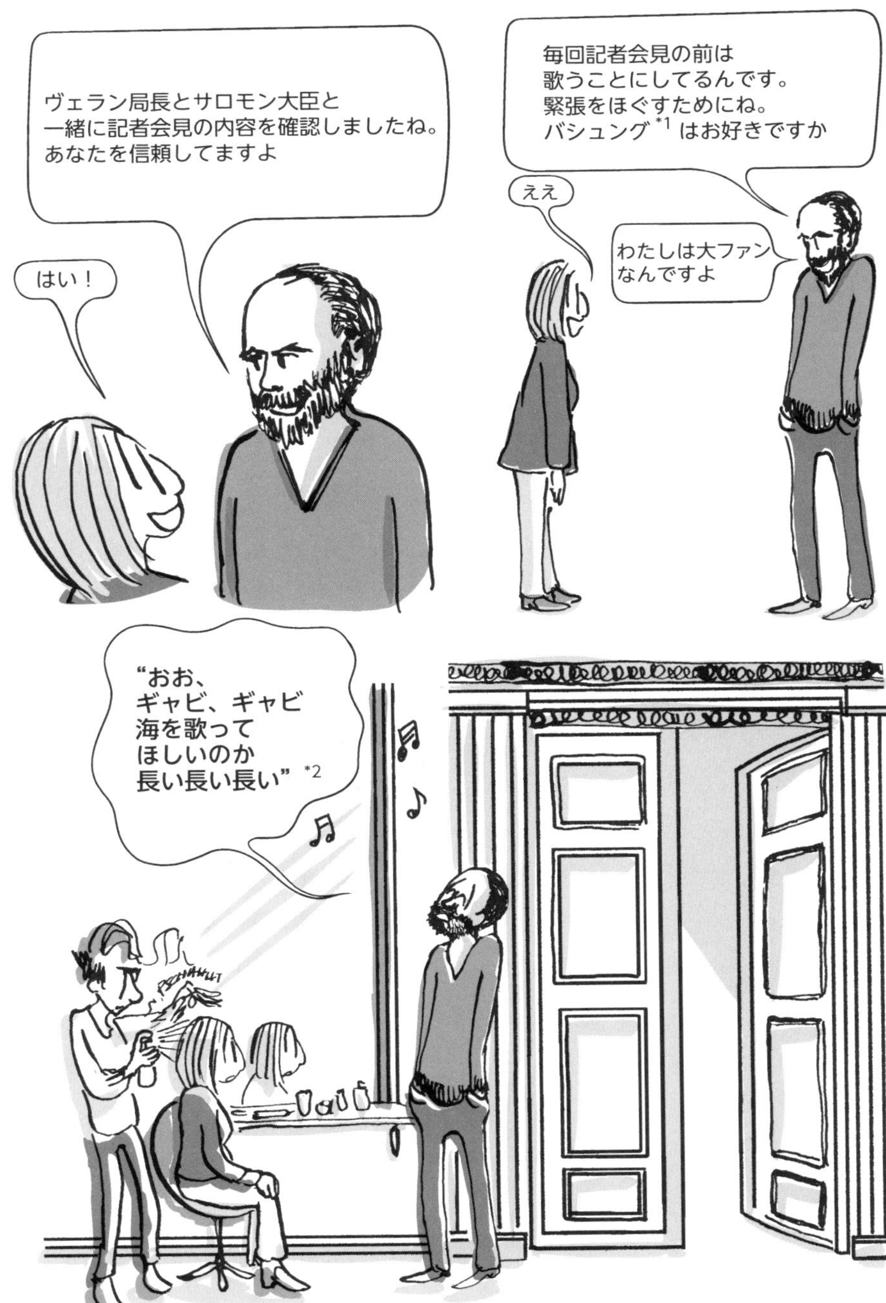
ヴェラン局長とサロモン大臣と
一緒に記者会見の内容を確認しましたね。
あなたを信頼してますよ
はい！
毎回記者会見の前は
歌うことにしてるんです。
緊張をほぐすためにね。
バシュング *1 はお好きですか
ええ
わたしは大ファン
なんですよ
“おお、
ギャビ、ギャビ
海を歌って
ほしいのか
長い長い長い” *2

*1 アラン・バシュング（1947-2009）。フランスのシンガーソングライター。
*2 首相が歌っているのは彼の大ヒット曲「Gaby oh! Gaby」。

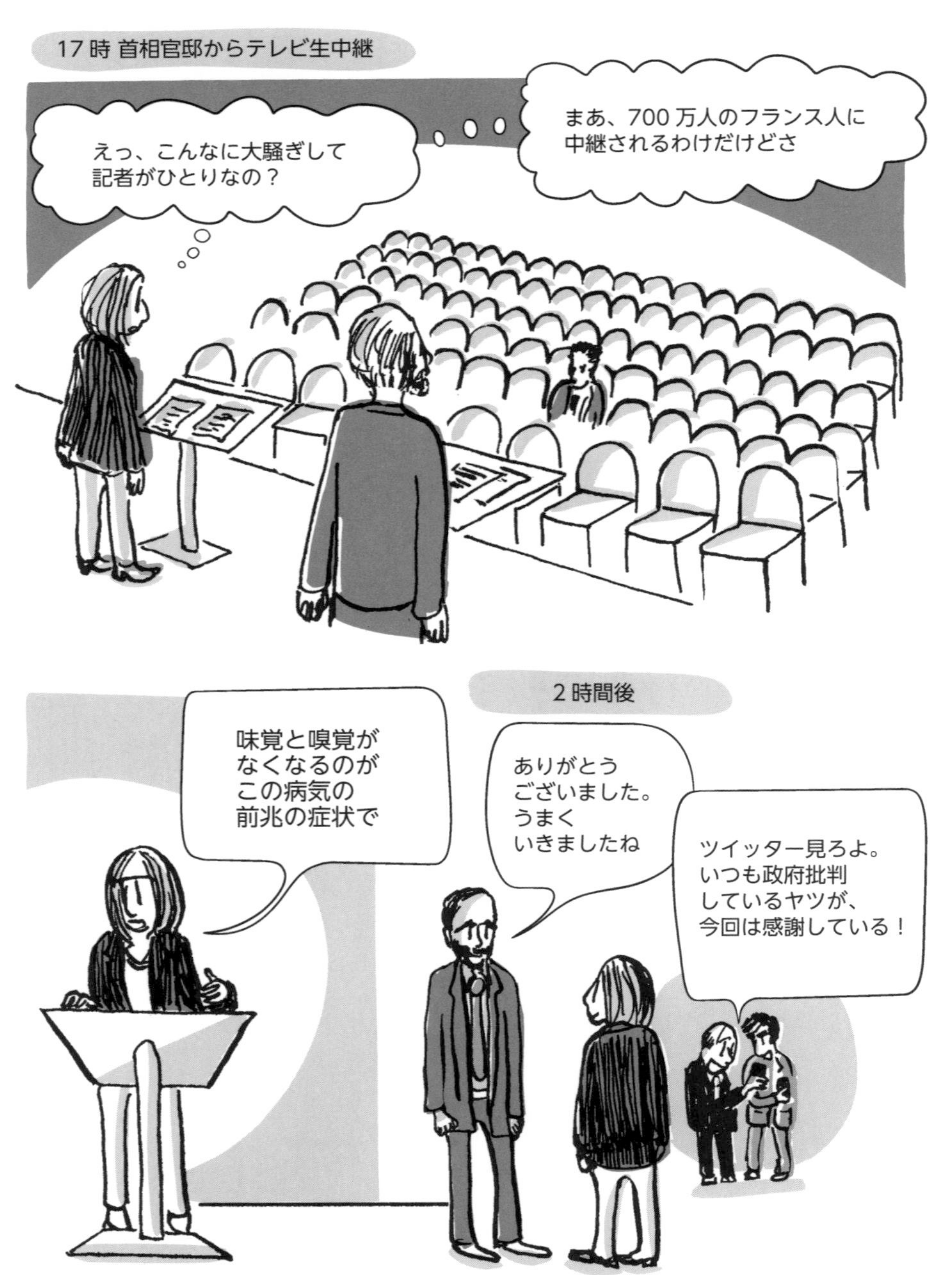
17時 首相官邸からテレビ生中継
えっ、こんなに大騒ぎして
記者がひとりなの？
まあ、700万人のフランス人に
中継されるわけだけどさ
2時間後
味覚と嗅覚が
なくなるのが
この病気の
前兆の症状で
ありがとう
ございました。
うまく
いきましたね
ツイッター見ろよ。
いつも政府批判
しているヤツが、
今回は感謝している！

パサージュ・フルーリに戻ると

いい会見だったわよ。本当に
わかりやすかった

ありがとう、イザベル

ねえ、ちょっといいかしら、
質問があるの

咳しながら走ってる人の
後ろを歩いたらウイルスに
感染するの？

その可能性は低いと思うわ。
屋外ではウイルスを含んだ唾液は
すぐに分散されるの。
感染させるにはたくさんの
ウイルスが必要なのよ

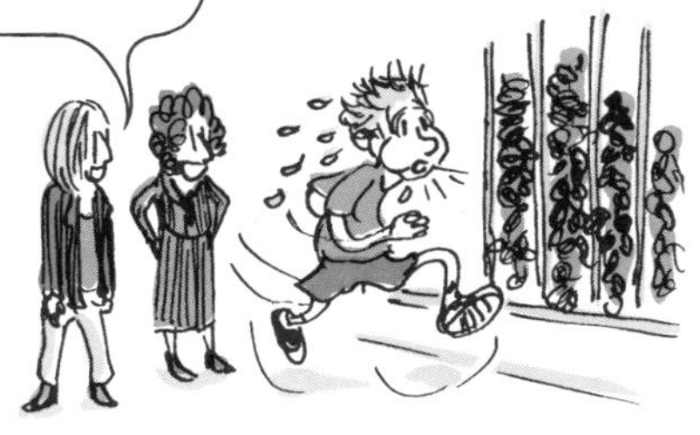

逆に密閉された空間では
マスクをつけないとね

アメリカが
フランスの分の
マスクを中国から
横取りするのを
やめたら、普通に
買えるように
なると思うわ

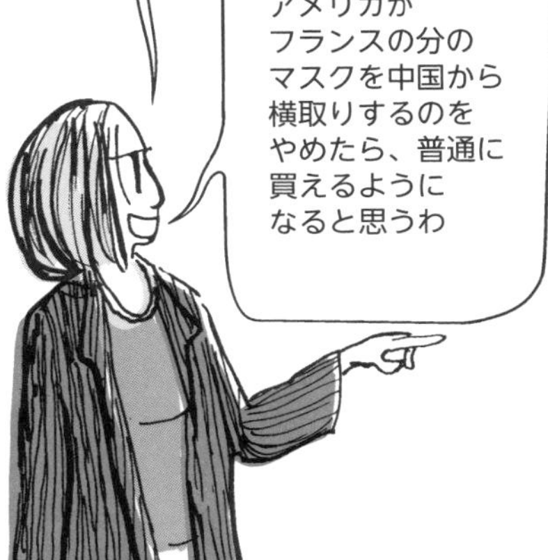

病気の食料品店主が咳をしてるときに
ラザーニャを買ったら？

店を変えたほうがいいわね
ははは

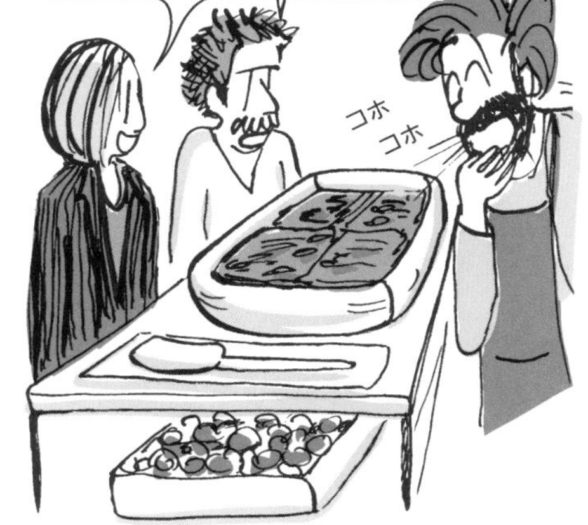

ウイルスは、生存して増殖するために細胞内に入りこむ
必要があるの。ラザーニャは生き物じゃないでしょ

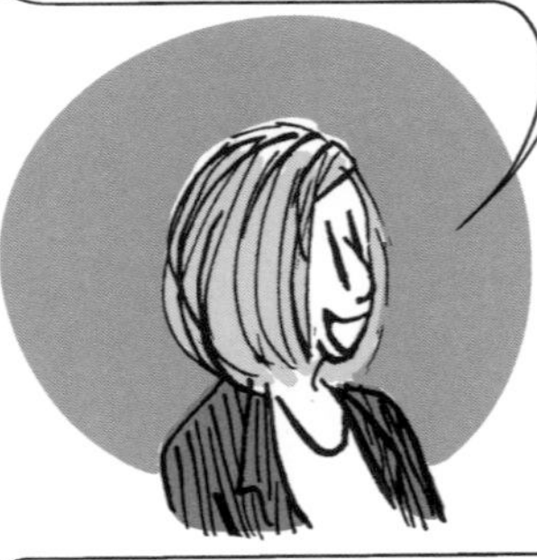

でもウイルスは紙やプラス
チック、あと木の板の表面な
んかでも生き続けるんだよね

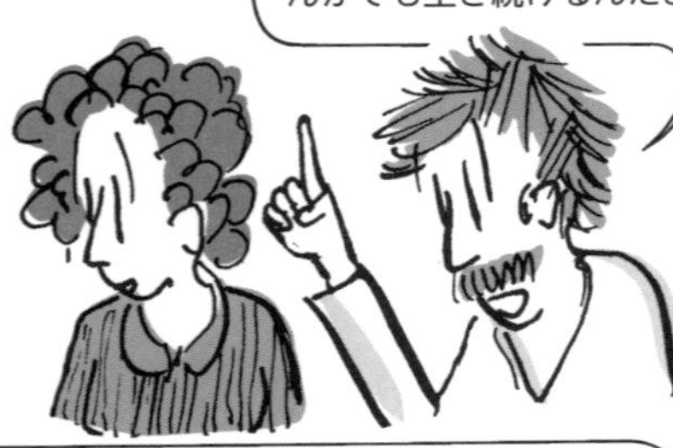

たしかに。でも表面上でウイルスが検出されたとしても、そのウイルスが
生きているとは限らない。それはおそらくウイルスの遺伝的痕跡であって、
感染力はないと思われるの

人に感染させるためにどのくらいのウイルスが必要なのか
わかってるの？

難しいわね

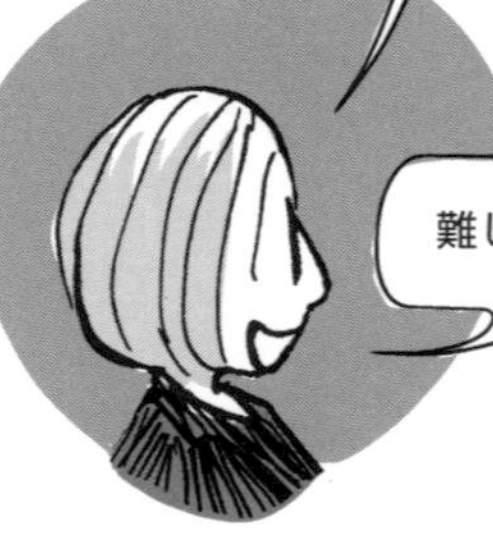

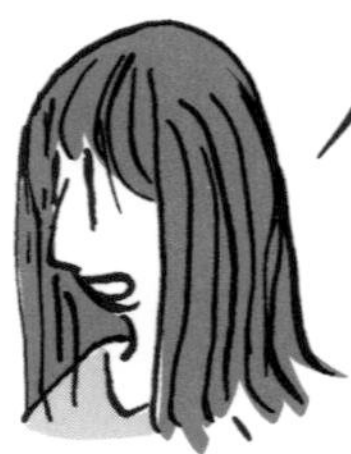

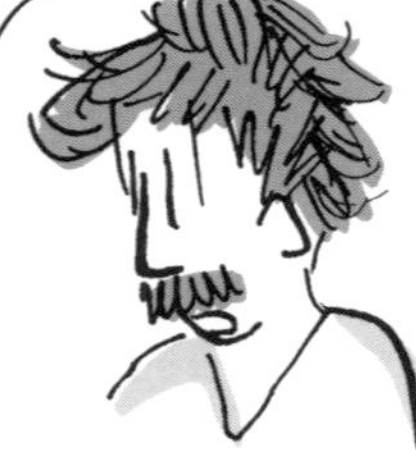

最近よく聞く血漿を使っての
治療法って？

説明するわ

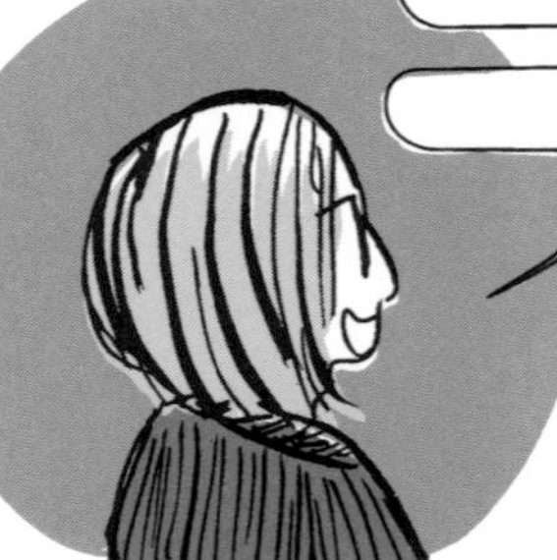

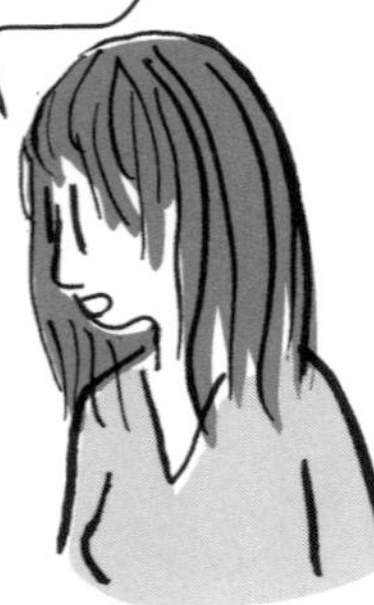

コロナから回復した患者さんたちには、体内に抗体ができてる。抗体は、感染したウイルスに対抗するために免疫系統が作ったプロテイン（タンパク質）なの

抗体は血漿の中にある。血漿とは、血液の黄色っぽい成分のことね。ドナーの血液は機械を通って血漿とほかの成分（アフェレシス）とに分離され、血漿以外の血液は、またドナーの体内に戻される

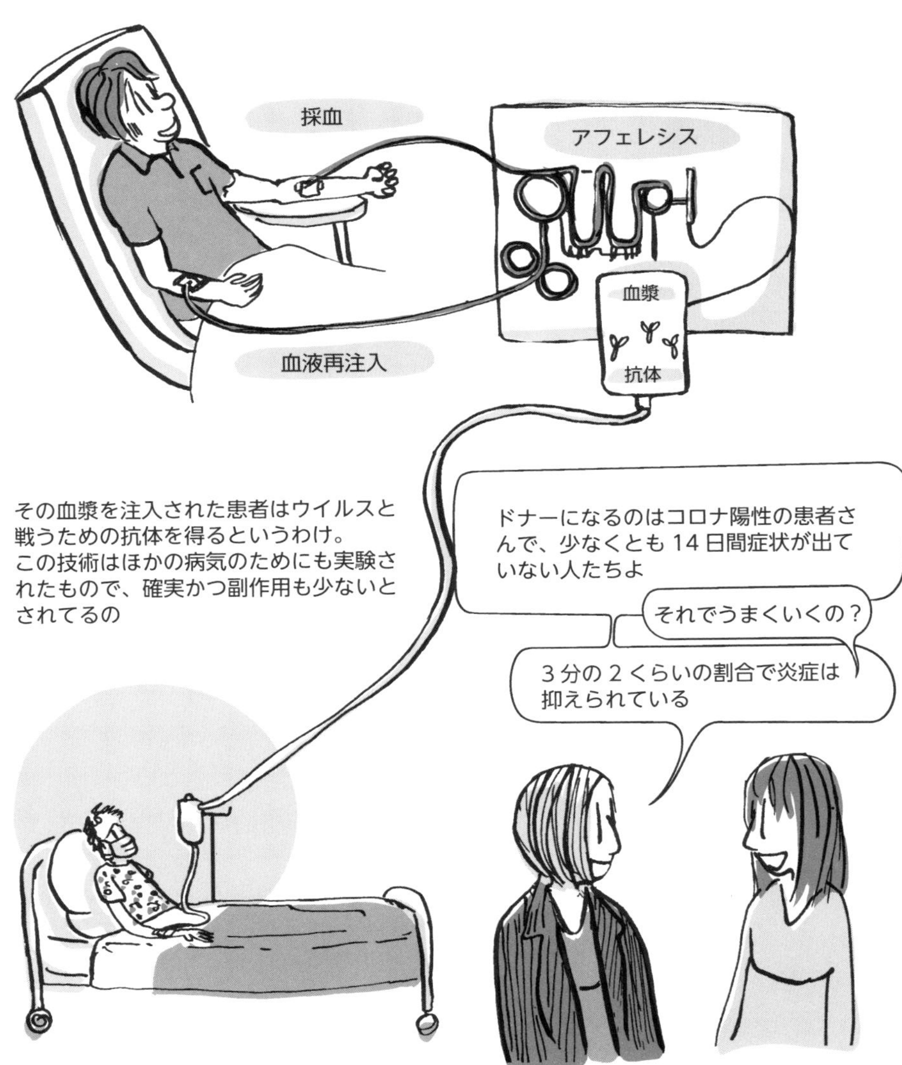

採血
アフェレシス
血漿
抗体
血液再注入
ドナーになるのはコロナ陽性の患者さんで、少なくとも 14 日間症状が出ていない人たちよ
それでうまくいくの？
3 分の 2 くらいの割合で炎症は抑えられている

その血漿を注入された患者はウイルスと戦うための抗体を得るというわけ。
この技術はほかの病気のためにも実験されたもので、確実かつ副作用も少ないとされてるの

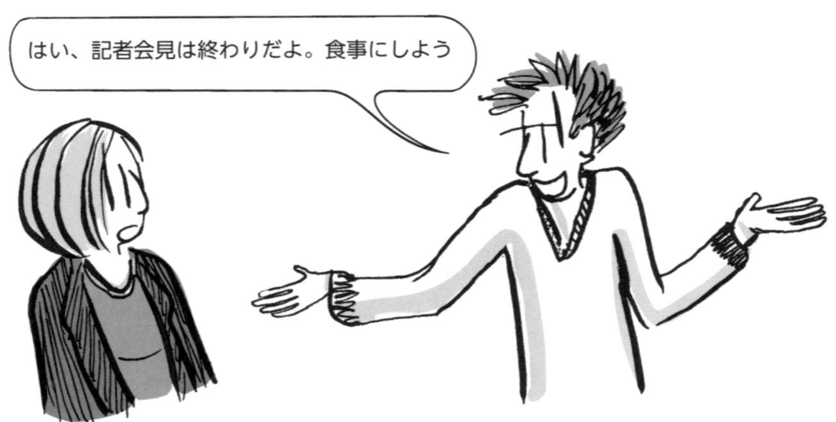
はい、記者会見は終わりだよ。食事にしよう

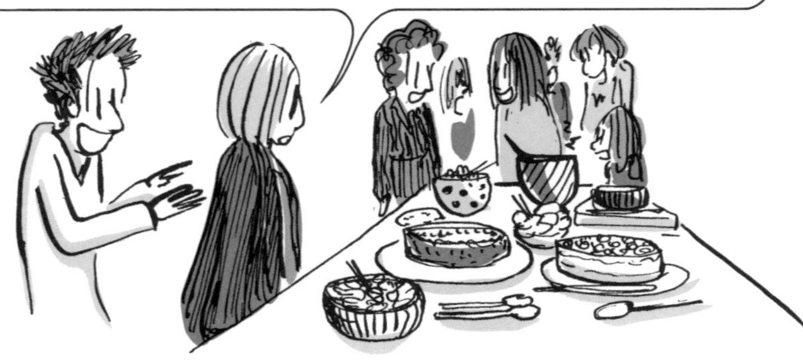
近所の人たちがきみに食事を準備したいって言ってきたんだよ。
きみの仕事に感謝するためのちょっとした心遣いだ

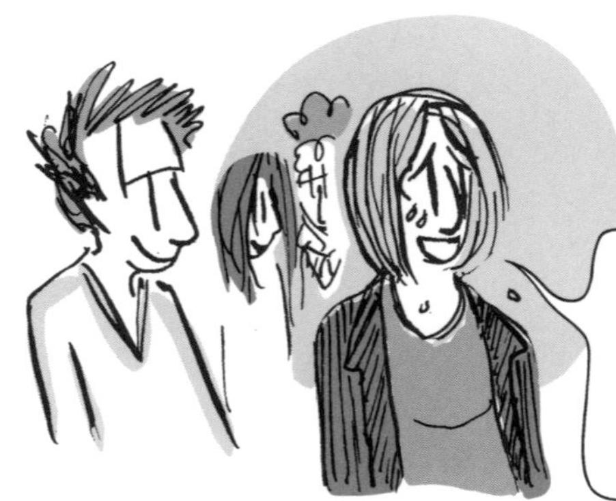
ありがとう
こういうやさしさ、温かさ…みなさん、毎週病院に食事も差し入れてくださってるのに。本当にこの一体感は力になるわ

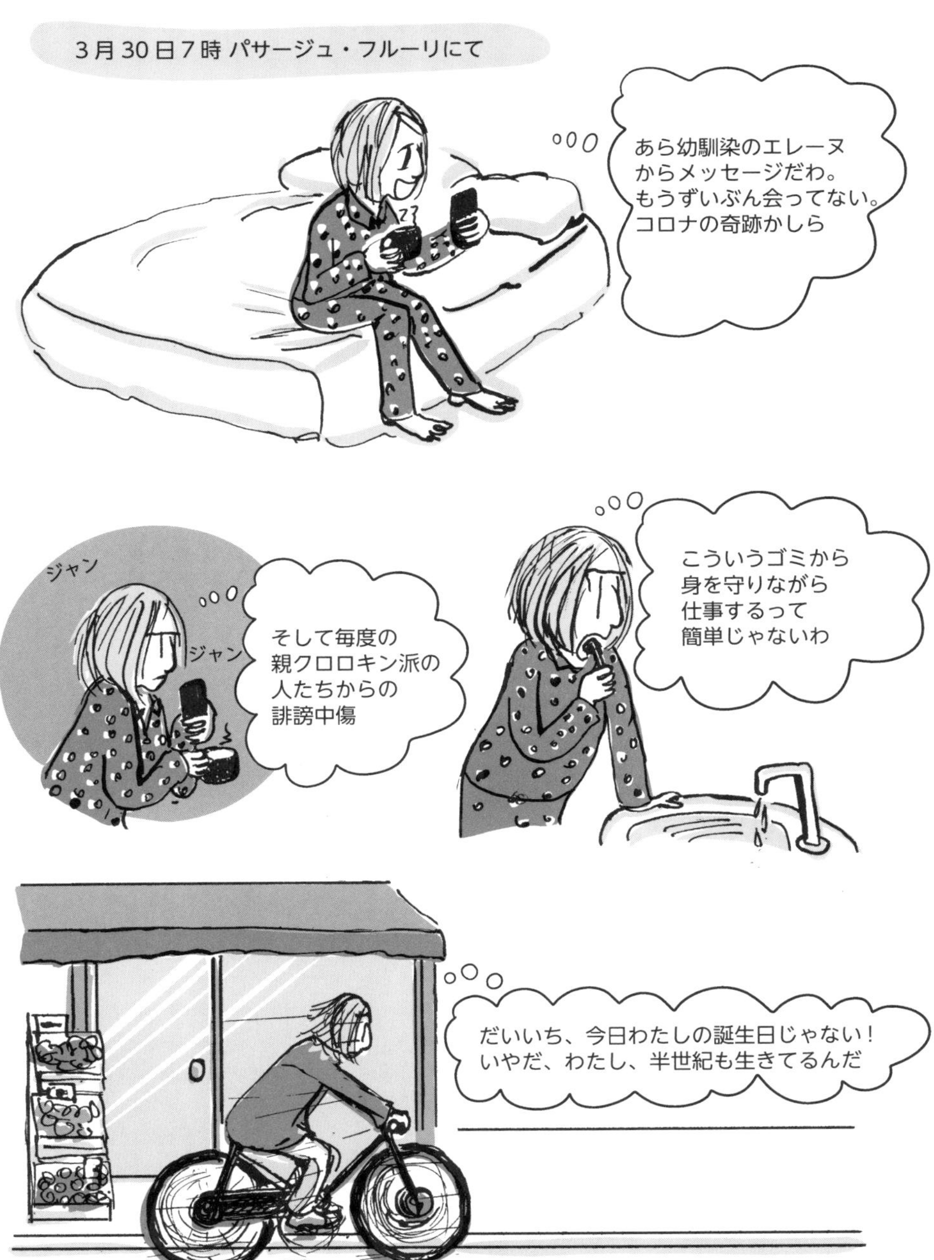
3月30日7時 パサージュ・フルーリにて
あら幼馴染のエレーヌからメッセージだわ。もうずいぶん会ってない。コロナの奇跡かしら
ジャン
ジャン
そして毎度の親クロロキン派の人たちからの誹謗中傷
こういうゴミから身を守りながら仕事するって簡単じゃないわ
だいいち、今日わたしの誕生日じゃない！
いやだ、わたし、半世紀も生きてるんだ

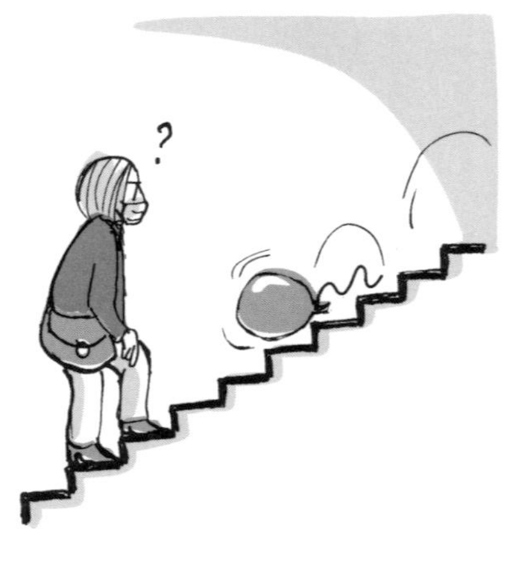
9時 サンタントワーヌ病院
マイエル棟感染症科
?

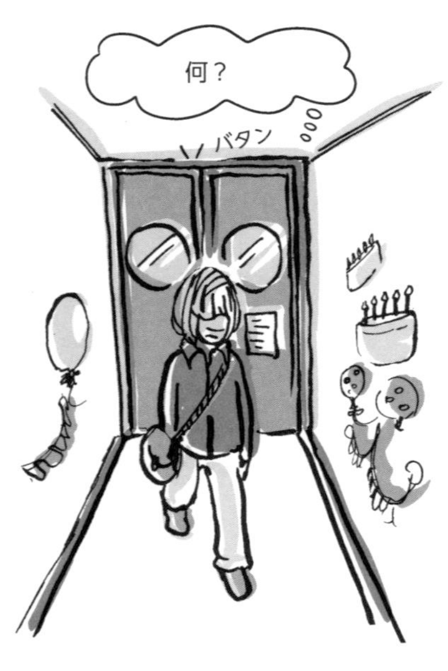
何？
バタン

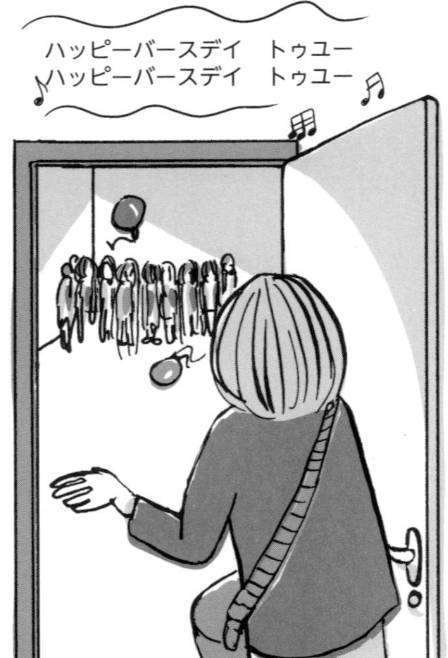
ハッピーバースデイ　トゥユー
ハッピーバースデイ　トゥユー

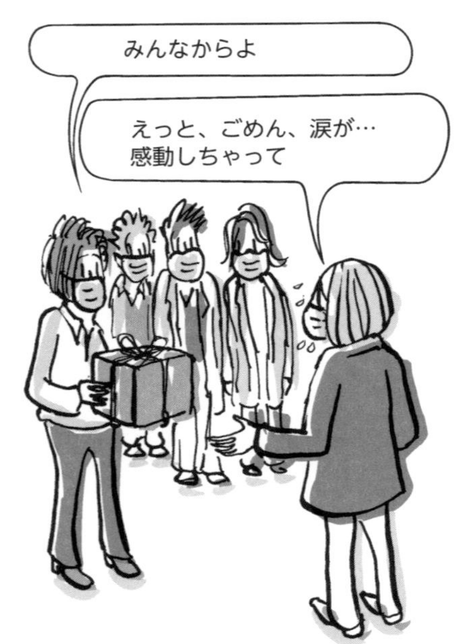
みんなからよ
えっと、ごめん、涙が…
感動しちゃって

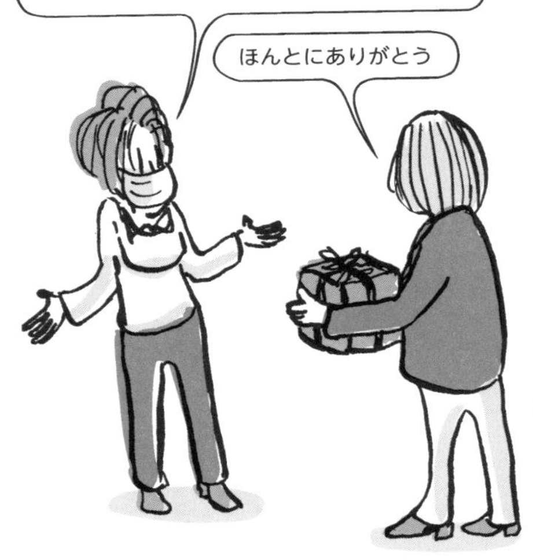
今年はいつもと違う誕生日だけど、
だからといってお祝いしない理由には
ならないわ
ほんとにありがとう

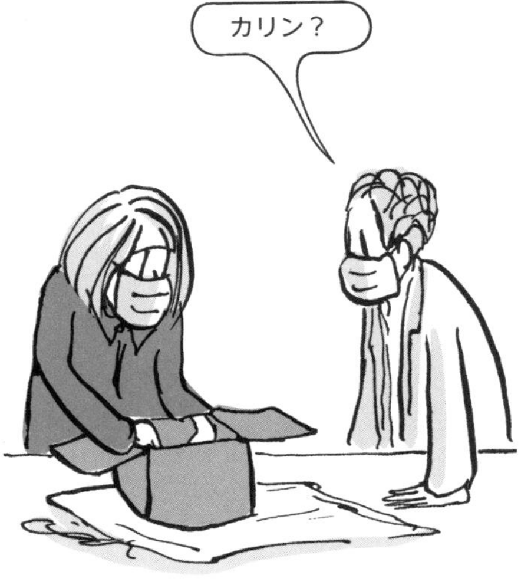
カリン？

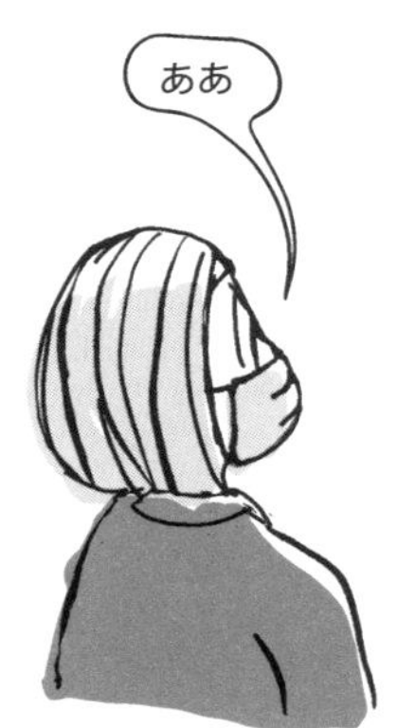
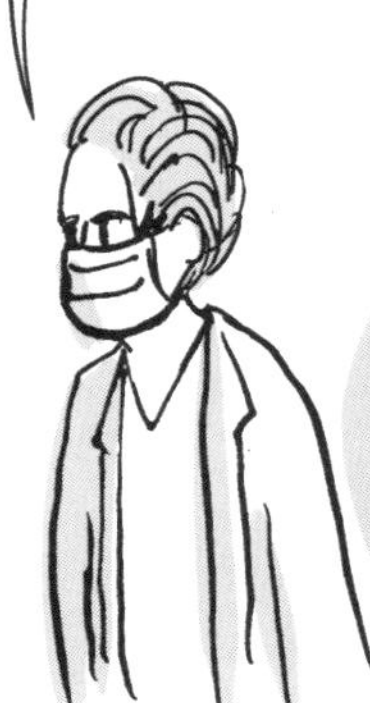
きみの患者のグッツァンティ
さんだけど、副腎皮質ホルモ
ンが効かない
ああ

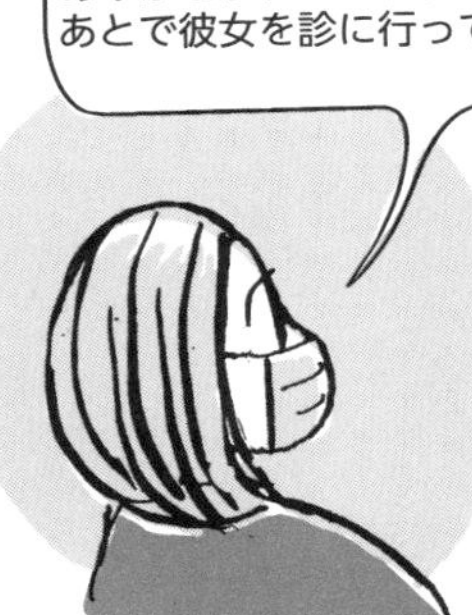
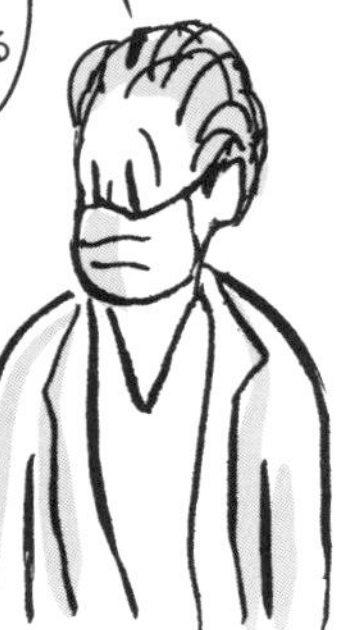
肺の病巣が広がっている。
あとで全体会議で話すけど、
トシリズマブ投与も視野に
入れなくてはならないかも
しれない
ありがとう、マルク。
あとで彼女を診に行ってみる

9時30分 現状報告

コロナ対応病床は、今日までにマイエル棟に59、カロリ棟に49。ICUを使えばもっと病床を空けられるかしら。
そうでもしないと病床が足りなくなる

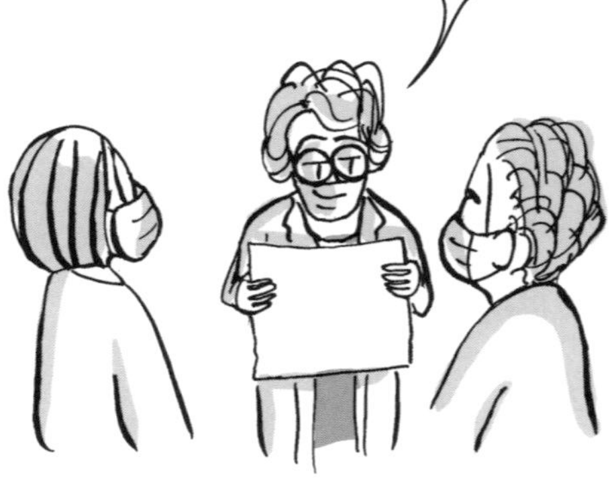

病院を拡大でもしないとムリだわ

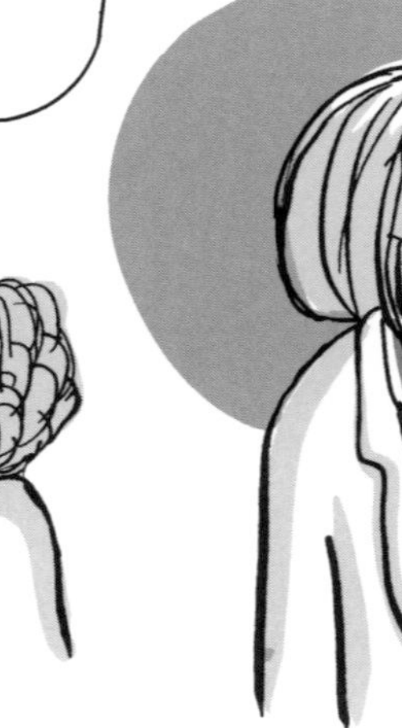

感染症科に戻ると

くすん
くすん

イネス、どうしたの？

もう調整の電話でいっぱいいっぱいよ。
患者の移送の電話ばかりで

わかった、システムを見直しましょう。
少し休みなさい。
あなたがいなくなったら本当に困るの

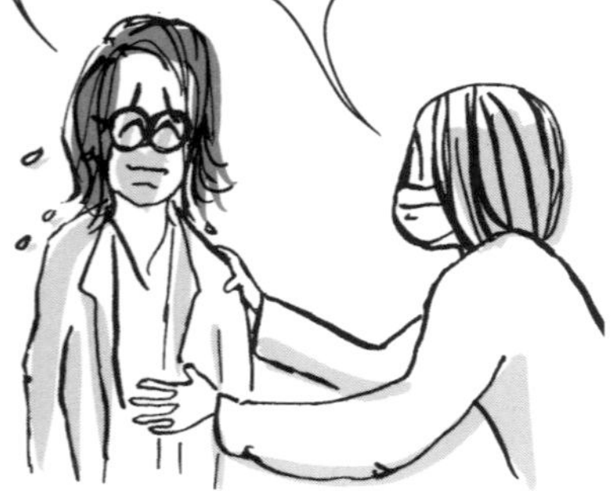

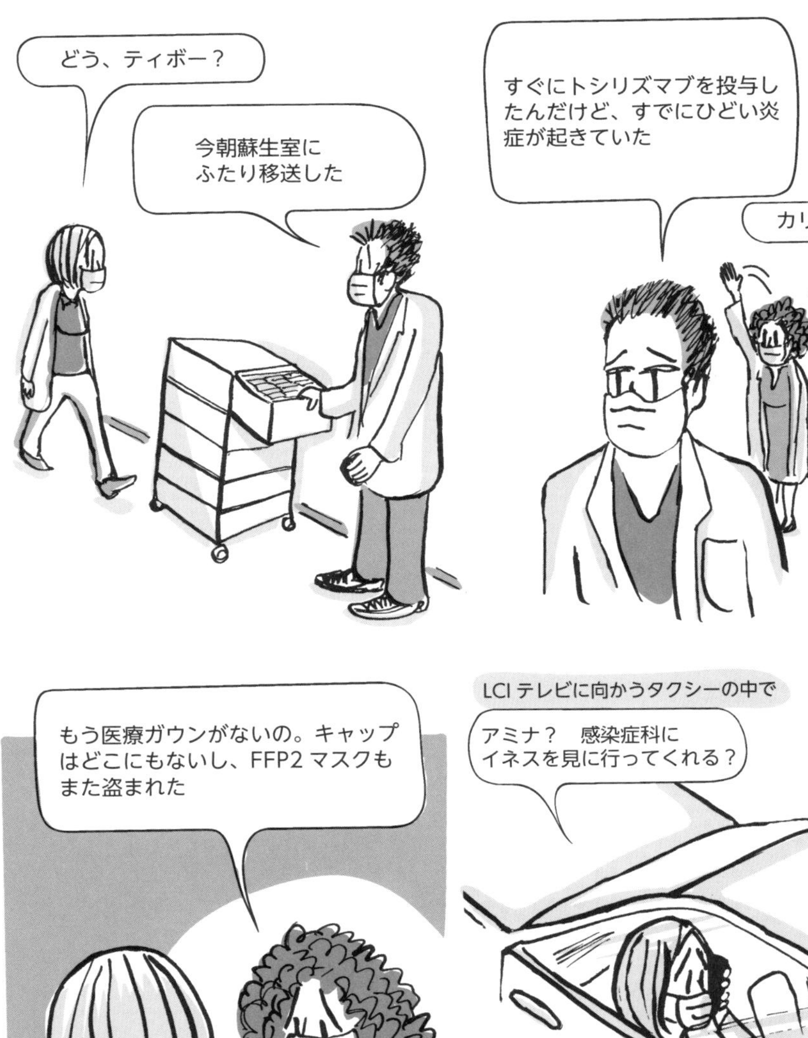
どう、ティボー？
今朝蘇生室に
ふたり移送した
すぐにトシリズマブを投与したんだけど、すでにひどい炎症が起きていた
カリン
もう医療ガウンがないの。キャップはどこにもないし、FFP2 マスクもまた盗まれた
クリステル
看護責任者
LCI テレビに向かうタクシーの中で
アミナ？　感染症科に
イネスを見に行ってくれる？
彼女、消耗
しきってて

LCI テレビのスタジオ「24 時間 ピュジャダス」

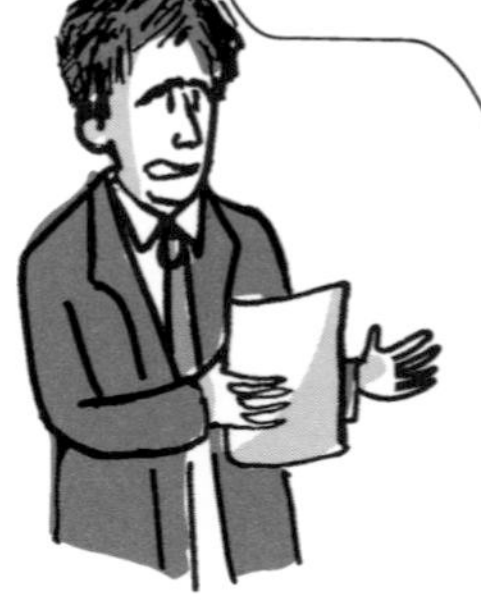
政府関係者と繋がりがあるのですか？

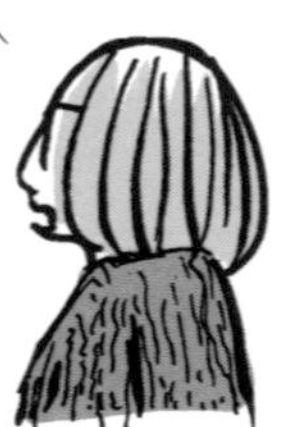
ありません。記者会見の時には、わかりやすい説明を求められて、首相に入るよう依頼されただけです

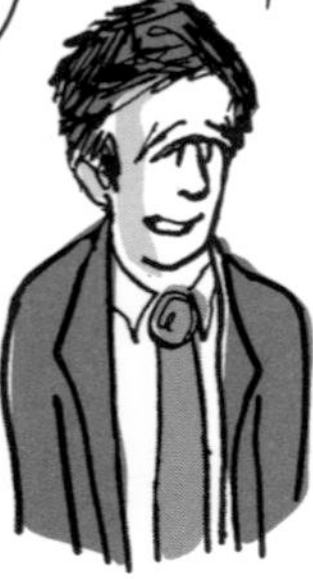
あなたと製薬会社の間に不適切な関係があると言われてますが…

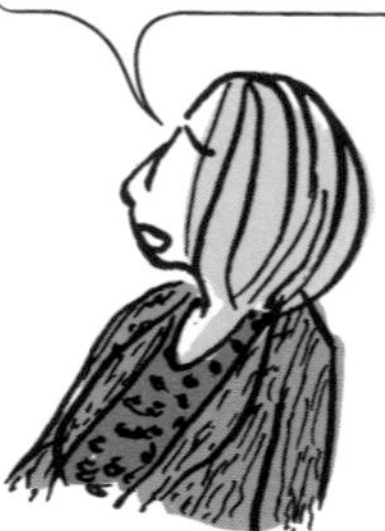
そんなことはありません。いわゆる「袖の下」ということなら表に出ないはずでしょ

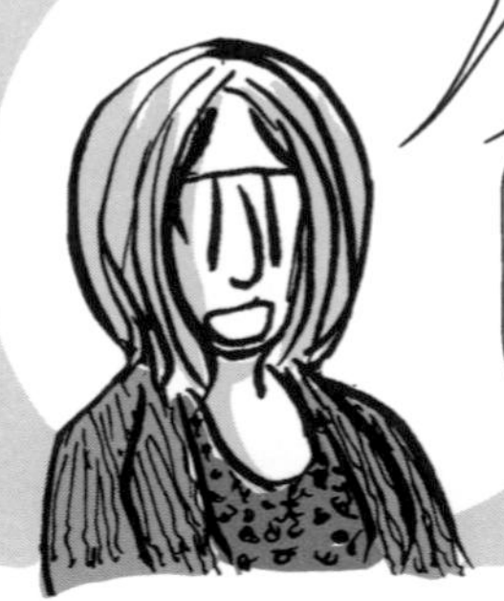
医師と製薬会社との関係については 2016 年の法律できちんと枠組みが決まっています。医師と製薬会社が協力して医薬品の開発や治験結果を共有する、あるいはその薬について講演することは認められてますし、そのための経費が支払われることも認められてますが、それが一定額以上になる場合は公開しなくてはなりません
わたしはそういう場合、その都度公表してますよ

3月31日8時 サンタントワーヌ病院モニタリング病室

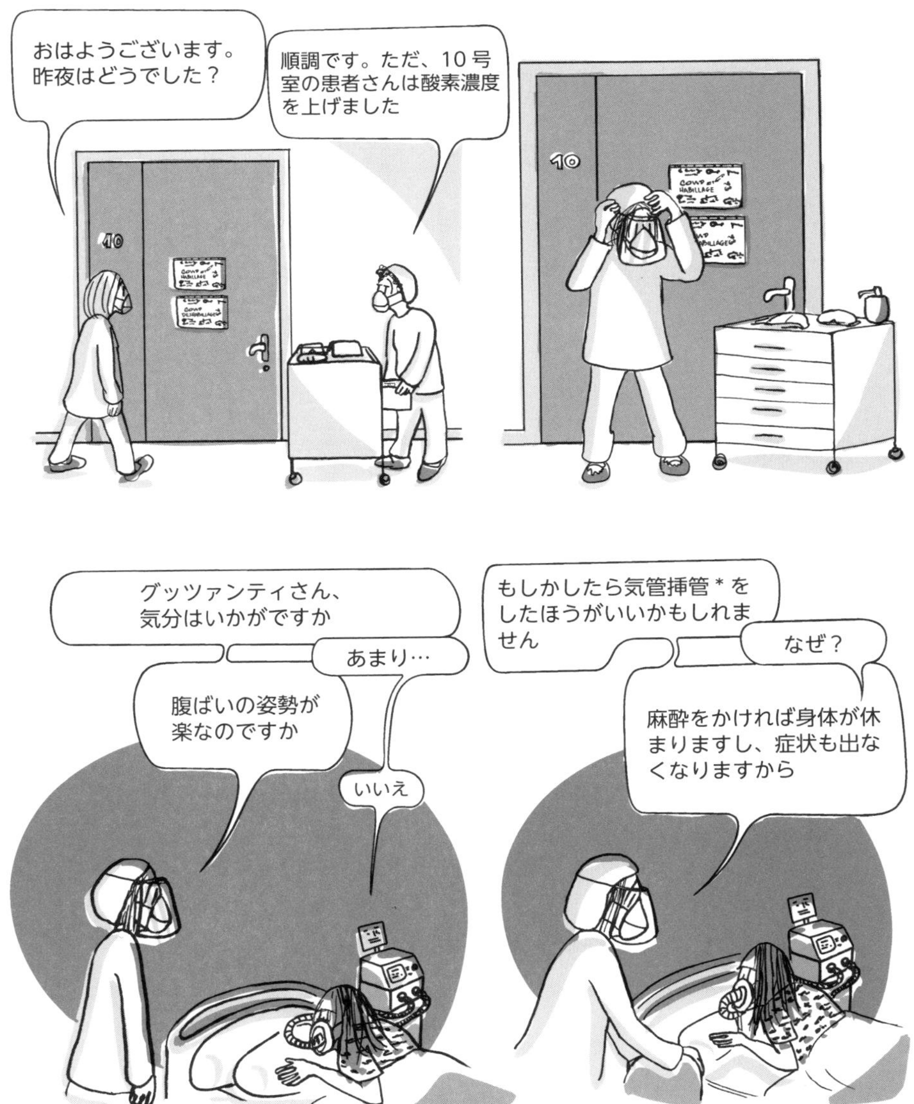
おはようございます。
昨夜はどうでした？
順調です。ただ、10号室の患者さんは酸素濃度を上げました
10
COVID HABILLAGE
10
グッツァンティさん、
気分はいかがですか
あまり…
腹ばいの姿勢が
楽なのですか
いいえ
もしかしたら気管挿管*をしたほうがいいかもしれません
なぜ？
麻酔をかければ身体が休まりますし、症状も出なくなりますから

* 口または鼻から喉頭を経由して、気管内にチューブを挿入する気道確保方法。通常、意識をなくした状態で行う。

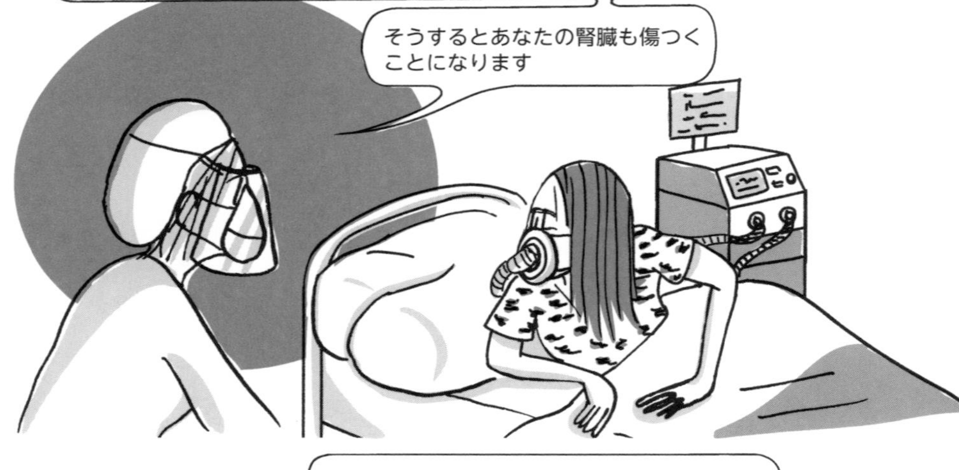
病気がある段階まで進むと、身体は全体的な炎症と戦うことになります。これはウイルスに対する免疫系統の防衛戦なのですが、あらゆる戦争と同じで、罪のないものも攻撃するわけです
そうするとあなたの腎臓も傷つくことになります

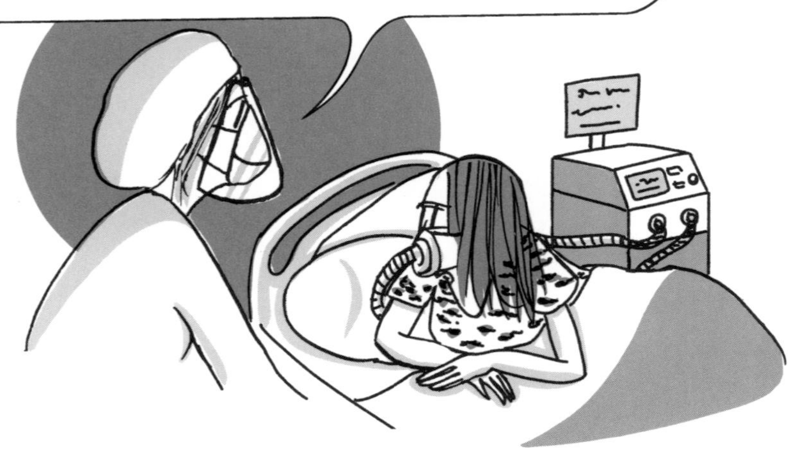
炎症に対する薬はないのですか
いろんな処方を試したのですが、今はトシリズマブという免疫抑制剤を使おうと思っています

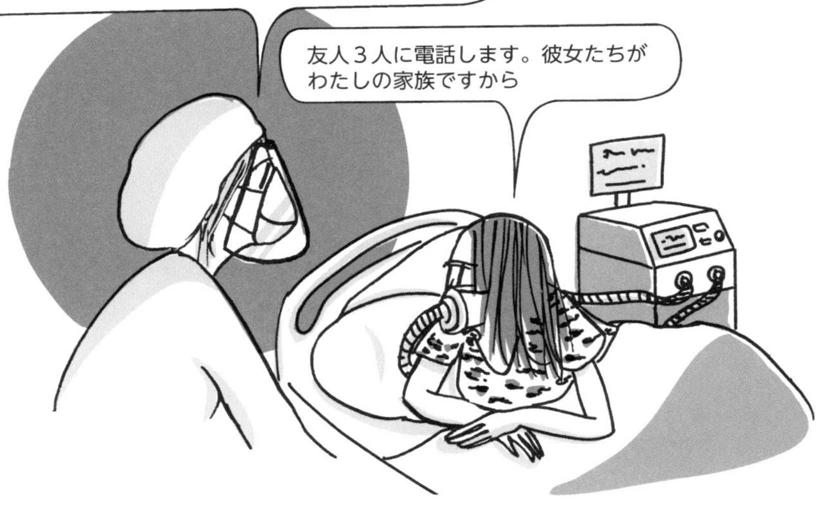
どなたかと電話でお話しませんか。
何か大事なことを決断するとき、
親しい人がそばにいると安心ですよ
友人３人に電話します。彼女たちが
わたしの家族ですから

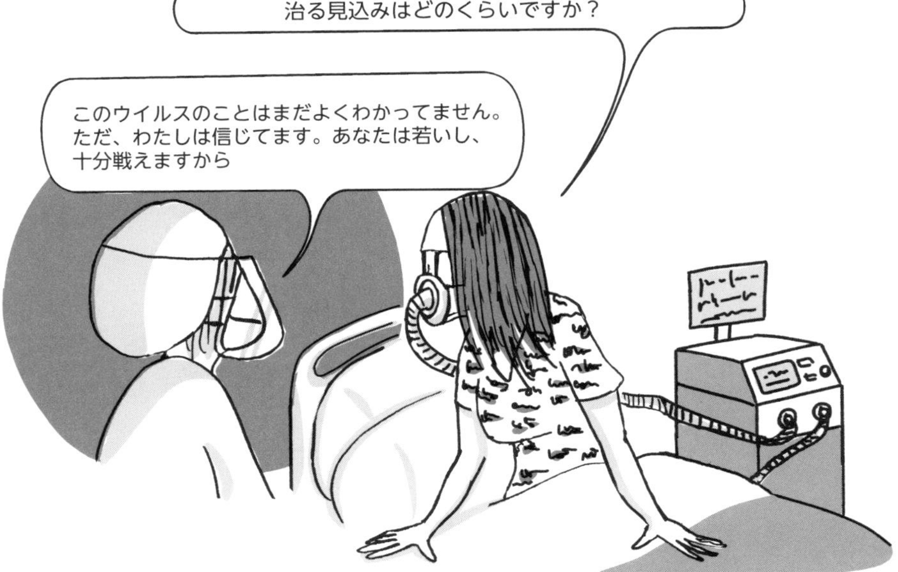
治る見込みはどのくらいですか？
このウイルスのことはまだよくわかってません。
ただ、わたしは信じてます。あなたは若いし、
十分戦えますから

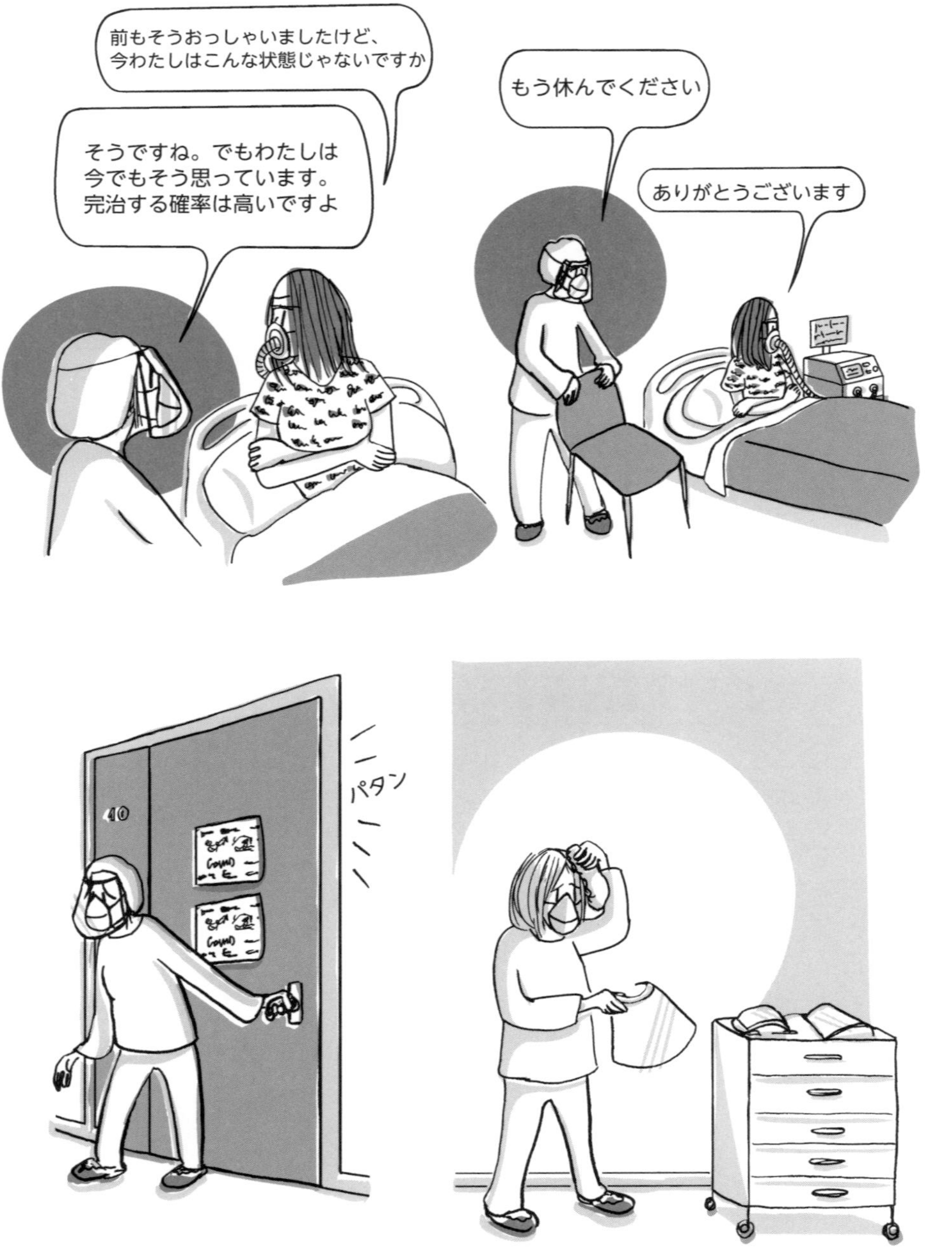

前もそうおっしゃいましたけど、
今わたしはこんな状態じゃないですか

そうですね。でもわたしは
今でもそう思っています。
完治する確率は高いですよ

もう休んでください

ありがとうございます

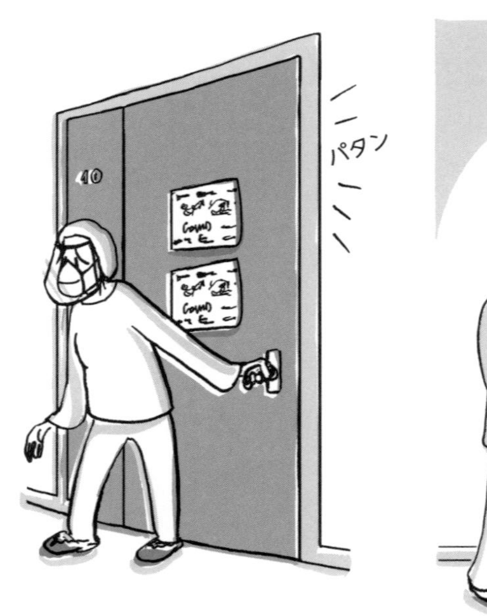

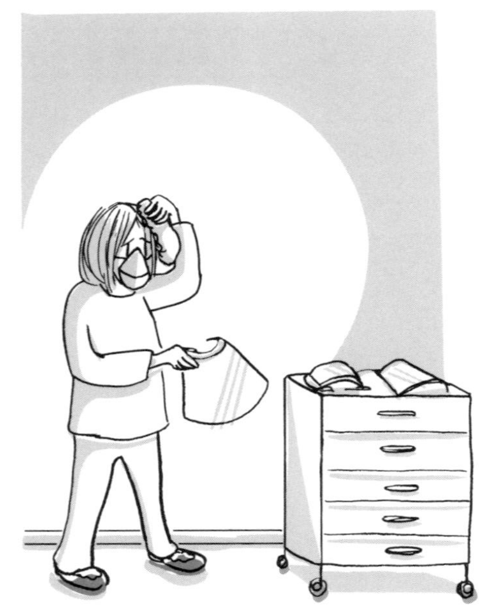

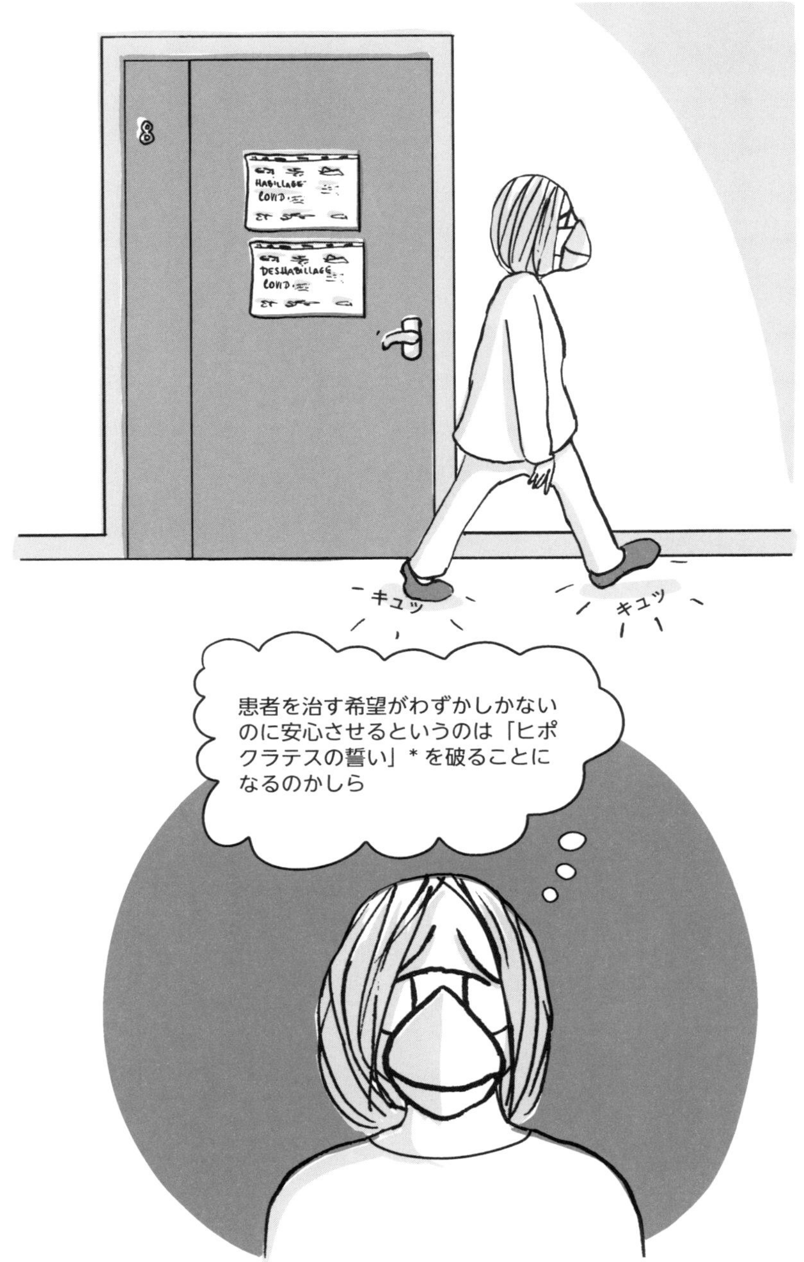
HABILLAGE
COVID
DESHABILLAGE
COVID
キュッ
キュッ
患者を治す希望がわずかしかないのに安心させるというのは「ヒポクラテスの誓い」*を破ることになるのかしら

*医師の倫理・任務などについてのギリシャ神への宣誓文。現代の医療倫理の根幹を成す、患者の生命・健康保護の思想、患者のプライバシー保護のほか、専門家としての尊厳の保持、徒弟制度の維持や職能の閉鎖性維持なども謳われている。

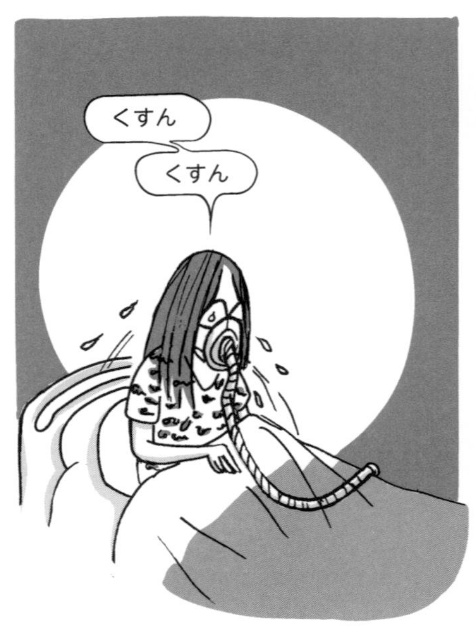
くすん
くすん

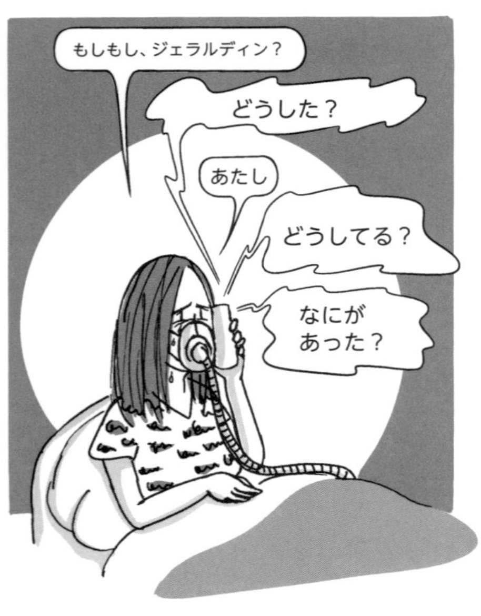
もしもし、ジェラルディン？
どうした？
あたし
どうしてる？
なにが
あった？

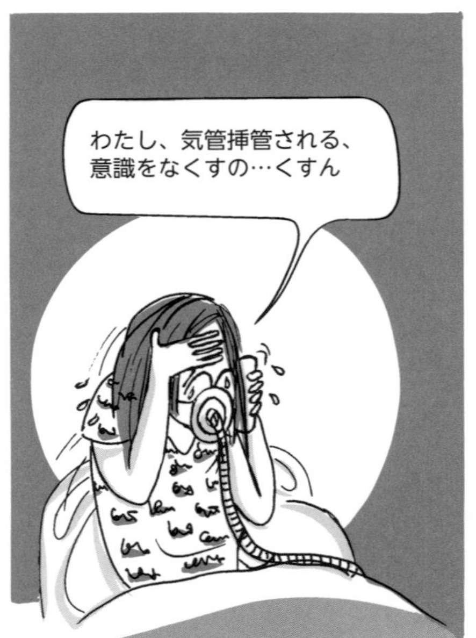
わたし、気管挿管される、
意識をなくすの…くすん

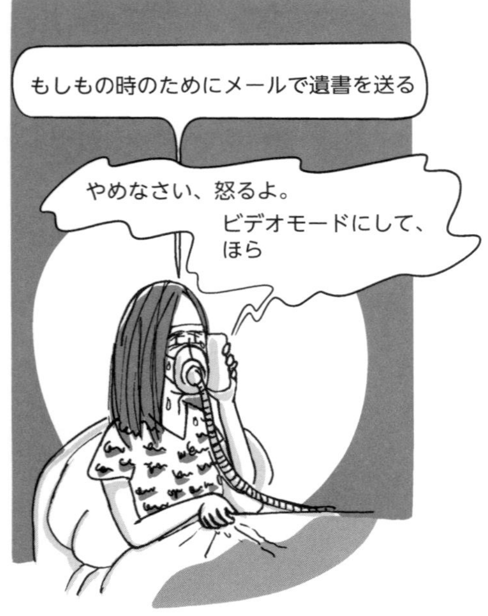
もしもの時のためにメールで遺書を送る
やめなさい、怒るよ。
ビデオモードにして、
ほら

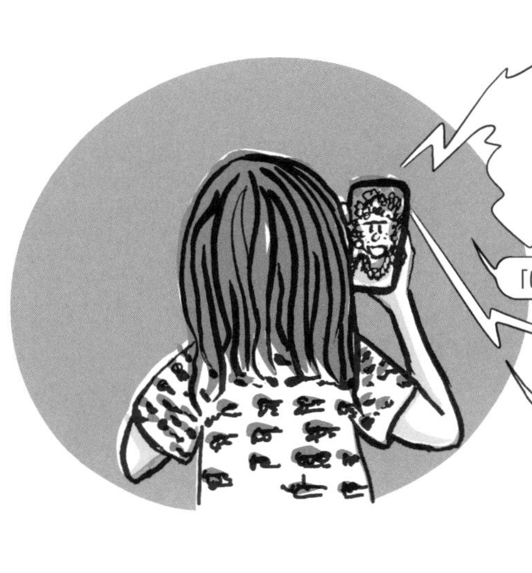
うまくいくから、わかった？
あんた若いんだし、その年で
死ぬ人なんていないんだから
「ほとんど」いない、でしょ
ピエールに連絡した？
したくない。彼は消えたの。
ほんとに卑怯なやつよ

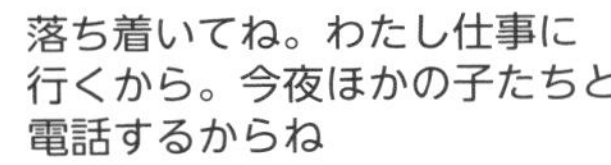
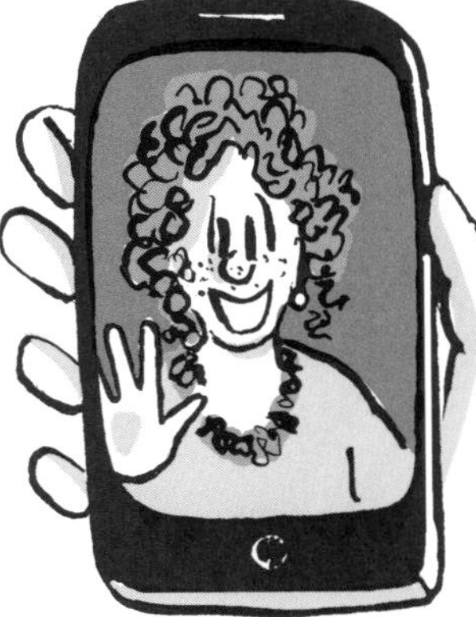
落ち着いてね。わたし仕事に
行くから。今夜ほかの子たちと
電話するからね

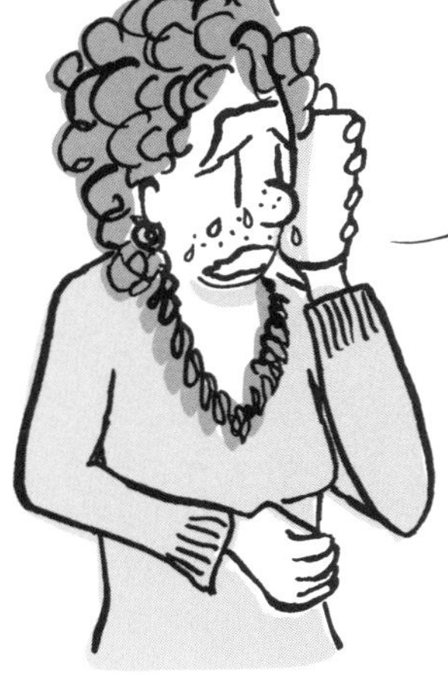
もしもし、アイシャ？　今リヴィアと電話
したんだけど、もうだめ。彼女、麻酔を
かけられるって。どうする？　彼女病院で
たったひとりでいるのに、わたしたちは
見舞いにも行けないし

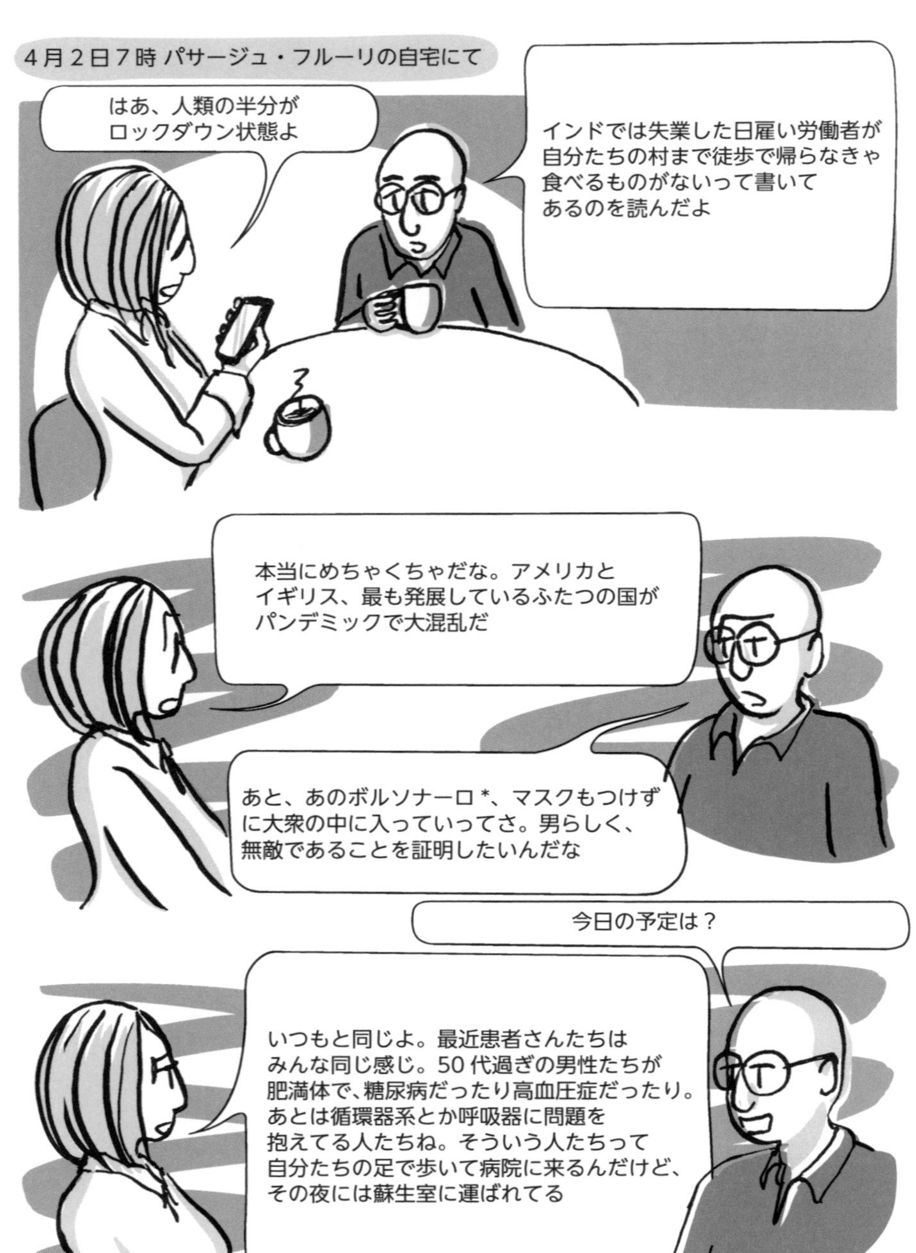
4月2日7時 パサージュ・フルーリの自宅にて
はあ、人類の半分が
ロックダウン状態よ
インドでは失業した日雇い労働者が
自分たちの村まで徒歩で帰らなきゃ
食べるものがないって書いて
あるのを読んだよ
本当にめちゃくちゃだな。アメリカと
イギリス、最も発展しているふたつの国が
パンデミックで大混乱だ
あと、あのボルソナーロ*、マスクもつけず
に大衆の中に入っていってさ。男らしく、
無敵であることを証明したいんだな
今日の予定は？
いつもと同じよ。最近患者さんたちは
みんな同じ感じ。50代過ぎの男性たちが
肥満体で、糖尿病だったり高血圧症だったり。
あとは循環器系とか呼吸器に問題を
抱えてる人たちね。そういう人たちって
自分たちの足で歩いて病院に来るんだけど、
その夜には蘇生室に運ばれてる

* ブラジル連邦共和国大統領。マスク嫌いとして知られる。2020年7月、新型コロナウイルスへの感染が確認された。

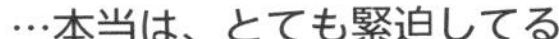
…本当は、とても緊迫してる

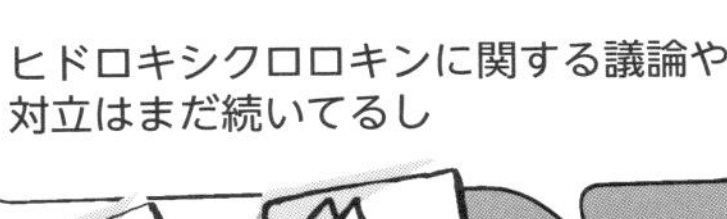
ヒドロキシクロロキンに関する議論や
対立はまだ続いてるし

今はいろんな治療を試しているし

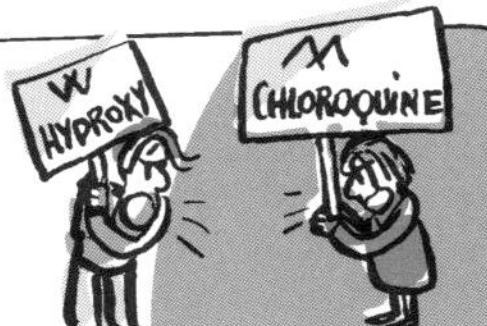
HYDROXY
CHLOROQUINE

研究

回復

治験

薬や、麻酔薬、医療ガウンや
マスクの不足は明らかよ

試薬

医療従事者の中にも感染した
人たちが大勢いる。幸い、
連帯感や拍手 [*1]、食事の差し
入れが心の支えになってる

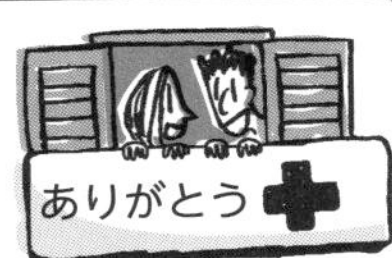
ありがとう

なあ、マスクの下に口紅付ける意味が
わからないんだけど

体力のない人たちは亡くなる。大した処置が
できないで死んでいくのを見るのは大変よ。
幸いブーヘンヴァルト強制収容所 [*2] の生き残り
の人がいて、84 歳の女性なんだけど、
こんなこというのよ

国内産業を支援してるの

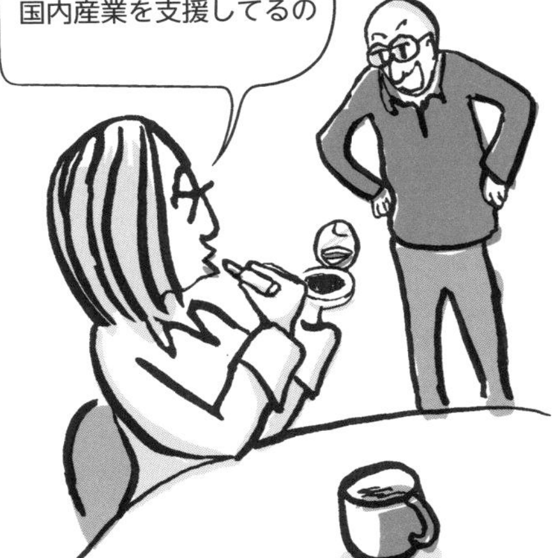

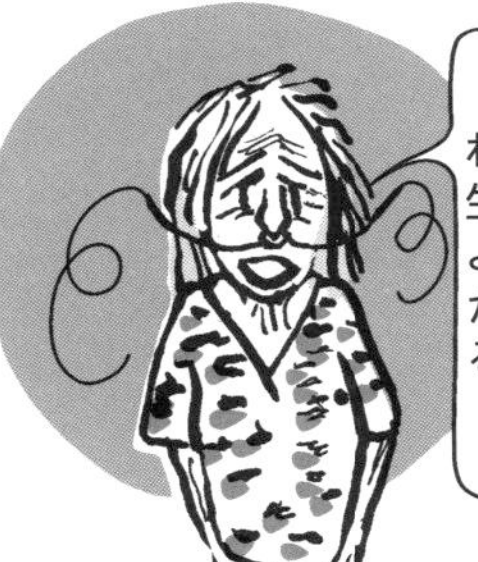

わたしは収容所を
生きのびたんです
よ。ウイルスなん
かに倒されてたま
るもんですか！

*1　この時期、パリでは 20 時になると市民たちが拍手で医療従事者に対する感謝の意を表していた。
*2　ドイツが 1936 年に建設した強制収容所。第 2 次世界大戦が終わるまでにのべ 23 万人以上の囚人が送られ、5 万人以上がそこで亡くなった。

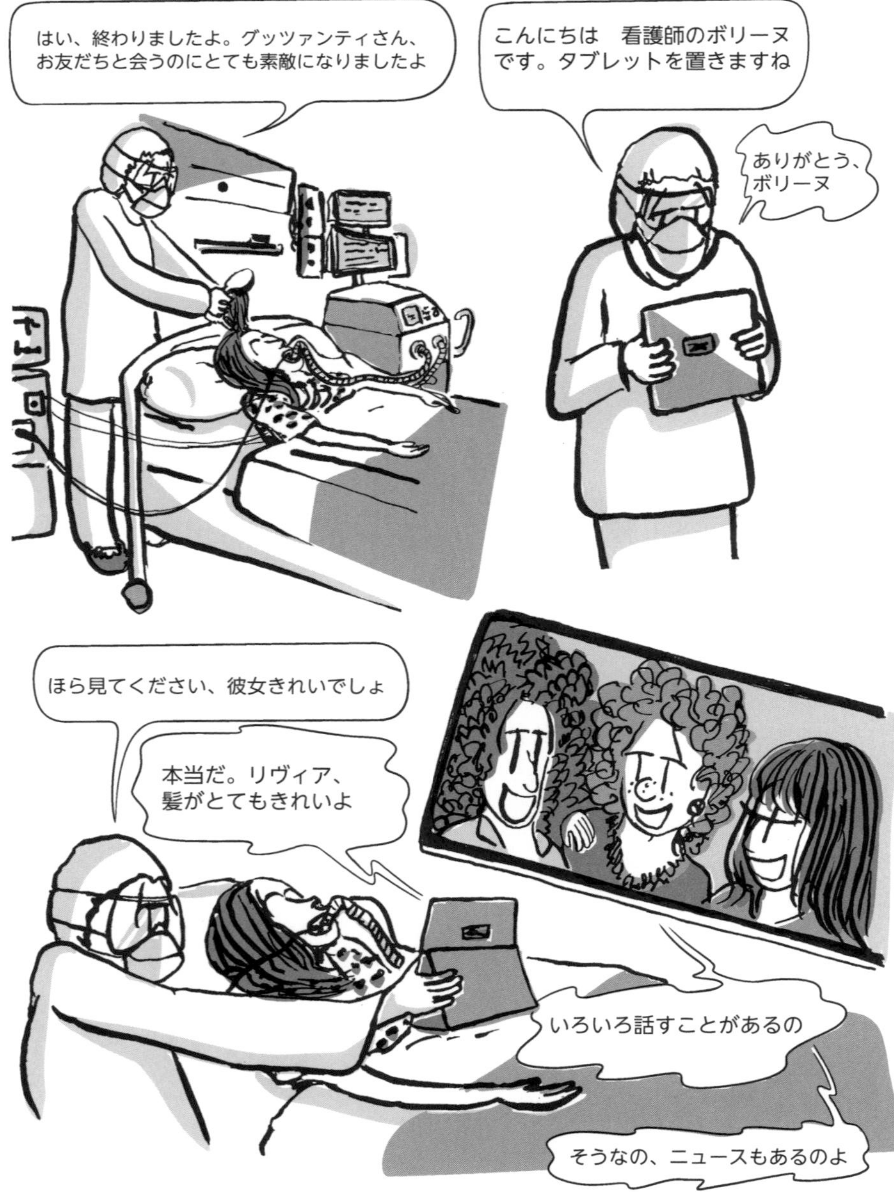
4月7日 サンタントワーヌ病院蘇生室
はい、終わりましたよ。グッツァンティさん、お友だちと会うのにとても素敵になりましたよ
こんにちは　看護師のボリーヌです。タブレットを置きますね
ありがとう、ボリーヌ
ほら見てください、彼女きれいでしょ
本当だ。リヴィア、髪がとてもきれいよ
いろいろ話すことがあるの
そうなの、ニュースもあるのよ

4月7日21時

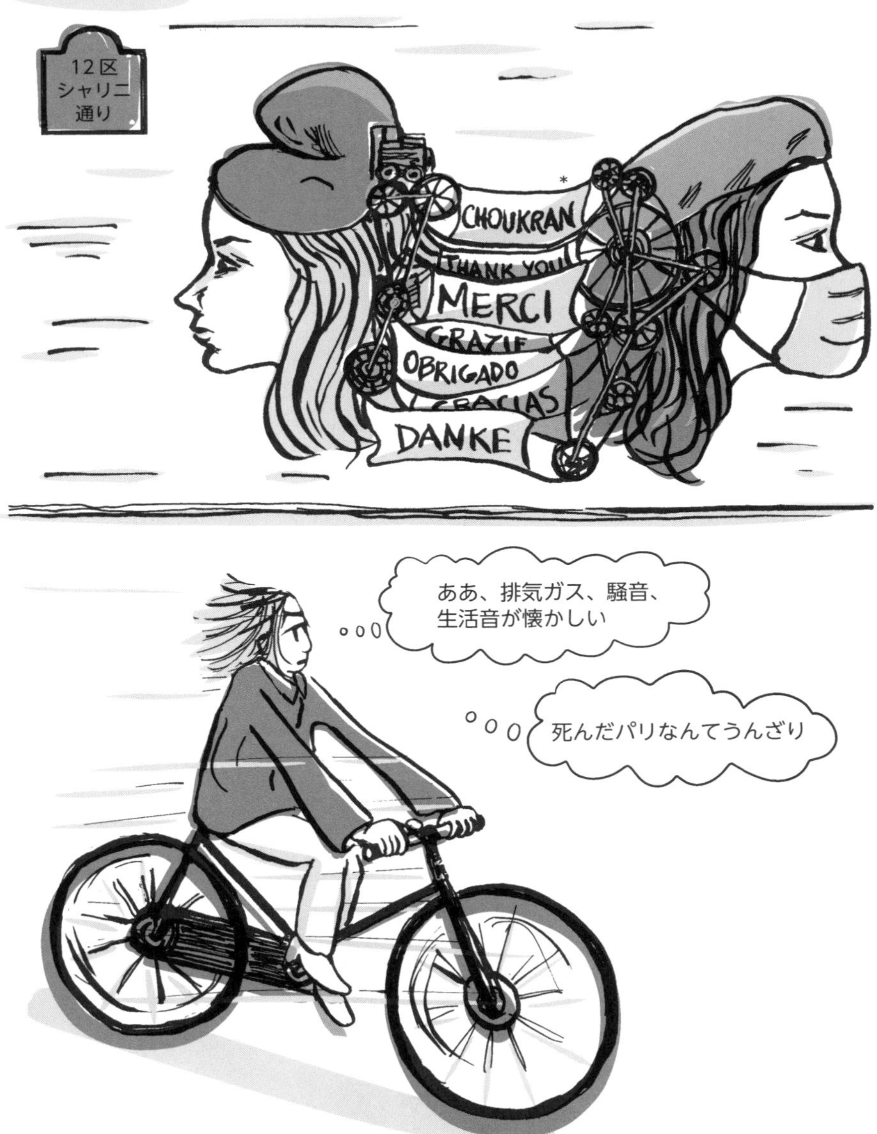

* インスタグラムにアップされた ardif によるストリートアート。左側にフランス共和国の象徴マリアンヌ、右側が医療従事者、その間に世界の言葉で「ありがとう」。

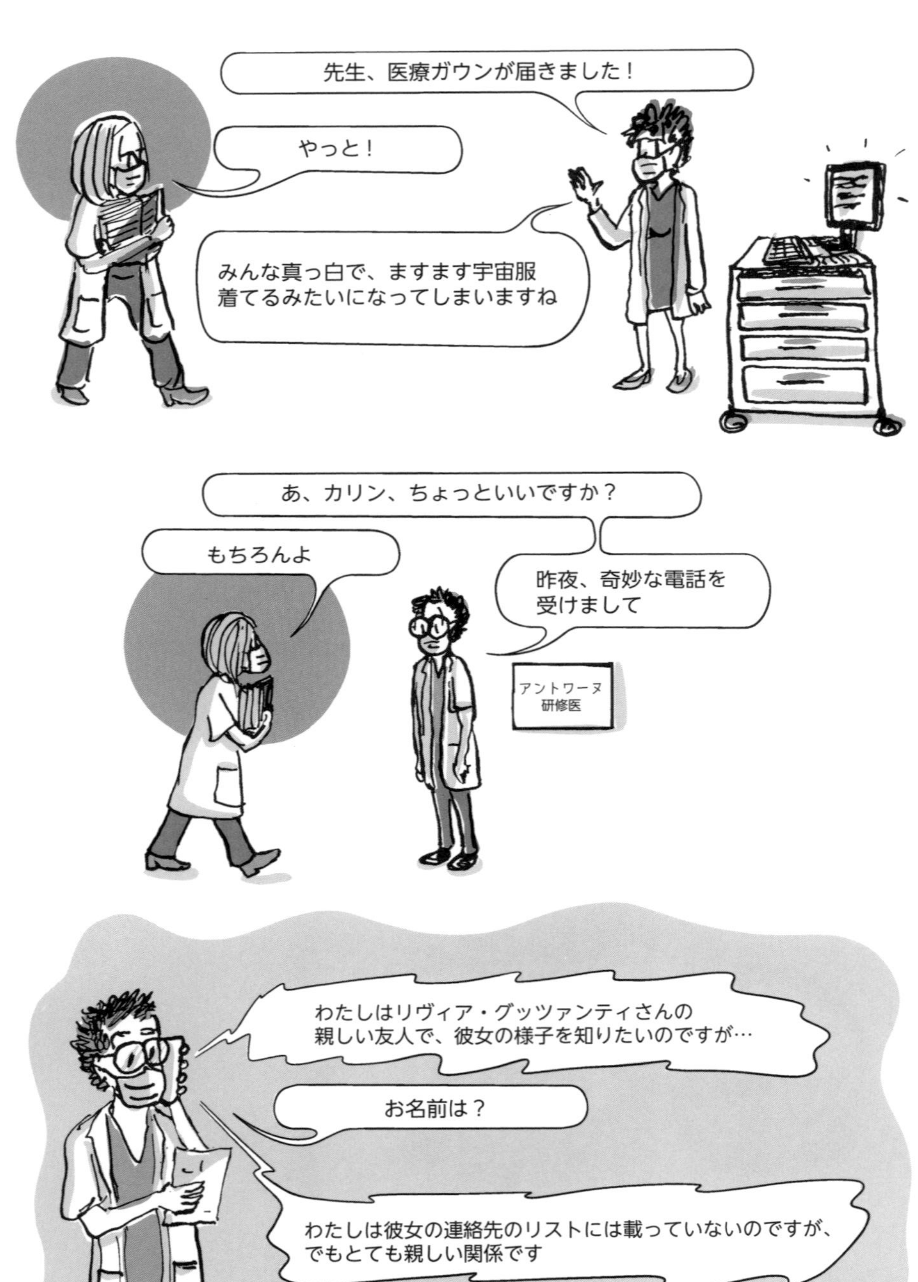
先生、医療ガウンが届きました！
やっと！
みんな真っ白で、ますます宇宙服
着てるみたいになってしまいますね
あ、カリン、ちょっといいですか？
もちろんよ
昨夜、奇妙な電話を
受けまして
アントワーヌ
研修医
わたしはリヴィア・グッツァンティさんの
親しい友人で、彼女の様子を知りたいのですが…
お名前は？
わたしは彼女の連絡先のリストには載っていないのですが、
でもとても親しい関係です

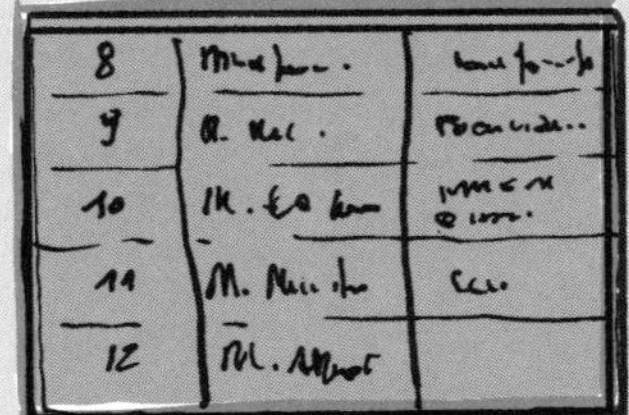

申し訳ありませんが、その場合、
患者さんのことをお知らせできません

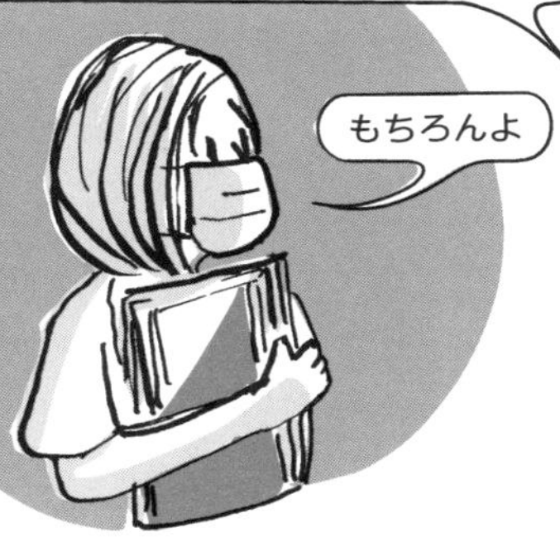
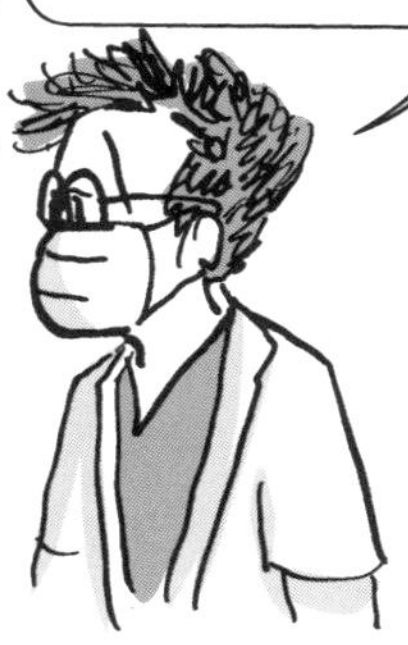
その人電話を切ったんだけど、また同じ電話をかけてきていました
そのあと、あれでよかったんだろうかと思ってて
もちろんよ

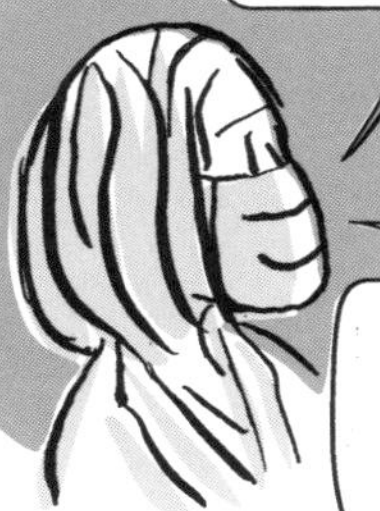
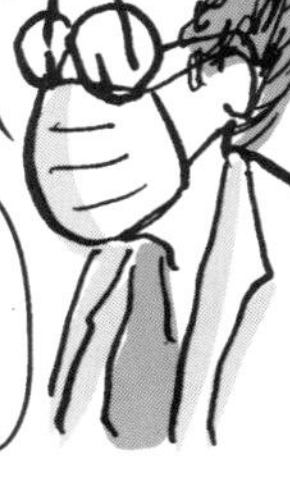
彼の名前がリストにないなら、彼女が接触を望んでないってことだから
でも彼女の家族もリストに載ってないんですよ
患者さんの意思を尊重すべきなの。もしまた電話してきたら、彼女の「命のノート」にメッセージを残すように言えばいいわ

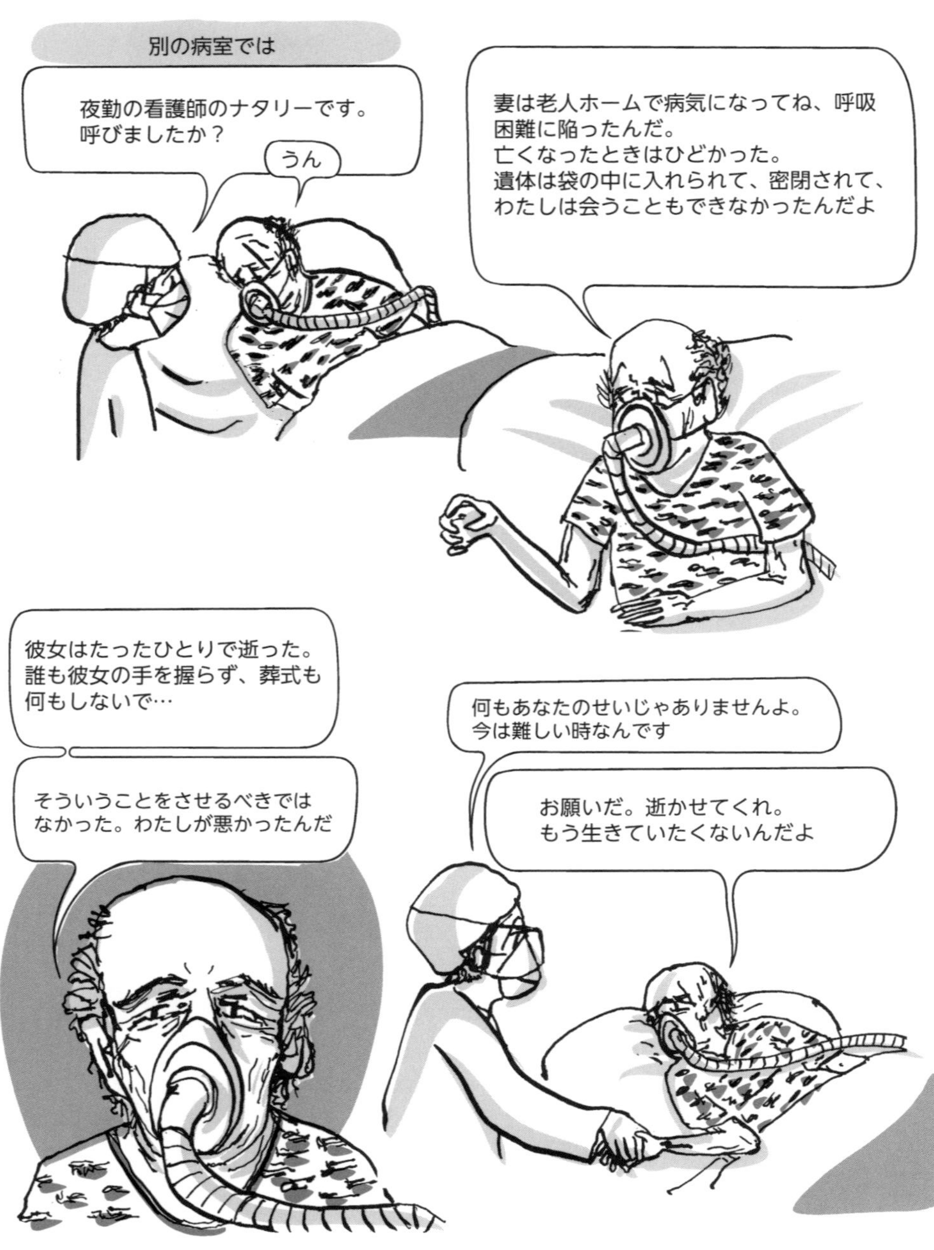
別の病室では
夜勤の看護師のナタリーです。呼びましたか？
うん
妻は老人ホームで病気になってね、呼吸困難に陥ったんだ。亡くなったときはひどかった。遺体は袋の中に入れられて、密閉されて、わたしは会うこともできなかったんだよ
彼女はたったひとりで逝った。誰も彼女の手を握らず、葬式も何もしないで…
そういうことをさせるべきではなかった。わたしが悪かったんだ
何もあなたのせいじゃありませんよ。今は難しい時なんです
お願いだ。逝かせてくれ。もう生きていたくないんだよ

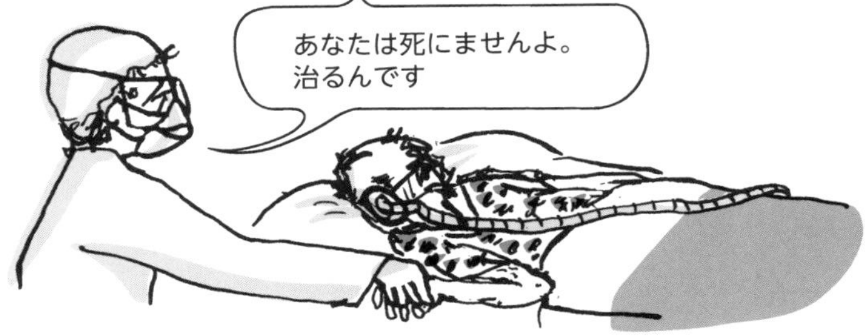
落ち着けるように何か持ってきますね
あなたは死にませんよ。
治るんです

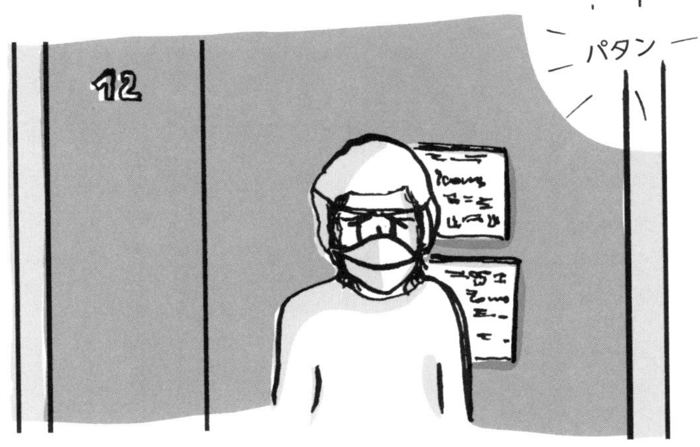
パタン
12

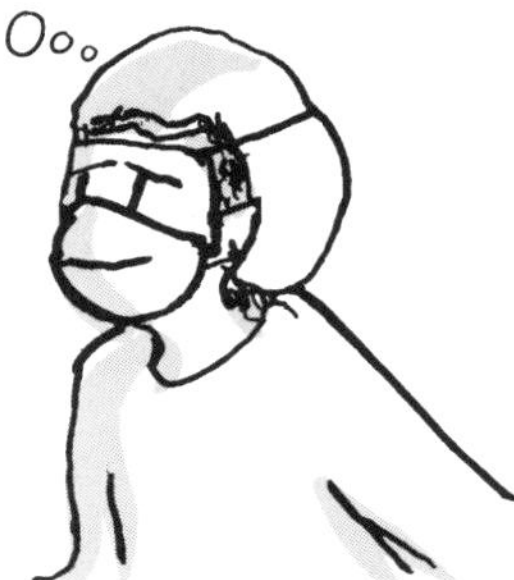
孤独の中で死ぬなんて残酷だわ。
家族は亡くなる人たちのそばにいられるように
しなくちゃ
Oo。

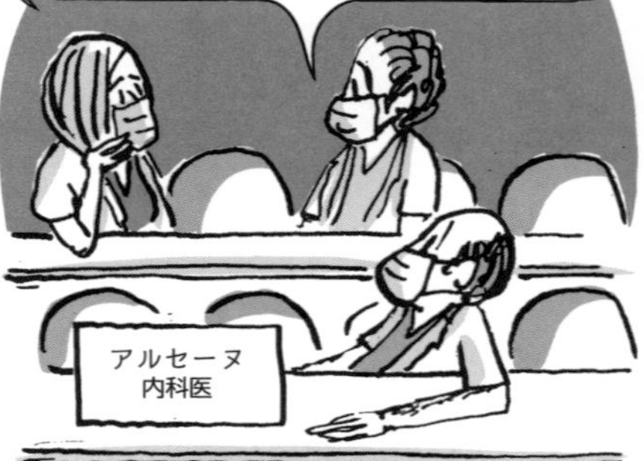
4月15日10時
サンタントワーヌ病院全体会議
マルク、見た？　武漢の封鎖が解除になって、デンマークでは学校が再開よ
うん､感染のカーブが平らになってきてる。おそらく最悪な時期は過ぎたんだろうね
アルセーヌ
内科医

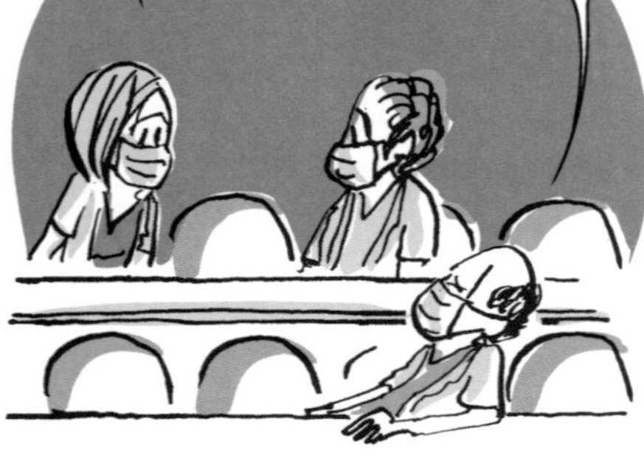
うちの近所の人たちからの食事の差し入れも、今日が最後の日よ
ロックダウンも悪くないね。今まで生きてきた中でこんなにいいもの食べたことはないよ

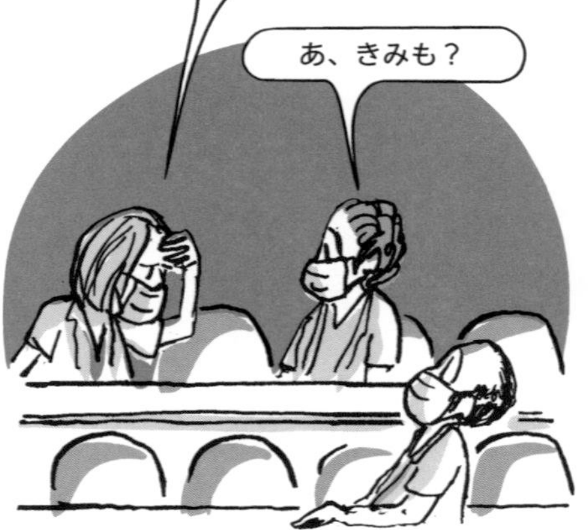
不思議ね。一息つくことができるようになったら…急に…疲れがどっときた
あ、きみも？

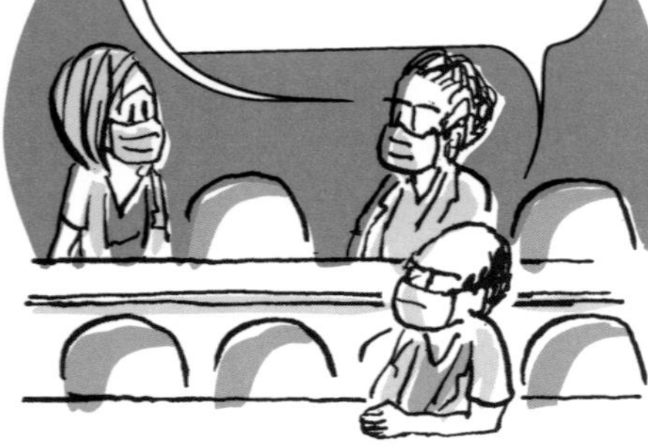
イタリアでは窓辺で拍手するのをやめたらしい。フランスでもそうなるのかな？
たぶんな。そのあとは訴訟の嵐だよ。永遠にヒーローではいられないだろうさ

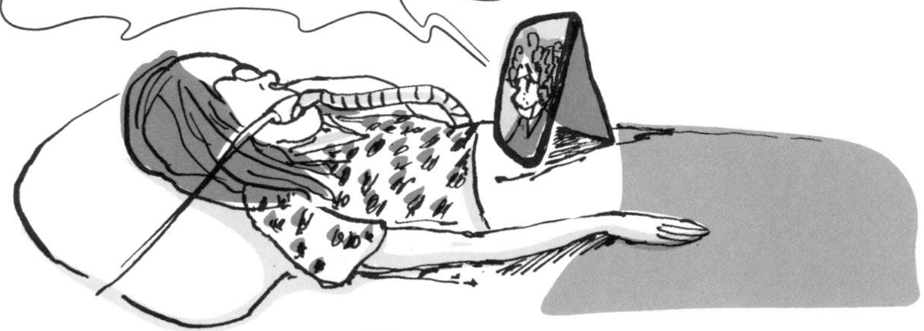
4月20日 サンタントワーヌ病院蘇生室
リヴィア、おはよう、もう３週間も眠ったままよ。一生にも感じられるわ

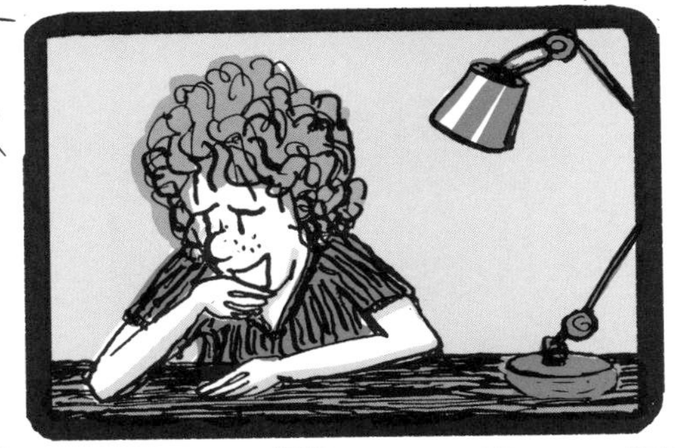
アイシャがあんたのために詩を書いたのよ。あとで読んでくれるわ。とっても感動的なの。あと、ヴィオレットはますますあのノッポに首ったけよ。ははは　物好きよねえ

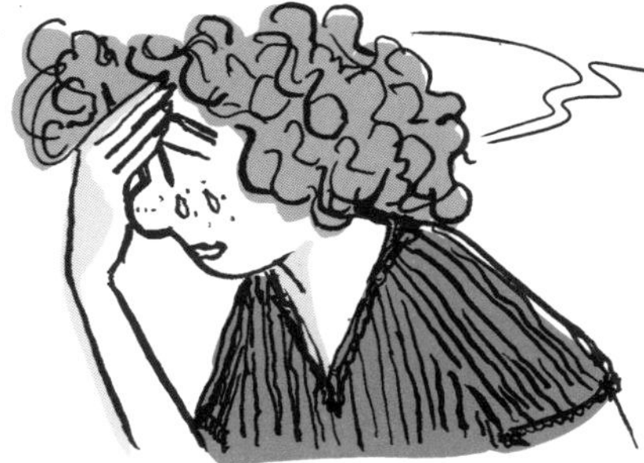
あのね、言わなくちゃならないんだけど、ピエールに話したの。あんたはイヤだったかもしれないけど、そこにいるってこと、知っておくべきだと思って。赦してね

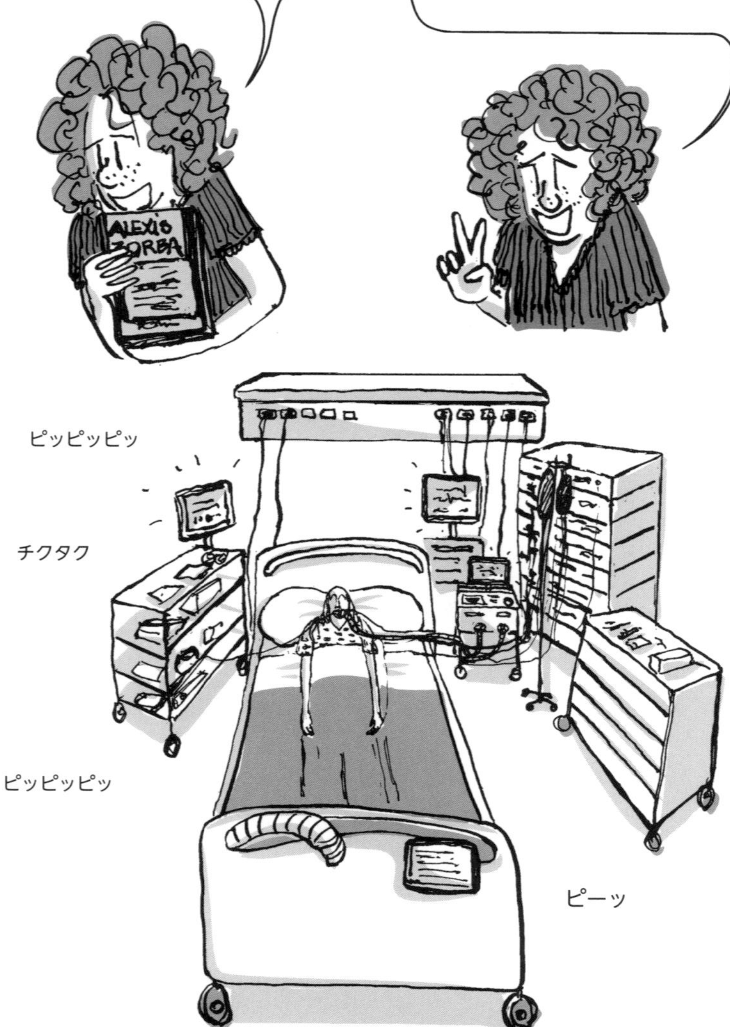

*ニコス・カザンザキスの小説。1946年アンソニー・クイン主演で映画化もされた。

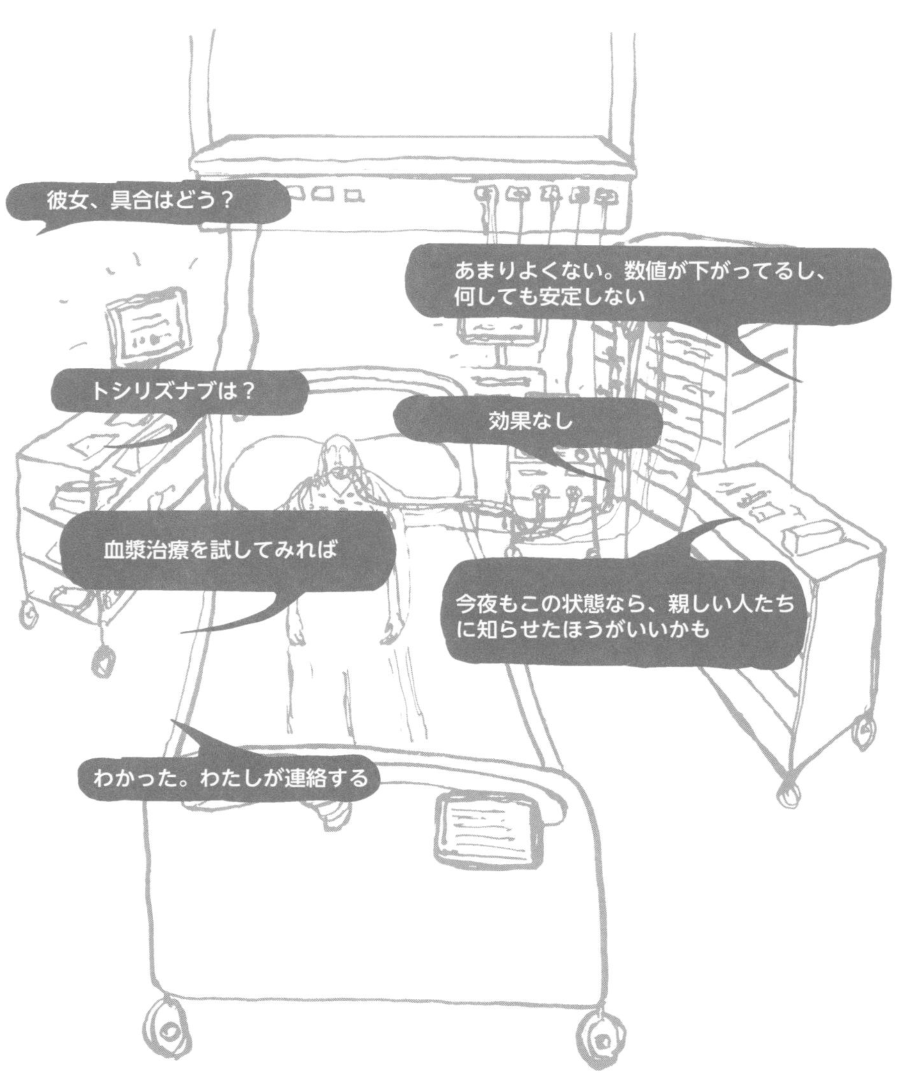
彼女、具合はどう？
あまりよくない。数値が下がってるし、
何しても安定しない
トシリズナブは？
効果なし
血漿治療を試してみれば
今夜もこの状態なら、親しい人たち
に知らせたほうがいいかも
わかった。わたしが連絡する

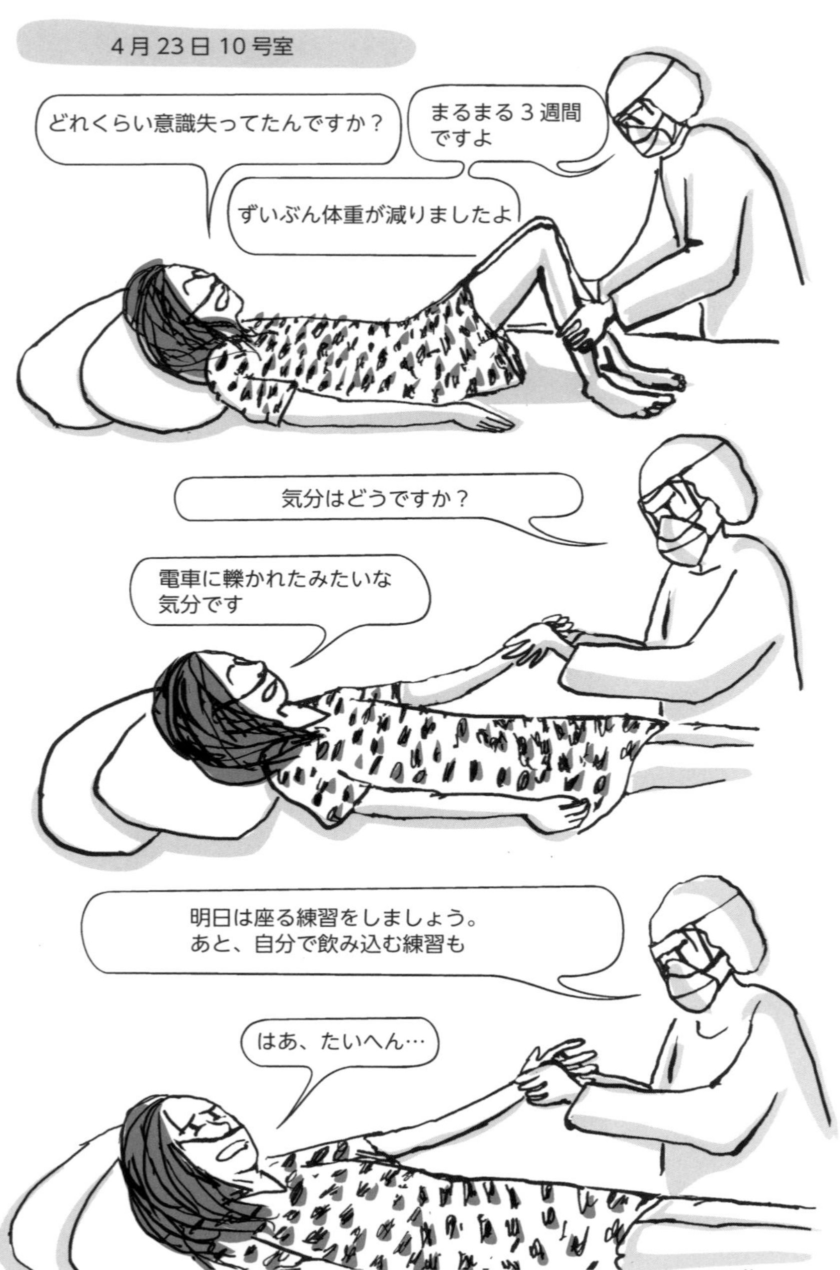
4月23日 10号室
どれくらい意識失ってたんですか？
まるまる３週間ですよ
ずいぶん体重が減りましたよ
気分はどうですか？
電車に轢かれたみたいな気分です
明日は座る練習をしましょう。あと、自分で飲み込む練習も
はあ、たいへん…

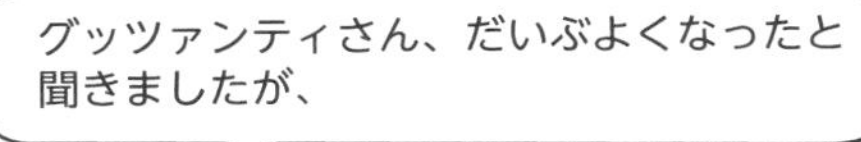
グッツァンティさん、だいぶよくなったと
聞きましたが、

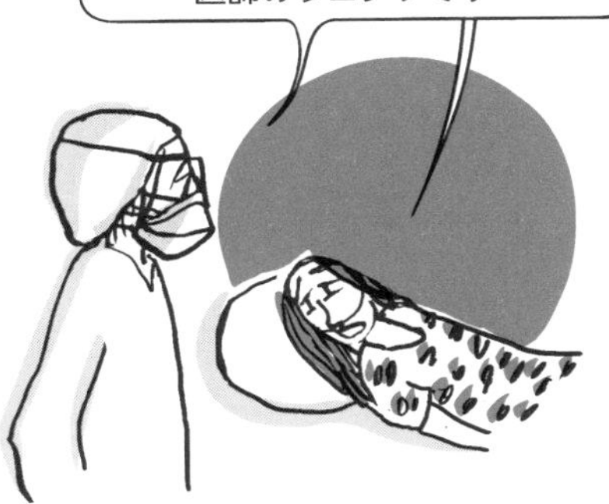
ああ
医師のラコンブです

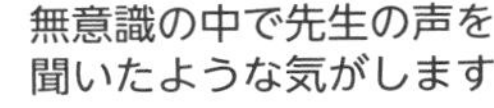
無意識の中で先生の声を
聞いたような気がします

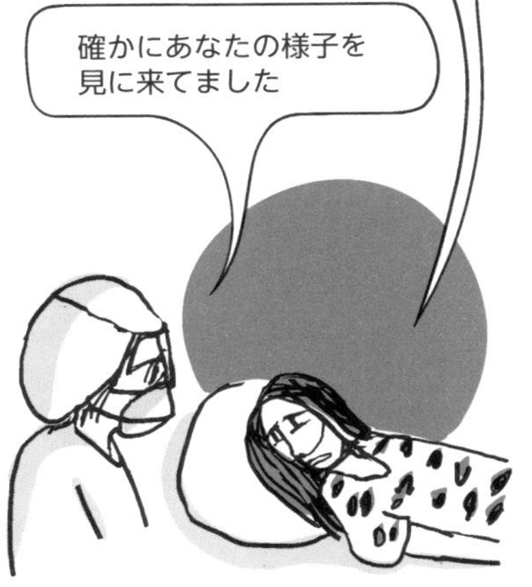
確かにあなたの様子を
見に来てました

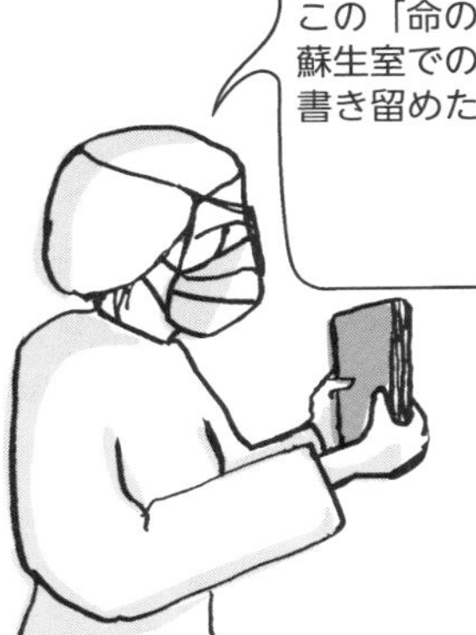
まだ回復には時間がかかりますが、
少し良くなったら楽しい読書が待ってますよ
この「命のノート」は
蘇生室でのあなたの様子を
書き留めたものです

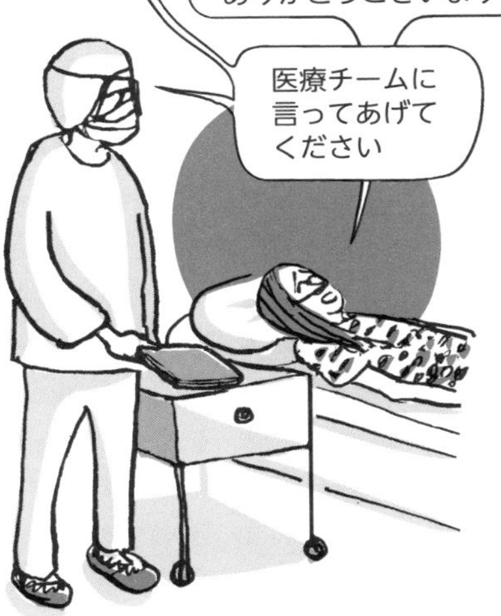
休んでくださいね
ありがとうございます
医療チームに
言ってあげて
ください

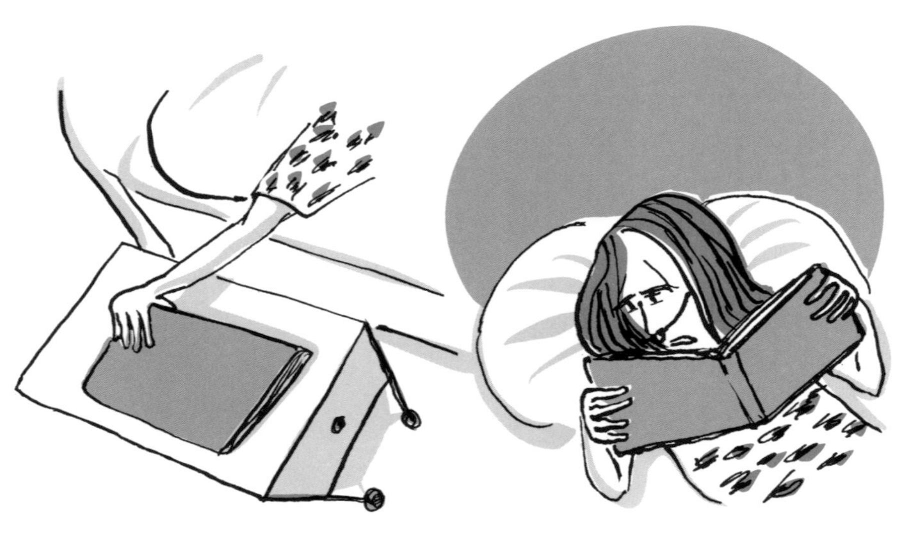

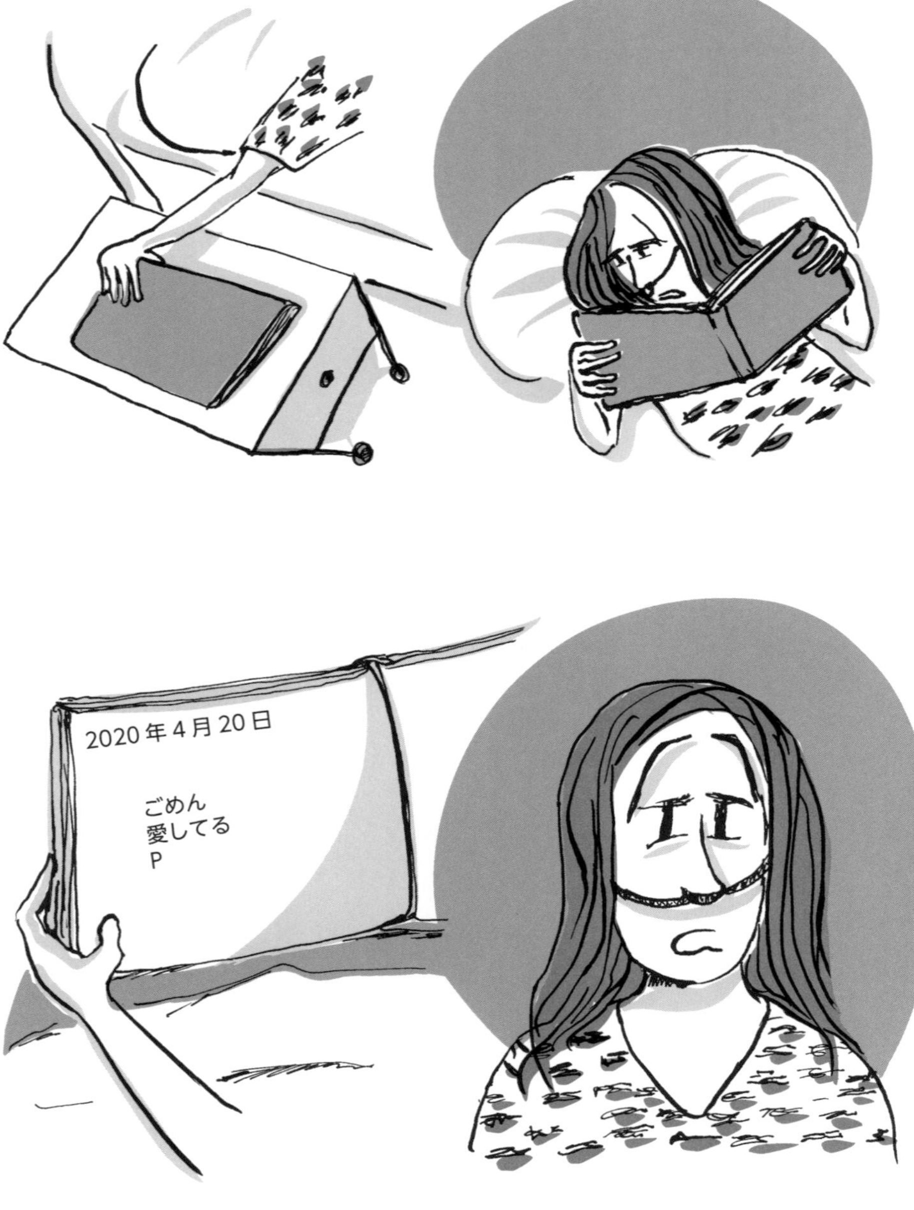

2020年4月20日

ごめん
愛してる
P

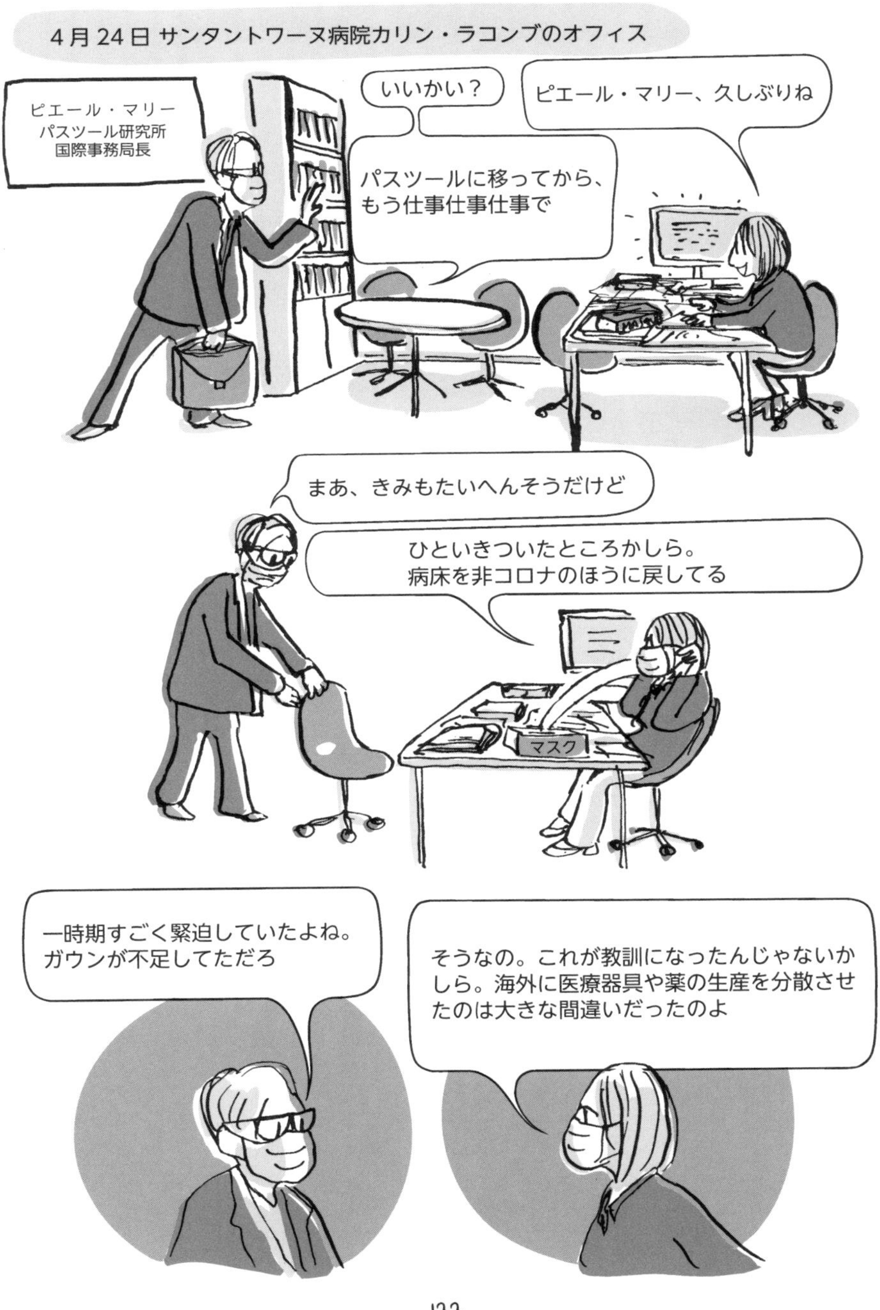

4月24日 サンタントワーヌ病院カリン・ラコンブのオフィス

ピエール・マリー
パスツール研究所
国際事務局長

いいかい？

ピエール・マリー、久しぶりね

パスツールに移ってから、
もう仕事仕事仕事で

まあ、きみもたいへんそうだけど

ひといきついたところかしら。
病床を非コロナのほうに戻してる

マスク

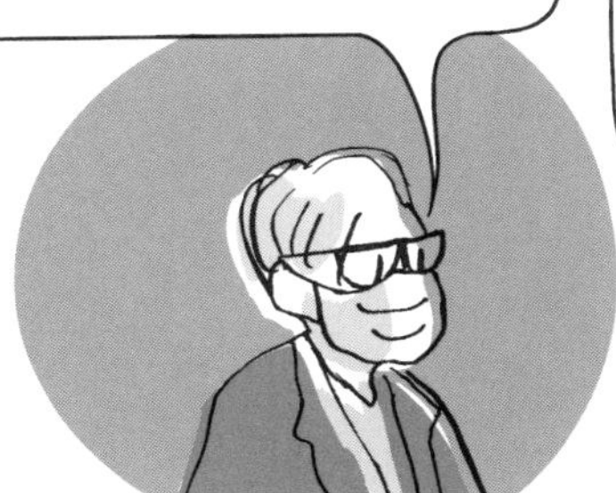
一時期すごく緊迫していたよね。
ガウンが不足してただろ

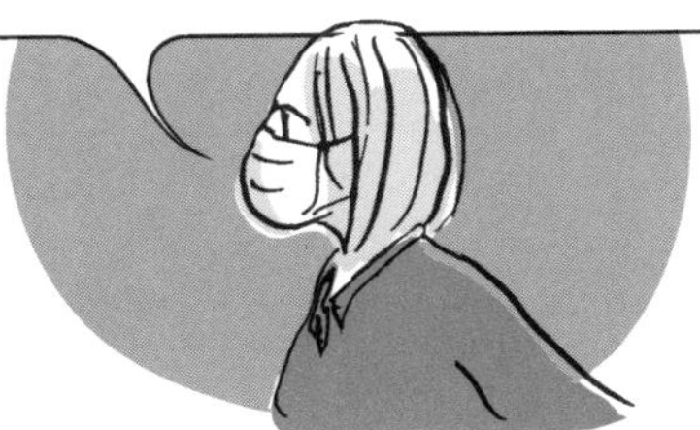
そうなの。これが教訓になったんじゃないかしら。海外に医療器具や薬の生産を分散させたのは大きな間違いだったのよ

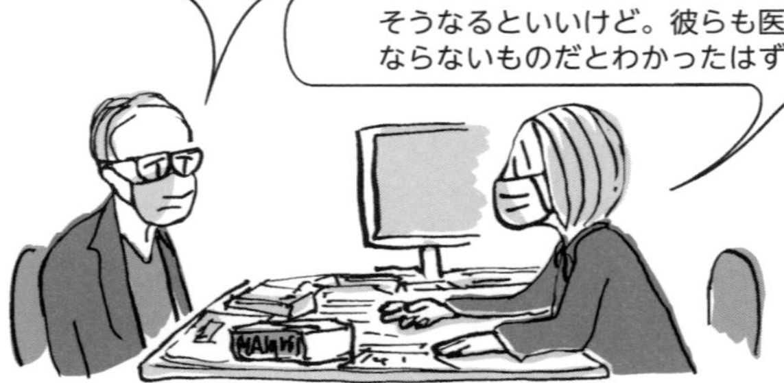
首相が医療従事者と協定を結んだから、公衆衛生は
劣悪な状況から抜け出せると思うのだが
そうなるといいけど。彼らも医療は民営化してはならないものだとわかったはずよ
MASQUES

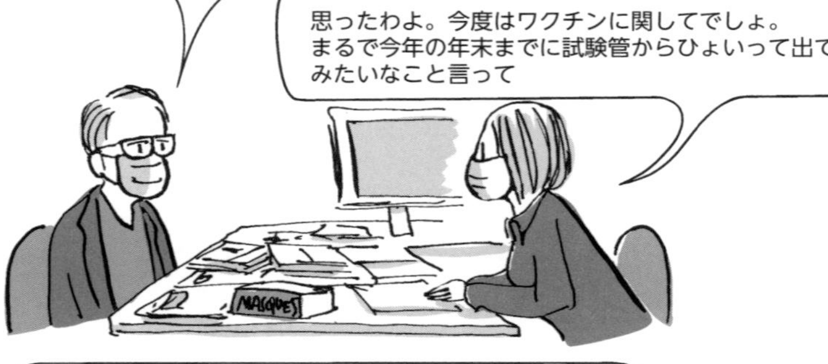
治療法に関する報道はちょっと面倒だと思わなかったかい
思ったわよ。今度はワクチンに関してでしょ。
まるで今年の年末までに試験管からひょいって出てくる
みたいなこと言って
MASQUES

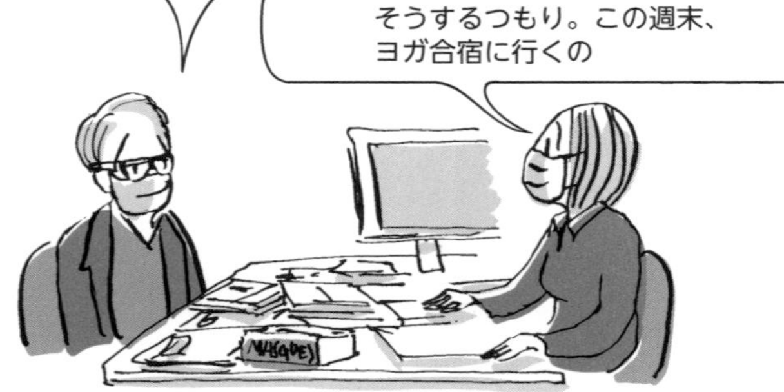
もう行くね。きみも身体に気を付けて。
何日か休むといいよ
そうするつもり。この週末、
ヨガ合宿に行くの
MASQUES

4月27日 危機管理委員会最終会議

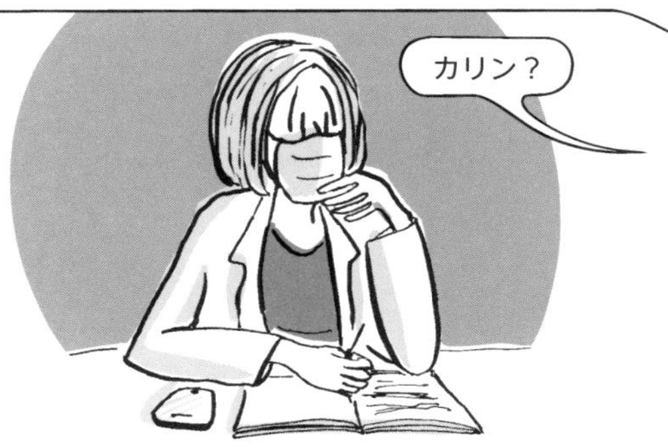
カリン、結局ヨガ合宿には行ったの？
カリン？

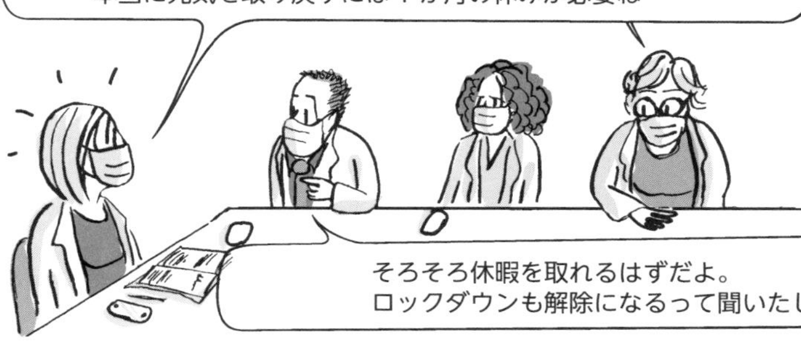
カリン???
ああ、ごめんなさい。行った。すごくよかったけど、本当に元気を取り戻すには1か月の休みが必要ね
そろそろ休暇を取れるはずだよ。ロックダウンも解除になるって聞いたし

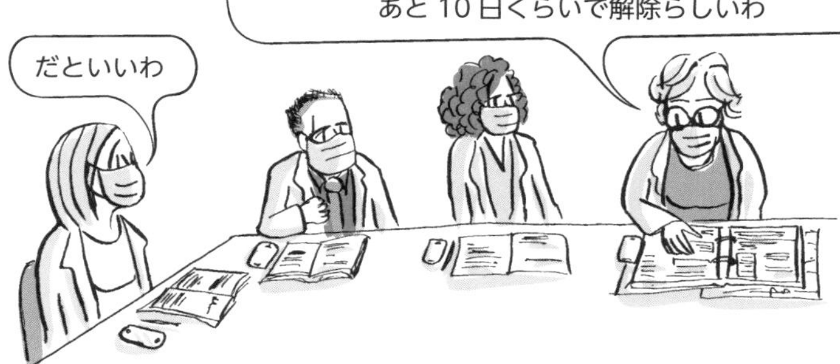
官邸から漏れ聞いたところによると、あと10日くらいで解除らしいわ
だといいわ

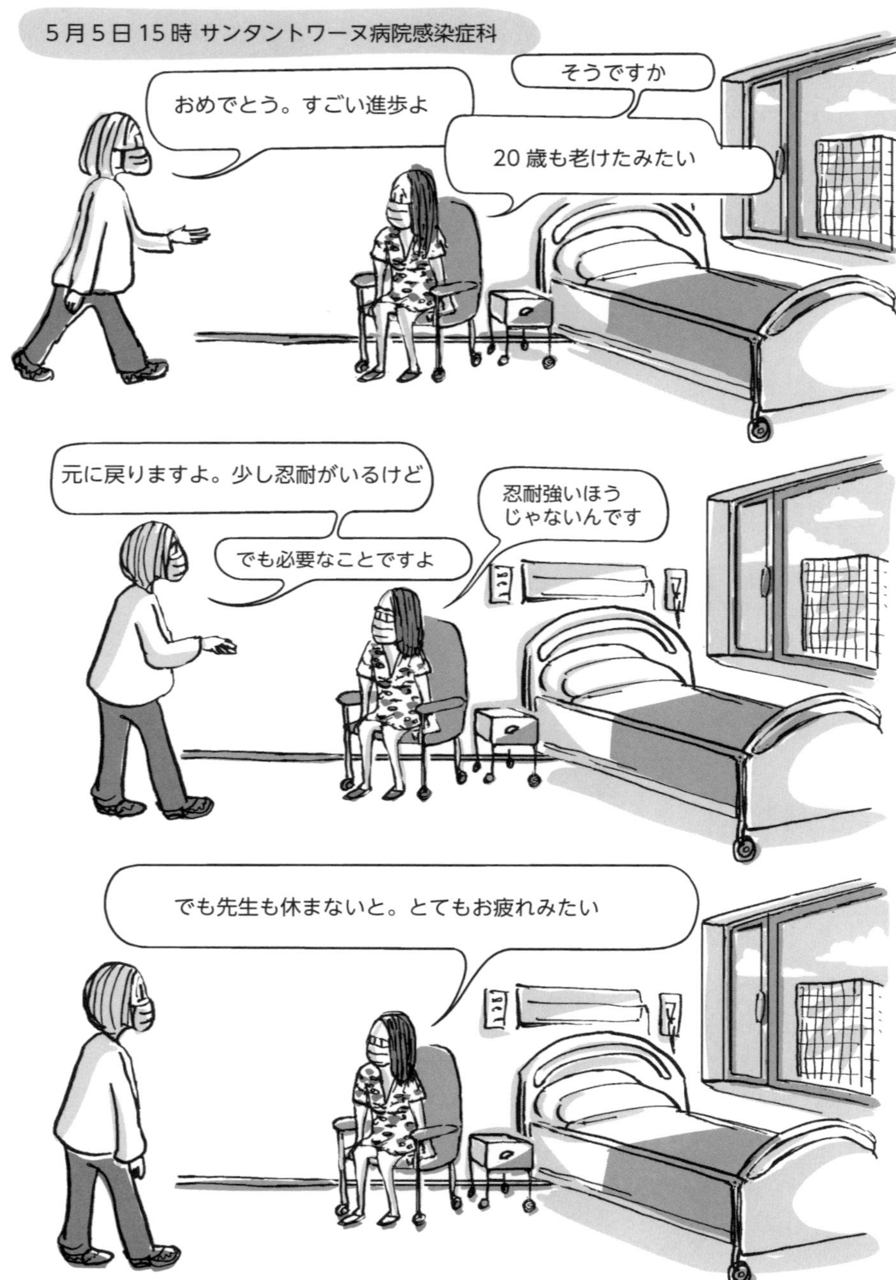
5月5日15時 サンタントワーヌ病院感染症科
おめでとう。すごい進歩よ
そうですか
20歳も老けたみたい
元に戻りますよ。少し忍耐がいるけど
でも必要なことですよ
忍耐強いほう
じゃないんです
でも先生も休まないと。とてもお疲れみたい

18時ごろ サンタントワーヌ病院カリン・ラコンブのオフィス

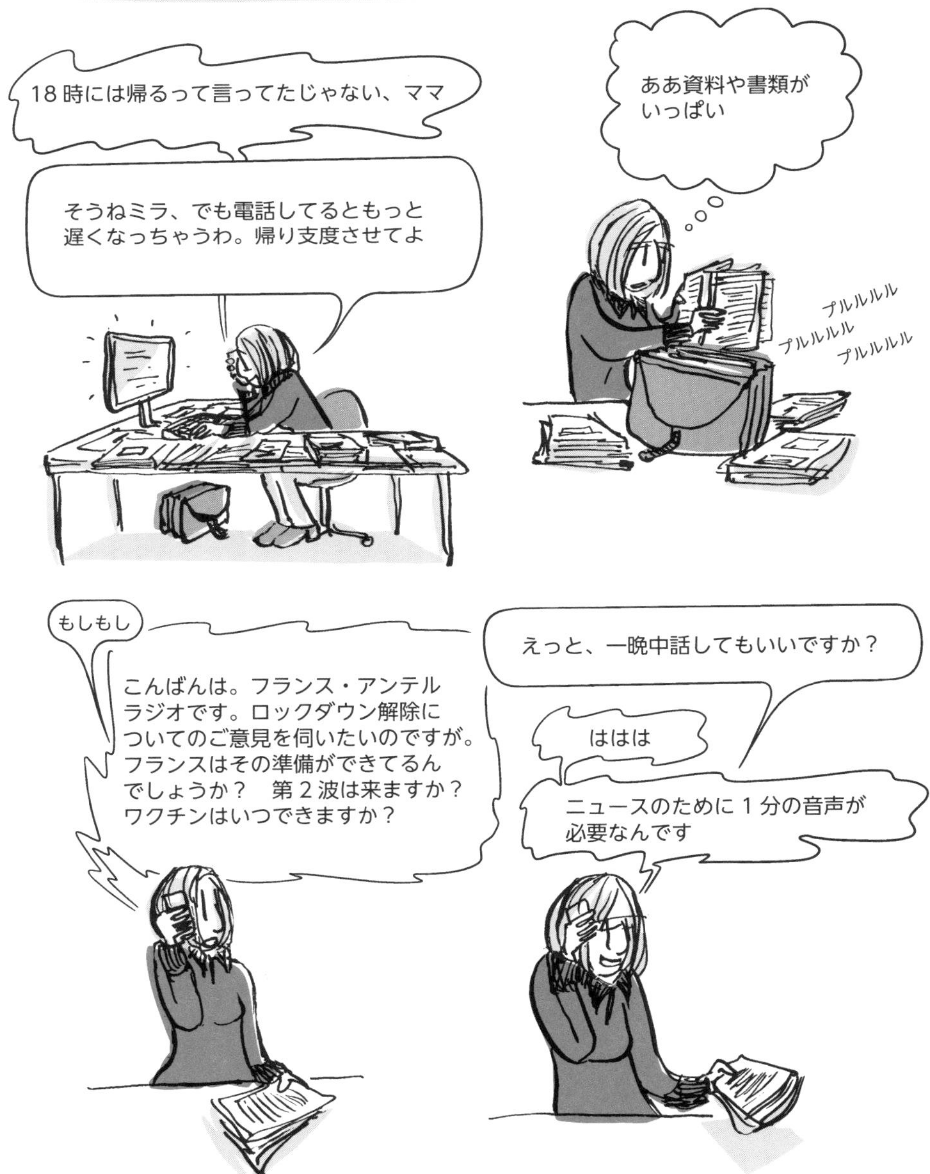
18時には帰るって言ってたじゃない、ママ
そうねミラ、でも電話してるともっと遅くなっちゃうわ。帰り支度させてよ
ああ資料や書類がいっぱい
プルルルル
プルルルル
プルルルル
もしもし
こんばんは。フランス・アンテルラジオです。ロックダウン解除についてのご意見を伺いたいのですが。フランスはその準備ができてるんでしょうか？　第２波は来ますか？ワクチンはいつできますか？
えっと、一晩中話してもいいですか？
ははは
ニュースのために１分の音声が必要なんです

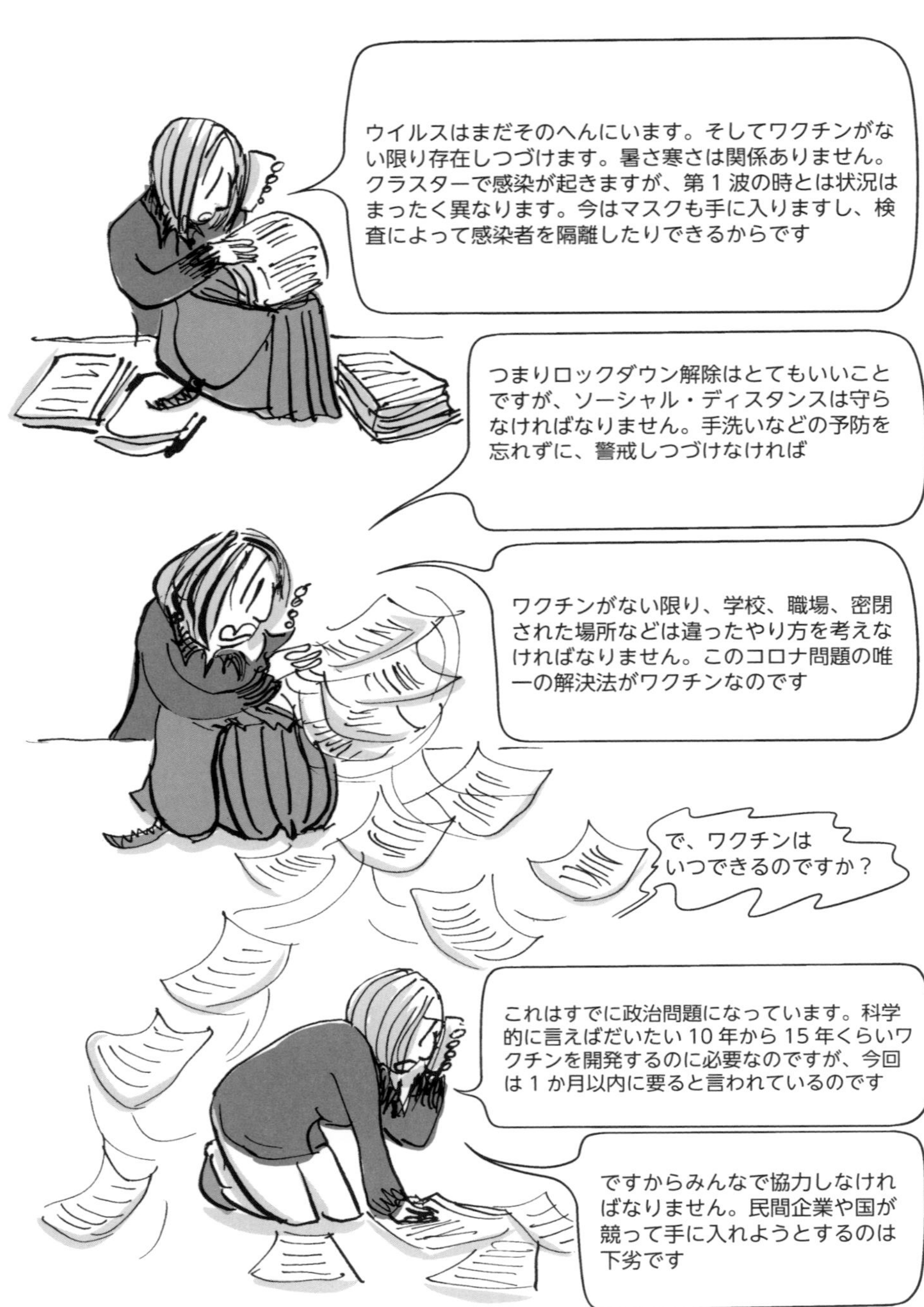
ウイルスはまだそのへんにいます。そしてワクチンがない限り存在しつづけます。暑さ寒さは関係ありません。クラスターで感染が起きますが、第１波の時とは状況はまったく異なります。今はマスクも手に入りますし、検査によって感染者を隔離したりできるからです
つまりロックダウン解除はとてもいいことですが、ソーシャル・ディスタンスは守らなければなりません。手洗いなどの予防を忘れずに、警戒しつづけなければ
ワクチンがない限り、学校、職場、密閉された場所などは違ったやり方を考えなければなりません。このコロナ問題の唯一の解決法がワクチンなのです
で、ワクチンはいつできるのですか？
これはすでに政治問題になっています。科学的に言えばだいたい10年から15年くらいワクチンを開発するのに必要なのですが、今回は１か月以内に要ると言われているのです
ですからみんなで協力しなければなりません。民間企業や国が競って手に入れようとするのは下劣です

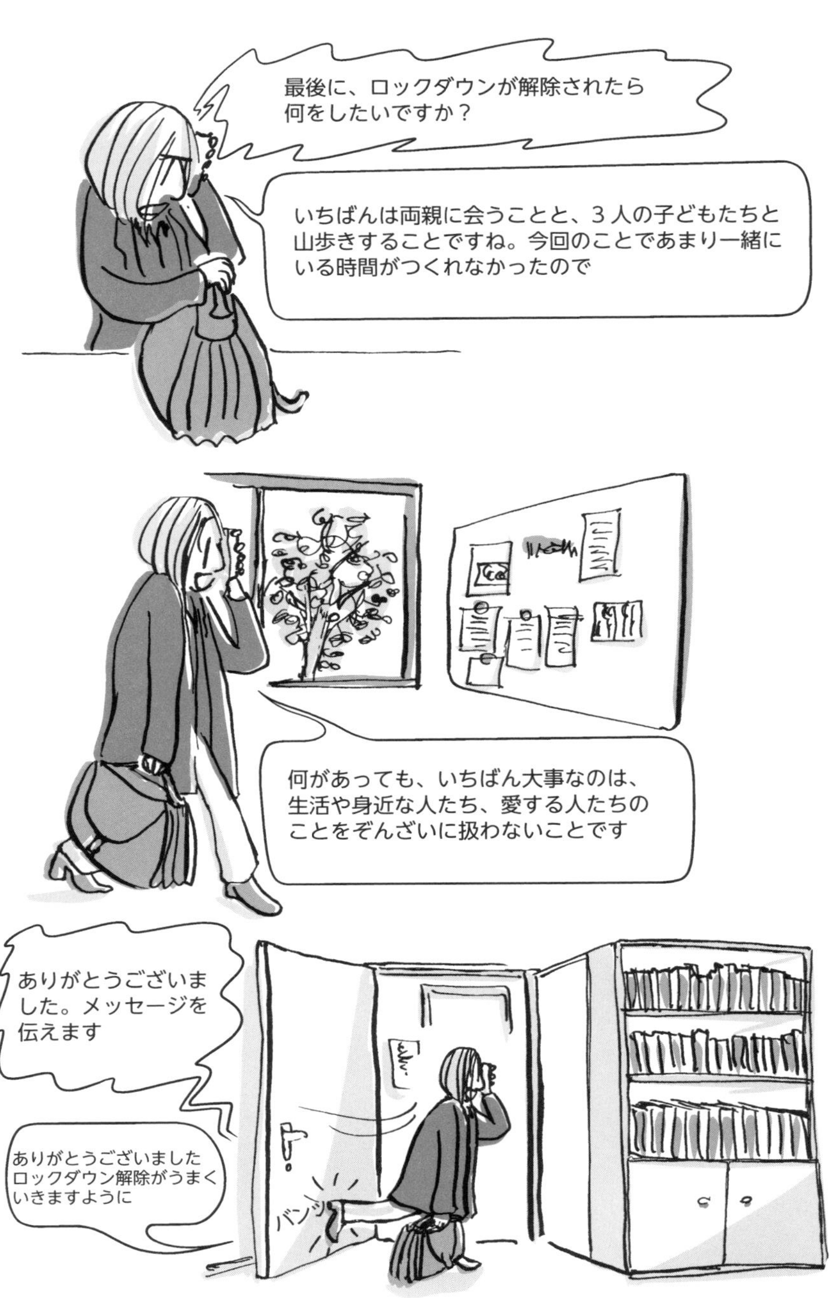
最後に、ロックダウンが解除されたら
何をしたいですか？
いちばんは両親に会うことと、３人の子どもたちと
山歩きすることですね。今回のことであまり一緒に
いる時間がつくれなかったので
何があっても、いちばん大事なのは、
生活や身近な人たち、愛する人たちの
ことをぞんざいに扱わないことです
ありがとうございま
した。メッセージを
伝えます
ありがとうございました
ロックダウン解除がうまく
いきますように
バンッ

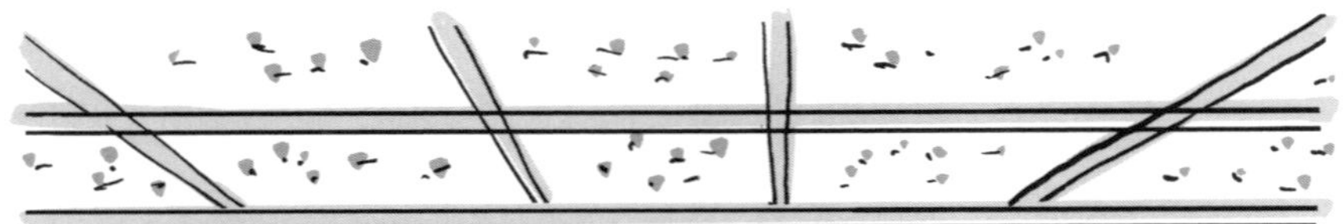

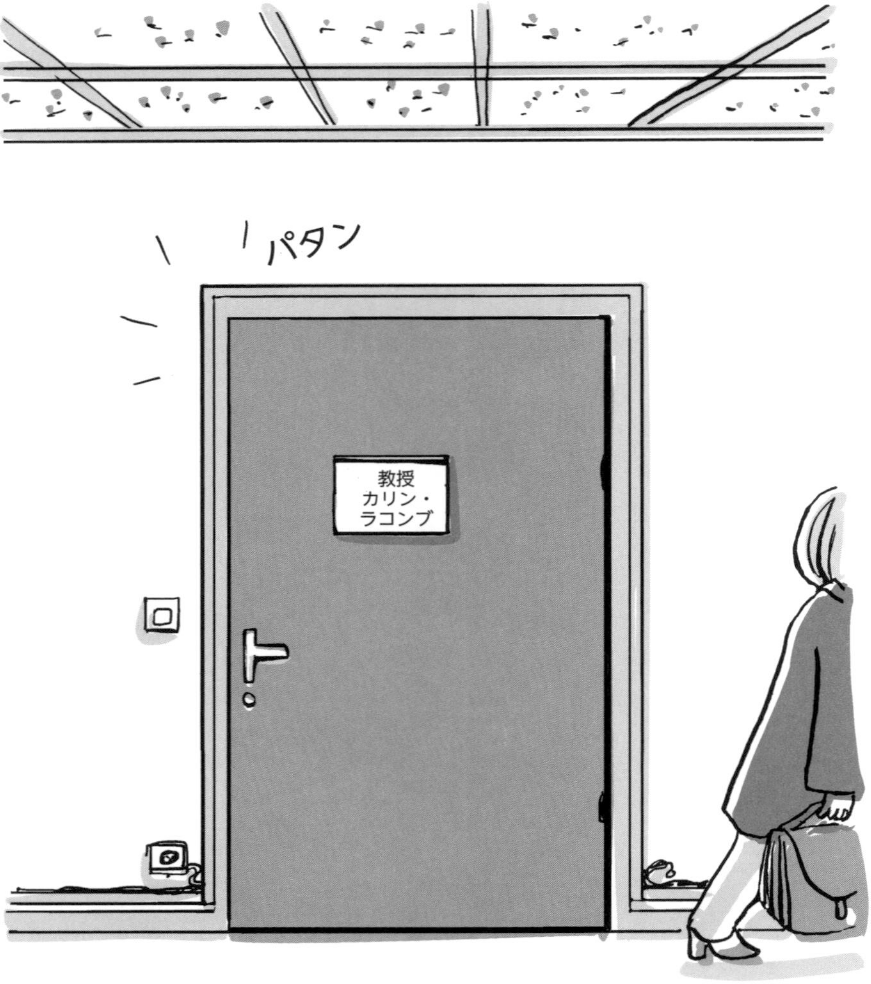

パタン

教授
カリン・
ラコンブ

5月7日：テレビの記者会見で首相と保健大臣が地域別ロックダウン解除マップを提示して発表

5月17日：フランスで新たに120人の感染者

6月2日：フランス本土での自由な往来可。100kmの移動制限も緩和

6月22日：映画館、カフェ、レストラン、美術館・博物館、公園の再開

6月26日：フランスで新たに1588人の感染者

7月20日：密閉された「公共」の屋内エリアでのマスク着用の義務化

8月14日：パリとブーシュ・デュ・ローヌがウイルスの活発活動地域に認定

8月20日：フランスで新たに4771人の感染者

8月23日：オリヴィエ・ヴェラン保健大臣が「危機状況」にむけての警戒を呼びかける

8月28日：フランスで新たに7379人の感染者

9月4日：フランスで新たに8975人の感染者

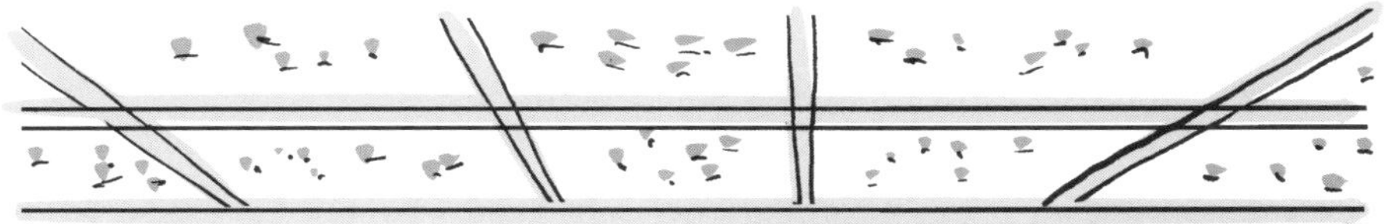

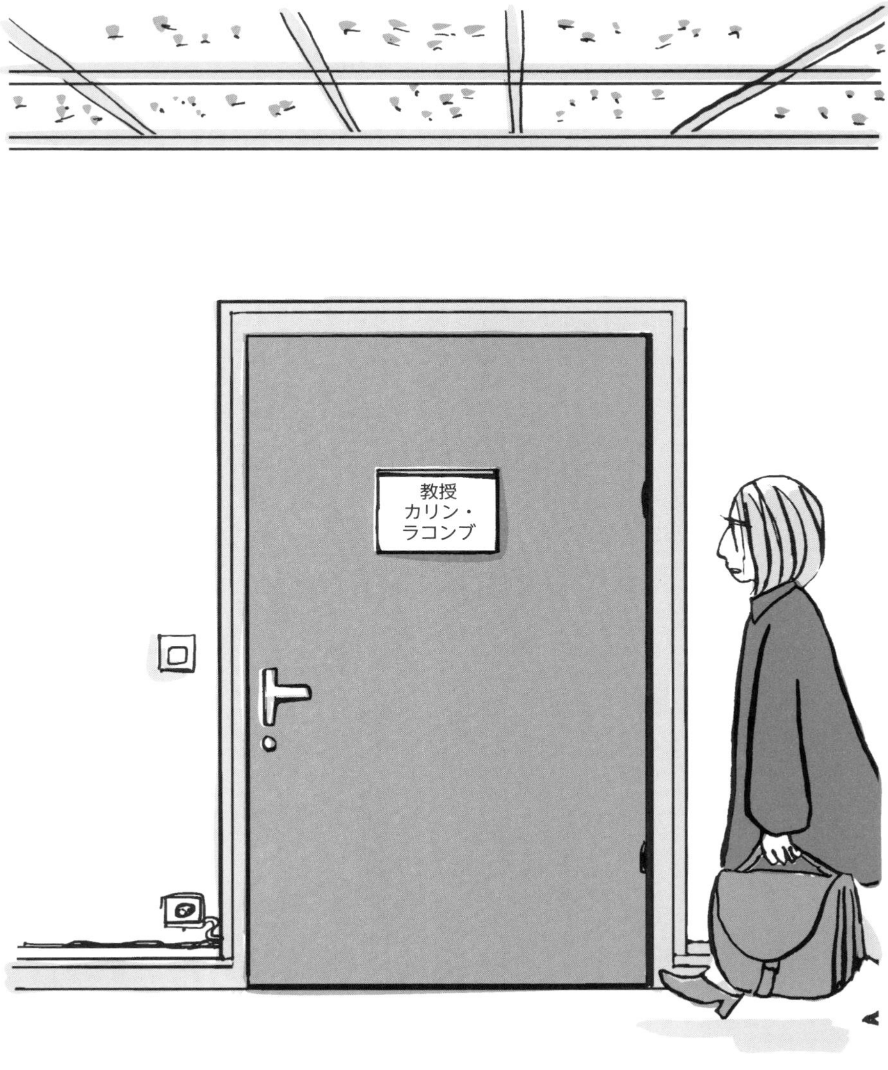

教授
カリン・
ラコンブ

エピローグ

新型コロナウイルス感染症（Covid-19）は長期化する様相を見せています（現時点では、この病に特化した治療法も存在せず、ワクチンもまだなく、感染は引き続き広がっています）。しかしすでに、コロナ後の世界のことを考えなくてはなりません。マスクで口を覆い、手をアルコール消毒した世界。

この間、しばしばメディアの騒音は、科学の言語を覆いました。医学的な知見は、いまだかつてないほどに疑問視されました。事実、これまで純粋に医学界で行われてきたコロナウイルスをめぐる議論は、公の場に引きずり出され、空疎な議論となりました。「フランスは6600万人のコロナ学者がいる国になった」とまで言われるほどでした。

このような危機の中で、病院の運営は一瞬一瞬が賭けのようなものでした。わたしたちみんなは、それぞれの献身のおかげで実現できたことにたいして誇りを持っていいと思います。当時、病院にいた人たちももちろんですが、自宅でステイホームを実践していた人たちや（病人の列を何重にもしないでくれてありがとう）、病院以外の場所で自らの仕事をしてくれた人たちのおかげでもあります（あなた方のおかげでわたしたちは食べることも病院に通うこともできました）。

時間が経って、分析に必要な距離が保てたら、当然この危機について検証し、そこから教訓を得ることになるでしょう。もっと活発な研究機関が必要であること、感染症という現象をもっと事前に把握すること、かかりつけ医と総合病院の医師たちが、「健康危機」の際、よりしなやかに協力できるような医療体制を作ること。われわれ医療従事者はまた、有意義な仕方で自己批判もしなくてはなりません。わたしたちについてメディアで作られた「識者」というイメージを標的に、どれほどSNSなどで攻撃がされたのかについても考えなければならないでしょう。

この「グラフィック・リポート」がふたりの女性の協力で生まれ、またひとりの女性を主人公に据えてその運命を描いたことは決して偶然ではありません。この「健康危機」の間、フランスのマスメディアと科学の世界において、女性がほとんど皆無だったことについても考えなくてはならないでしょう。そして思い出さなくてはならなのは、数少ない女性が幸運にも与えられた発言の場をキープできたとき、彼女たちは同じ立場の男性よりも、自らの誠実さとそこにいる正当性を示すために、どれほどまでに戦わなければならなかったのかということです。しかしながらその場所とは、感染症が広がる以前も、パンデミックの最中も、そして以後も、実はずっと彼女たちの居場所なのです。

カリン・ラコンブ

サンタントワーヌ病院のカリン・ラコンブ教授はじめ、当院の医療従事者、医師、看護師、看護助手のみなさんに感謝します。彼らはこの「コロナ禍」の数か月、自分たちが経験したことをわたしに話してくれました。

フィアマ・ルザーティ

訳者解説

本書は、2020 年 11 月にフランスで刊行された『La Médecin』（Stock）の全訳である。

コロナ禍で奮闘する病院の日常を臨場感たっぷりに再現しているが、それもそのはずで原案・シナリオを担当したカリン・ラコンブは実際にパリのサンタントワーヌ病院の感染症科長であり、2020 年突然世界中を襲った COVID-19 パンデミックに、病院の仲間とともに手探りで対応してきた作品の主人公その人だからだ。

カリン・ラコンブ

カリン・ラコンブは 1970 年、フランス・サヴォワで生まれた。

父親は製紙工場勤務、スペイン移民の父 [*1] を持つ母親は小学校教師。庶民的だが、教育の力で社会的地位を獲得できるのだという考えの家庭で育った。

カリンは幼いころから医者になることを夢見て、その道に進んだ。研修医時代には国際協力 NGO「世界の医療団（Médecins du monde)」に参加して、アジアやアフリカの国々をまわり、その経験が彼女に感染症科に進むことを決断させた。

カリンはとにかくエネルギッシュな女性だ。彼女にとって人生は“Fight（闘い）”であり、前進あるのみだという。本人の言葉を借りると、常に戦っていて、自分も疲れるが、周りの人も疲れさせるのだとか。

フランスのコロナ禍

2020 年の COVID-19 感染拡大で、病院の生活は一変した。特効薬もなく、治療法も確立していない中、手探りであらゆる可能性に賭けながら治療にあたる医療現場の混乱は、想像を絶するものだろう。

　また、医療従事者自身の心のケアにも気を配らなければならない。彼らは、高い志をもって治療にあたりながらも、日々多くの患者が亡くなる現実を目の当たりにしなければならなかった。そうした医療従事者の葛藤も本編に描かれていて、これも貴重な証言である。

　それら臨床現場での闘いに加えて、カリンはこの間、メディアでの発言を頻繁に求められるようになった。ある番組でマスクの使用法を丁寧に説明して以来、マスコミの寵児となったのだ。このあたりの経緯も本書に詳しい。

　本書は2020年春の1回目のロックダウンが解除されたところで物語の幕を閉じるが、その後フランスでは同年10月末から2度目のロックダウンを行った。しかし2021年2月の初めには再び感染者が増え始め、医師会は3回目のロックダウンを要求した。フランスの学校には2月に分散的に2週間の休み[*2]があり、その期間の4週間にロックダウンすれば、感染が抑えられるだけでなく、ワクチンの普及にも間に合うと考えてのことだった。しかし政府は、できるだけ3度目のロックダウンは回避したいとして、医師会の要請を聞き入れなかった。感染者数は1度目のロックダウンとほぼ同じなのに、今回はロックダウンしなかったというわけだ。コロナ対策が政治と医療のせめぎあいの中でなされているのはいずこも同じのようだ[*3]。

「女医」とフェミニズム

　本書が単なる医療ドキュメンタリーに終わらないのは、MeToo以来フランスでも再燃したフェミニズム的観点でも読めるからだ。

　まずはタイトルに注目したい。原書タイトルは『La Médecin-Une infectiologue au temps du corona』で、直訳すると、「女医――コロナ時代のある感染症専門医」だ。実はこの「médecin」という単語は、辞書を見る限り「男性名詞」である。女医を表す名詞は多くの職業の名前と同様、フランス語には単体では存在せず、かつては「女性」を意味する「femme」を付けてfemme-médecinと言ったりした。多くの職業が女性への門戸を閉ざしていたという歴史的背景があるわけだが、時代が変わり、女性の社会進出が進むにつれ、男性名詞の「女性形」を作って使うようになってきている。

正しいフランス語を守ることを使命とするアカデミー・フランセーズもようやく重い腰を上げ、2019年になって職業の名前の女性化を認めると発表した。少し技術的な話になるが、フランス語である名詞の女性形を作るには語尾に「e」を付ける方法が一般的だ。しかしこの médecin に「e」を付けて médecine にできないのは、この médecine という言葉が「医療」という意味ですでに存在しているからだろう。そこで原題では、médecin という男性名詞に敢えて女性形の冠詞 la を付けることで女性医師を表しているわけだ。

フランスの医学界はかなりの男性社会で、女性の医師や医療従事者は多いものの、上層部にはほとんどいないのが現実だ。なにしろカリンも、パリの病院の感染科長になった最初の女性だという。また、女性が教授に任命されるのも男性と比べて平均して5年から10年ほど遅いという。医療現場で働く女性は多いものの、論文を発表したり、有識者としてメディアで発言を求められる女性はとても少ない。カリンもそのことを意識しており、コロナ禍で多忙を極める中でも、求められれば必ず取材を受け、メディアで発信してきた。教育者の娘だからだろうか、彼女のふるまいには後進のためという意志が見て取れる。

また、カリンは人々の啓蒙にも熱心だ。たとえばワクチンが出たときにはいち早く接種を受け、その模様はテレビで広く紹介された。その際彼女は、自分たち医療従事者はほかの人たちの手本になるためにも率先してワクチンを受けるべきだと力強くコメントした。まさしく「わきまえない」女である。

フィアマ・ルザーティ

もうひとりの著者、原作／作画担当のフィアマ・ルザーティについても一言記しておきたい。

フィアマ・ルザーティはイタリア・シチリアの生まれ。数年前からパリに移住して作品を描いている。最初は自身のブログで、パリに暮らすイタリア人女性の日常を描いた « L'Avventura, les aventures dessinées d'une Italienne à Paris » を発表、2012 年に単行本化された。その後、2015 年に Le Cerveau peut-il faire deux choses à la fois（脳は同時にふたつのことをできるのか？）、2016 年に La Femme qui prenait son mari pour un chapeau（夫を帽子だと思った女）という、いずれも科学をバンド・デシネで解説するタイプの作品を手掛けた。現在も、ル・モンド紙のウェブ版にて同様の作品を発表している。なお、2021 年 3 月にはコロナにまつわる人々のエピソードを描いた « Ressusciter n'est pas une mince affaire »（復活するのも大変なこと）を刊行。このプロフィールからもわかるように、本書の作画担当に最適の作画家である。

蘇生科／蘇生医／蘇生室

最後に翻訳についても記したい。

バンド・デシネということからスペースの問題もあり、医療用語の翻訳には苦心した。特に医療システムが日本のそれと違うため、ここに少々解説をしようと思う。

特に理解しにくいのは「蘇生科」とか「蘇生医」という言葉だろう。フランスでは医学部で麻酔科とともに蘇生科の勉強もする。蘇生医は麻酔から覚めた患者のケアもするが、「蘇生室」に入った患者の治療もする。

では「蘇生室」とは何か。入院患者の容体が悪化した場合、“soins continus” というところに運ばれる。これはモニターなどで継続的に見守り監視する場所である。直訳すると“継続ケア”だが、日本の場合この用語はおもに終末ケアの時に用いられるようなので、混同を避けるため、本文ではモニター室というような言葉に変えて訳した。

患者の容体がさらに悪化すると、今度は ICU（集中治療室）に入れられる。これはおおむね日本と同じだ。そしてさらに容体が悪化すると「蘇生室」に入れられる。意識を失ったり、危篤状態になった患者のための場所だ。コロナ禍でもよく聞かれる「重症者」という言葉があるが、これを malade en réanimation（蘇生措置を受けている病人）と表現することも多い。

この「蘇生室」には通常５日から８日ほど入って回復を待つのだが、今回の COVID-19 については２週間以上「蘇生室」にいる患者も多く、そのためにフランスの病院はパンク状態になった。

訳出に当たっては多くの方々のお世話になった。花伝社の大澤茉実さん、須賀美月さん、そしてこの作品の翻訳の機会をくださった山口侑紀さんにこの場を借りてお礼を申し上げたい。考えてみれば、本書翻訳については奇しくも女性４人の手で行われたことになる。これもまた示唆的で不思議なご縁として記憶にとどめたい。

2021 年３月

緊急事態宣言下の東京にて　訳者

*1　フランコ政権（1939 年～ 1975 年の長期独裁で知られる）を逃れ、フランスに移民してきたという。

*2　正確には、フランスは３つの学区に分かれていて、各学区に２週間の休みがあるが、その期間中すべての学区をロックダウンさせようというプラン（参考：A ゾーン：２月６日～２月 22 日、B ゾーン：２月 20 日～３月８日、C ゾーン：２月 13 日～３月１日）。

*3　France Inter の記事と動画を参照。　https://www.franceinter.fr/emissions/l-invite-de-8h20-le-grand-entretien/l-invite-de-8h20-le-grand-entretien-05-fevrier-2021

原作：カリン・ラコンブ（Karine Lacombe）

感染症専門医で教授、パリ・サンタントワーヌ病院感染科長。新型コロナウイルス感染症に罹患し、完治した患者の血漿を用いた治療法の研究の責任者でもある。

原作／作画：フィアマ・ルザーティ（Fiamma Luzzati）

イタリア・シチリア出身のバンド・デシネ作家。ウェブ版ル・モンド紙に科学をバンド・デシネで紹介するブログL'Avventuraを連載中。

訳者：大西愛子（おおにし・あいこ）

1953年、東京生まれ。フランス語翻訳・通訳。父親の仕事の都合でフランス及びフランス語圏で育つ。バンド・デシネの翻訳多数。

「女医」カリン・ラコンブ——感染症専門医のコロナ奮闘記

2021年4月20日　初版第1刷発行

著者————原作：カリン・ラコンブ
　　　　　原作／作画：フィアマ・ルザーティ
訳者————大西愛子
発行者———平田　勝
発行————花伝社
発売————共栄書房
〒101-0065　東京都千代田区西神田2-5-11出版輸送ビル2F
電話　03-3263-3813
FAX　03-3239-8272
E-mail　info@kadensha.net
URL　http://www.kadensha.net
振替　00140-6-59661
装幀————黒瀬章夫（ナカグログラフ）
印刷・製本——中央精版印刷株式会社

ISBN978-4-7634-0963-8　C0098

博論日記

ティファンヌ・リヴィエール 作／中條千晴 訳

定価（本体 1800 円＋税）

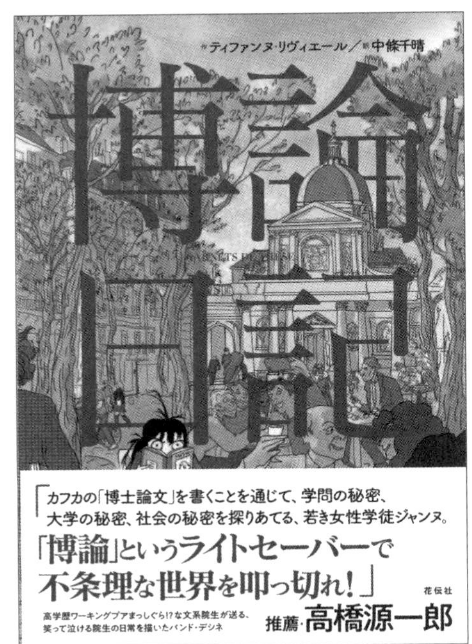

●「その研究、何の役に立つの？」「で、まだ博論書いてるの？」世界中の若手研究者たちから共感の嵐！ 高学歴ワーキングプアまっしぐら⁉ な文系院生が送る、笑って泣ける院生の日常を描いたバンド・デシネ。フランスでベストセラー！ 英米、ドイツ、イタリア、スペイン、アラビア語圏、中国など各国で翻訳出版された話題図書！ **推薦・高橋源一郎**

見えない違い――私はアスペルガー

ジュリー・ダシェ 原作／マドモワゼル・カロリーヌ 作画
／原 正人 訳

定価（本体 2200 円＋税）

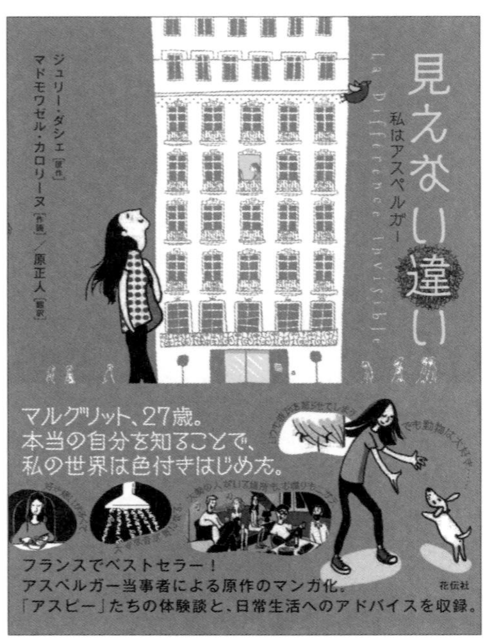

●マルグリット、27 歳。本当の自分を知ることで、私の世界は色付きはじめた。
アスペルガー女子の日常を描く、フランスでベストセラーになったアスペルガー当事者による原作をマンガ化！「アスピー」たちの体験談と、医師による日常生活へのアドバイスも収録。

わたしが「軽さ」を取り戻すまで

――“シャルリ・エブド”を生き残って

カトリーヌ・ムリス 作／大西 愛子 訳

定価（本体 1800 円＋税）

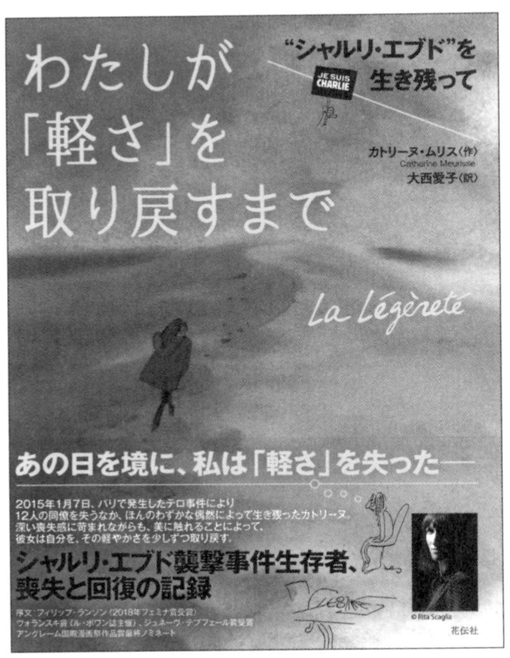

●あの日を境に、私は「軽さ」を失った――シャルリ・エブド襲撃事件生存者、喪失と回復の記録

2015 年 1 月 7 日、パリで発生したテロ事件により 12 人の同僚を失うなか、ほんのわずかな偶然によって生き残ったカトリーヌ。深い喪失感に苛まれながらも、美に触れることによって、彼女は自分を、その軽やかさを少しずつ取り戻す。